心脏大师成长之路

心血管
专科培训
大查房病例集

（第二卷）

总主编　葛均波　霍　勇

主　编　钱菊英

副主编　洪　涛　于丽天　崔　洁

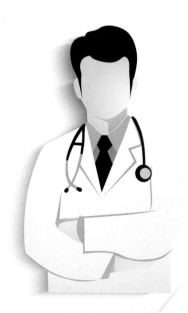

复旦大學 出版社

序

　　由上海市医学会、上海市医学会心血管病分会主办的东方心脏病学会议已经成功主办了 15 届。受疫情影响，2020 年的东方心脏病学会议首次以"云上东方"线上会议的形式召开，吸引了 3 万多名同道参与学习交流。东方心脏病学会议一直秉承为同道提供心血管疾病预防、诊治相关的学术思想交流平台的理念，促进临床新技术的推广、规范以及临床技能的提高。为了进一步传播东方心脏病学会议的学术成果，我们依托东方心脏病学会议平台，以东方心脏病学会议的专家团队和全国的心血管病专家为主要力量组织编写了"东方心脏文库系列"图书，主要包括按亚专科划分的病例精粹系列和新技术与新进展系列等，采用复合出版的形式，即文字、静态图像和视频结合，为心血管医师开拓视野、了解前沿、训练临床思维、拓展思维提供精品学习读物和参考工具。

　　在中国医师协会统一指导下，心血管病学专科医师规范化培训已经进行了 4 年，自 2018 年 12 月 5 日起，在中国医师协会心血管病学专科专家委员会(Chinese Board of Cardiology)专家的倡导下,组织专科基地,利用中国心血管健康联盟(Chinese Cardiovascular Association)远程学院平台举办心血管专科基地医院大查房活动,也为各专科医师提供了很好的临床思维培养和临床经验分享、交流的学习平台。我们曾选取专科培训大查房中有教学意义的病例于2019年5月整理出版了《心血管专科培训大查房病例集(第一卷)》,以"东方心脏文库系列"出书,于东方心脏病学会议中首发,并分发给专培学员。该病例集很受包括心血管专科医师在内的同道欢迎,对开拓临床思路、提高疑难心血管疾病的诊治能力取得了很好的效果。

由于受疫情的影响,专培大查房活动在2020年上半年的部分时间未能如常开展,好在我国的新冠肺炎疫情很快得到有效控制,专培大查房也很快得以恢复进行。《心血管专科培训大查房病例集(第二卷)》收集了自第一卷出版以来专科培训大查房中讨论的疑难病例,本书仍将继续以"东方文库系列"的一员在2021年东方心脏病学会议期间发布,并分发给全国的心血管专科基地及专科医师,希望该病例集能继续为同道们提供临床工作中的重要参考。本书收录的病例均反映了真实的诊疗过程。由于有些病例比较罕见,对疾病的认识也有逐步提高的过程,书中难免存在疏漏和不足,讨论中也一定有考虑不周的情况,请广大读者不吝指正,让我们共同提高。

2021年5月

前言

　　1993年卫生部颁布《关于实施临床住院医师规范化培训试行办法的通知》，开始了我国医师规范化培训的探索；2013年卫计委等七部委发布《关于建立住院医师规范化培训制度的指导意见》，标志着在全国范围内正式建立临床住院医师规范化培训制度。但是，住院医师规范化培训只是医师成长的第一步，通过住院医师阶段的规范化培训只是掌握了开展临床工作的最基本技能。现代医学专业划分越来越细，专科技术不断发展，只有在专科阶段继续进行严格培训以后，医师才能在相应专科为患者提供合格的医疗服务。2016年卫计委等八部委发布《关于开展专科医师规范化培训制度试点的指导意见》。2017年心血管内科作为首批试点专科之一开始了专科医师规范化培训的探索，全国数百名心血管内科专家投入大量精力，群策群力，数易其稿，制定了符合中国国情的《心血管病学专科医师规范化培训内容与细则（试行）》，经过严格考察，筛选出69家培训基地及1家协同单位开展培训工作，迄今已招录规范化培训专科医师近千名，第1批受陪医师即将结业。

心血管内科专科医师规范化培训的目的是,在通过认定的具有较高专科技术水平的基地,在通过培训认证的专业指导教师的指导下,以统一的标准、统一的培训计划,对已经完成内科住院医师规范化培训,拟从事心血管内科专科工作的医师进行进一步专科培训,使其达到独立开展心血管内科专科工作所必需的基本专业水平。

临床医师的进步离不开经验的积累,在有限的培训周期内,应尽可能多地接触患者、进行实际操作,在实践中总结经验。医师成长的关键在于在日常工作中建立基础广泛的专科知识体系,掌握在繁杂的临床信息中抽丝剥茧、发现诊断线索、合理解释症状、体征和辅助检查结果的能力,逐步建立起符合临床实践规律的正确的思维方式。同时,对于一些典型病例、疑难病例、争议病例进行讨论,可以帮助专培医师集思广益、开阔眼界,借鉴其他基地、其他医师的意见,吸取他人的经验教训,取得事半功倍的效果。

中国心血管内科专科委员会,作为心血管内科专科医师规范化培训的管理机构,在霍勇教授、葛均波院士等专家的倡导下,创造性地利用网络技术开展专科医师培训大查房活动,得到全国各培训基地的积极响应。即使在新冠肺炎疫情防治任务很重的特殊背景下,除了2020年上半年的部分时间,心血管专科医师大查房活动仍坚持进行,专培医师们在查房过程中积极参与讨论、发表意见,收到了很好的效果。这些病例都是由各专科基地精心挑选的真实病案,未经人工修饰,保持了诊治过程中的实际情况。有些病例堪称"完美",也有些病例可能存有不同意见,甚至留有些许"遗憾",但是瑕不掩瑜,临床医学本来就是不完美的,医师的每一点进步都是在实践中总结经验教训得到的。在讨论中提出这些病例的"问题"和"缺陷",目的是帮助专培医师在争论中厘清思路,拓展视野,构建合理的临床思维过程,做出符合临床工作规范的诊疗决策。

在葛均波院士和钱菊英教授的提议下,我们曾将前13次大查房的病例结集于2019年5月出版,供专培医师和有兴趣的医师参考,得到了相关专科基地的积极响应,病例集也得到了专培医师和业内专家的普遍认可,纷纷希望出版后续病例集。为此,我们选择第一卷出版之后讨论的20个精彩病例收录编辑为第二卷,其中包含病例提供医师的辛勤工作和点评专家的真知灼见,希望能对临床医师开阔思路、增进才干有所裨益。由于水平原因,书中疏漏之处在所难免,恳请读者不吝指教。我们对提供病例的各基地专培医师及指导老师表示衷心感谢。

编　者

2021年5月

目录

1

花季少女的心路历程

中国医学科学院北京协和医院

专培医师：朱园园

指导医师：方理刚

2019 年 4 月 24 日

病 史 资 料

【患者】女性，15 岁。2015 年 8 月 24 日入院。

【主诉】四肢结节红斑 1 年，活动后喘憋 1 个月。

【现病史】患者于 2014 年 5 月出现双下肢红斑，隆起皮面，有压痛，伴持续低热，最高体温 37.5℃，伴盗汗，同时出现活动时双下肢疼痛、乏力。无咳嗽、咯痰。外院诊断为"自身免疫性结节红斑"，给予中药（具体成分、剂量、疗程不详）治疗后，红斑逐渐消退，体温恢复正常，双下肢疼痛好转，仍间断感活动时下肢乏力，未继续诊治。2015 年 7 月患者再次出现左前臂红斑，性质同前，同时出现活动耐量下降，爬 2 层楼梯喘憋，偶夜间憋醒、咳嗽、咳白色泡沫样痰,尿量减少,食欲下降,间断进食后恶心、呕吐,双下肢、腰骶部、眼睑可凹性水肿。就诊于外院,血常规:白细胞 $10.7×10^9/L$↑,中性粒细胞 $8.15×10^9/L$↑,血红蛋白 $133\,g/L$,血小板 $278×10^9/L$;肾功能正常;氨基末端脑钠肽前体(NT-proBNP)$12\,653\,ng/L$↑;超声心动图:全心轻度增大(左心室舒张末内径 $52\,mm$),双室收缩功能减低,左室射血分数(LVEF)$22\%\sim28\%$(M 型),左心腔内高回声,考虑血栓,轻度肺高血压($43\sim56\,mmHg$,$1\,mmHg=0.133\,kPa$);胸部 CT:左上肺团块影,双肺多发斑片状磨玻璃影、密度增高影及"树芽征"(图 1-1)。给予呋塞米、螺内酯治疗,水肿较前略好转,但出现痰中带鲜血,每日 $2\sim4$ 次,每次 $5\,ml$ 左右,伴憋气加重,无胸痛。为进一步诊治收入我院。患者起病以来,脱发明显,否认口腔、外阴溃疡,否认光过敏、关节痛、雷诺现象、眼红、眼痛等。入院前 1 个月食欲欠佳,大便正常,体重增加 $2.5\sim3\,kg$。

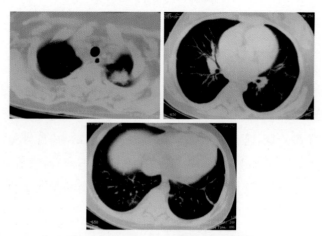

图 1-1 患者治疗前外院胸部 CT 肺窗影像

【既往史】体健。

【个人史】无特殊。

【家族史】无特殊。

【入院查体】 血压左上肢 161/114 mmHg，右上肢 140/? mmHg；下肢血压测不出。体重指数（BMI）21.6。左前臂红斑，突出皮面，有压痛。颈静脉充盈。双肺呼吸音粗。心浊音界扩大，心率 120 次/分，律齐，无杂音。肝肋下 2～3 指，肝颈反流征（＋），移动性浊音（－）。双下肢轻度可凹性水肿。右桡动脉、肱动脉搏动弱，双股动脉、腘动脉、足背动脉搏动未及，未闻及颈部、胸部、腹部血管杂音。

【诊疗经过】入院后完善检查。

1. 血液学检查

（1）血常规：白细胞 8.92×10^9/L，中性粒细胞占比 0.525，嗜酸性粒细胞占比 0.004，血红蛋白 143 g/L，血小板 182×10^9/L。

（2）动脉血气（不吸氧）：pH 值 7.525↑，二氧化碳分压（PCO_2）27.6 mmHg↓，氧分压（PO_2）92.5 mmHg，乳酸 3.7 mmol/L↑。

（3）凝血功能：D－二聚体 15.20 mg/L↑，凝血酶原时间（PT）17.7 秒↑，活化部分凝血酶原时间（APTT）34.7 秒↑，纤维蛋白原（FIB）2.42 g/L。

（4）生化检查：谷丙转氨酶（ALT）22 U/L，总/直接胆红素（TB/CB）29.9/14.3 μmol/L↑，肌酐（Cr）66 μmol/L，[K^+] 3.9 mmol/L。

（5）心肌损伤标志物：肌酸激酶（CK）137 U/L，肌酸激酶同工酶（CK-MB）0.7 μg/L，肌钙蛋白 0.078 μg/L↑；NT-proBNP 14 761 ng/L↑，脑钠肽（BNP）2 009 ng/L↑。

（6）其他：高敏 C 反应蛋白（hs-CRD）133.13 mg/L↑，红细

胞沉降率(ESR)56 mm/h↑。补体、免疫球蛋白定量、抗核抗体 18 项、抗可溶性核抗原抗体、抗中性粒细胞胞质抗体、类风湿因子均 (一);狼疮抗凝物、抗磷脂抗体、抗 β_2-GP1(一);血清蛋白电泳、血 免疫固定电泳、尿免疫固定电泳均(一);肿瘤标志物(一);甲状腺 功能(一);T、B 细胞亚群:未见 CD8⁺T 细胞异常激活;3 次痰病原 学(细菌、真菌、隐球菌、奴卡菌、结核/非结核分枝杆菌)(一);结核 感染 T 细胞斑点试验(T - spot. TB)、隐球菌抗原、G 试验均(一)。

2. 心电图

心电图示窦性心动过速,心率 103 次/分,未见 ST - T 段改变。

3. 超声心动图

超声心动图示心肌病变,全心增大,双室室壁运动幅度普遍 减低,双室收缩功能重度减低,左室射血分数 12%(双平面法), 三尖瓣环收缩期位移 7 mm,左心室限制性舒张功能减低,双室 内血栓(左心室内可见大小 62 mm×20 mm 和 40 mm×13 mm 的附壁血栓,右心室内可见大小 24 mm×8 mm 的附壁血栓),轻 度肺高血压,少量心包积液(图 1 - 2)。

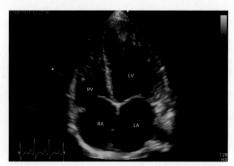

图 1 - 2 治疗前超声心动图(心尖四腔心切面)
示左、右心室内附壁血栓形成(箭头所示)
LA:左心房;LV:左心室;RA:右心房;RV:右心室

4. 血管超声

因患者病情危重,难以耐受出室检查,完善床旁血管超声,可见右侧颈、椎、锁骨下动脉正常;右侧肱动脉近心段局限性重度狭窄,范围长约 3.5 cm,最窄处管腔内径约 0.10 cm,最大血流速度 296 cm/s;左侧颈动脉内中膜增厚;左侧椎、锁骨下、肱动脉正常;腹主动脉及分支未见明显异常;双肾内动脉血流信号分布稀疏,考虑与心功能不全相关;双侧股总、股浅动脉管壁增厚、狭窄,左侧为著。

■■ 诊 疗 思 路

患者为青少年女性,根据病史采集,病程分为两个阶段。前期表现为下肢结节红斑,伴低热、乏力等全身症状,未系统诊治。后期表现为皮疹再发,伴多系统受累,具体如下:①心脏,临床表现为全心衰竭,超声示全心轻度扩大,双室收缩功能明显减低,心腔内附壁血栓形成;②呼吸系统,有咯痰、咯血,CT 见左上肺团块影,双下肺多发斑片影;③血管病变,血压升高,双上肢血压不对称及双下肢足背动脉搏动未触及。

患者虽然存在多系统受累,但全心衰竭表现最为突出和严重,应首先从导致全心衰竭的病因考虑诊断和鉴别诊断。导致心力衰竭的病因分为三大类:①心肌本身病变,包括缺血性心肌病、理化因素对心肌的损害、免疫介导和炎症损害、浸润性疾病、代谢紊乱、遗传异常;②心律失常;③异常负荷状态,包括高血压、瓣膜病、先天性心脏病、心包和心内膜心肌病变、高动力状态、容量负荷过重等。本例患者是青少年女性,全心衰竭伴其他多系统受累，应考虑系统性疾病，尤其是免疫介导的心肌损伤。虽长期未控制的高血压可引起多个靶器官损伤，但患者的临床表现和超声心动图均不符合典型的高血压性心脏病。另一个鉴别诊断思路是进一步排查继发性高血压，患者因存在双上肢血压不对称、下肢血压测不出，需进一步明确血管病变，以及与高血压及心力衰竭间的关系。

结合患者的临床表现、辅助检查，考虑存在多发性大动脉炎（Takayasu arteritis，TAK）。根据 1990 年美国风湿病学会的诊断标准，符合以下 6 项中的 3 项者可诊断 TAK：①发病年龄≤40 岁：即 40 岁前出现症状或体征；②肢体间歇性运动障碍：活动时 1 个或多个肢体出现逐渐加重的乏力和肌肉不适，尤以上肢明显；③肱动脉搏动减弱：一侧或双侧肱动脉搏动减弱；④血压差＞10 mmHg：即双侧上肢收缩压差＞10 mmHg；⑤锁骨下动脉及主动脉杂音：即一侧或双侧锁骨下动脉或腹主动脉闻及杂音；⑥血管造影异常：主动脉一级分支或上、下肢近端的大动脉狭窄或闭塞，病变常为局灶或节段性，且不是由动脉硬化、纤维肌发育不良或类似原因引起。此诊断标准的敏感度和特异度分别为 90.5% 和 97.8%。本例患者至少符合前 4 项，满足 TAK 的诊断标准。

【治疗】

1. 入院治疗

入院后给予呋塞米、螺内酯、地高辛、补钾及营养支持等治疗，严密监测患者。无明显咯血情况下给予低分子肝素 4 000 U，每 12 小时皮下注射抗凝治疗后过渡至用华法林。入院第 3 天起给予甲泼尼龙 40 mg/d 静脉滴注、环磷酰胺 0.4 g 每周 1 次静脉滴注、异烟肼＋利福平＋乙胺丁醇＋吡嗪酰胺四联抗结核,同时给予抑酸、防骨质疏松、护肝治疗。入院第25天停用甲泼尼龙,过渡至用泼尼松50 mg/d口服。抗心力衰竭治疗方面,入院第6天起加用培哚普利2 mg口服,每日1次;第14天加用酒石酸美托洛尔6.25 mg,每12小时1次;根据血压、心率逐渐调整至最大耐受剂量,期间监测肌酐、电解质水平稳定,患者出院时(入院第31天)剂量调整至培哚普利6 mg,每日1次;酒石酸美托洛尔50 mg,每12小时1次。

患者经过上述治疗,病情好转,进一步完善影像学检查。CT冠状动脉造影未见异常;心肌静息核素灌注显像未见异常;心脏磁共振成像(MRI)示室间隔及左心室下壁心肌内多发小片延迟强化;正电子发射体层成像(PET)未见大血管壁异常代谢增高,双肺多发代谢增高影,右肺为著,考虑炎性病变;CT肺动脉造影见右肺动脉多发性栓塞(右中、下肺),未见肺动脉管壁增厚及狭窄,之前所见左上肺结节明显减小,下肺渗出影减轻。结合入院前患者出现咯血等表现,考虑不除外右侧心腔血栓脱落所致肺栓塞,继续原治疗方案。患者活动耐量逐步改善,病房内活动无不适,咳嗽、咳痰、咯血好转,水肿消退。最终患者诊断为TAK(右侧肱动脉及双侧股总、股浅动脉受累,心肌受累)、肺内结核感染不除外。维持原治疗方案出院。

2. 出院治疗

出院后激素规律减量(泼尼松50 mg/d服用满1个月后开始减量,每周减5 mg)。3个月随访时泼尼松减量至30 mg/d,患者体力恢复好,可爬3层楼,快走时感左下肢乏力。血压左上肢130/80 mmHg、右上肢120/? mmHg。复查超声心动图见双室壁运动恢复正常,左室射血分数 58%(M 型),附壁血栓消失;复查胸部 CT 见肺内病变完全消失。治疗方面,嘱激素继续规律减量;停用环磷酰胺;加用霉酚酸酯 0.75 g,每日 2 次口服;停服华法林;加用阿司匹林 0.1 g/d;继续应用美托洛尔、培哚普利;停止抗结核治疗。

3. 随访

患者出院 10 个月随访,激素已减量至泼尼松 7.5 mg/d;维持霉酚酸酯 0.5 g,每日 2 次口服。再发前臂结节红斑,伴血压升高,血压左上肢 180/120 mmHg。复查红细胞沉降率 90 mm/h,高敏 C 反应蛋白 105.94 mg/L;超声心动图示心脏结构及功能正常;CT 主动脉造影示新发右颈内动脉狭窄,近端闭塞,双肾动脉、腹腔干狭窄(图 1-3)。考虑病情进展,泼尼松加量至 50 mg/d,霉酚酸酯调整为来氟米特 20 mg/d,同时加用氨氯地平 5 mg/d 降压治疗。建议患者病情稳定后评价肾动脉介入治疗指征。

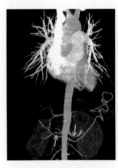 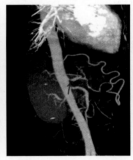 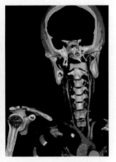

A. 双肾动脉狭窄　　B. 腹腔干狭窄(箭头所示)　　C. 右颈内动脉近闭塞
　(箭头所示)　　　　　　　　　　　　　　　　　　　(箭头所示)

图 1-3　复查 CT 主动脉造影

▤ 学 习 讨 论

TAK 导致心脏受累并不少见,且心脏受累通常是 TAK 患者死亡的主要原因。TAK 可从各个机制上影响心脏,且可影响心脏的各个方面,包括前负荷增加(主动脉瓣关闭不全)、后负荷过重(主动脉或肾动脉狭窄导致的高血压)、心肌缺血(冠状动脉炎、早发动脉粥样硬化)、心肌炎、心包炎、肺高压导致的右心衰竭等。TAK 患者出现急性心力衰竭表现,且无高血压、肺高血压、瓣膜或冠状动脉受累的情况下需要考虑急性心肌炎,此时超声多符合扩张型心肌病的表现;心肌活检可见心肌细胞坏死、溶解,间质内局灶单核细胞浸润。一些研究认为,TAK 患者中50%会出现心肌炎,大多数是亚临床受累;造成急性心肌炎的机制考虑为心肌局部穿孔素、主要组织相容性复合体分子表达增多介导的细胞毒损伤。我院分析总结 TAK 心脏受累的临床表现,回顾分析了 1987—2010 年确诊的 45 例 TAK 合并心脏损害住院患者的临床资料,发现存在心脏损害的占同期确诊 TAK 的 8.6%(45/524),45 例患者中高血压性心脏病 16 例、心肌病变 12 例、心脏瓣膜病变 8 例(主动脉瓣关闭不全 6 例,二尖瓣关闭不全 2 例)、冠状动脉病变 3 例、肺动脉高压右心衰竭 2 例、混合型 4 例,可见 TAK 心肌受累的患者并不少见。其中 1 例心肌病变的患者心内膜心肌活检病理提示心肌轻度排列紊乱,部分心肌细胞肥大,心肌细胞核增大,部分心肌细胞空泡样变性,未见血管炎病理表现。TAK 心肌受累的患者有 90%处于病情活动期,经激素、免疫抑制剂治疗后,81.8%的患者心肌病变好转,因此早期诊断和治疗非常重要。针对本例青少年女性,符合TAK诊断标准;同时存在急性全心衰竭表现,超声心动图提示全心增大伴双室室壁运动幅度明显减低,未见瓣膜病变及肺高血压征象,肌钙蛋白升高,CT冠状动脉造影未见异常,且经激素及免疫抑制剂治疗后,左、右心室收缩功能迅速改善,应该考虑TAK相关心肌病变。遗憾的是,因患者入院时全心衰竭症状较重,无法耐受心内膜心肌活检等相关检查和操作,未能获得病理学证据。

四 点 评

关于患者的肺部病变,有两种考虑。①TAK是否合并肺内结核。由于TAK发病率低,且受累血管的病理标本难以获得,关于TAK的发病机制一直未能完全明确。然而,由于TAK在亚洲、非洲和南美洲这些结核高发的地区发病率较高,且TAK患者中有1/4曾经或同时被诊断为结核性淋巴结炎,远高于普通人群;在部分TAK患者的受累血管中,可以看到与结核感染典型病理表现类似的肉芽肿和朗格罕斯细胞,故考虑结核感染可能与TAK发病相关。然而在TAK死亡患者尸检的血管壁中未检测到明确的结核分枝杆菌,只是结核分枝杆菌核酸片段的阳性检出率显著增高,考虑结核感染可能仅参与诱发TAK的过程。由于人类自身和结核分枝杆菌的热休克蛋白结构高度保守,推测结核感染可能诱发了动脉外膜的自身免疫反应。本例患者虽然住院期间T-spot.TB结果阴性,且多次痰抗酸染色及结核分枝杆菌培养阴性,考虑到结核感染与TAK的相关性,结合患者肺部的影像学特点及近期拟加用大剂量激素治疗,在治疗之初还是给予患者正规抗结核治疗。②TAK 是否可以出现肺实质受累。我们知道,TAK 肺部受累通常表现为肺动脉受累的后果,包括肺动脉瘤形成,肺动脉管壁增厚、狭窄,继发肺高血压或肺梗死。但少数病例报道 TAK 也可累及肺实质,可表现为肺部结节、胸膜下实变或肺泡出血。本例患者经过治疗,肺部病变吸收迅速,我们考虑抗结核治疗很难起效如此迅速,TAK 肺实质受累可能性更大,最终选择提前停用抗结核治疗。

本例患者的临床特点是年轻女性,出现心、肺、肾、血管、皮肤等多系统受累表现,在疾病诊断和鉴别诊断上自然会考虑自身免疫性疾病,而双上肢血压不对称、下肢足背动脉搏动异常,强烈提示血管炎可能,进一步检查及后续的随访证实 TAK 的诊断。我们平时常见到的 TAK 患者多为疾病慢性期的表现,而此患者突出表现为急性心力衰竭、心肌受损。除了主动脉及主要分支,TAK 还可累及心脏瓣膜、肺动脉、冠状动脉等,是否也可以影响小血管尚无很好的证据。本例表明对于青年女性,若存在心力衰竭、高血压起病,体检时需仔细检查动脉血管,考虑到 TAK 这种疾病的可能性。治疗上除针对心力衰竭治疗外,积极尽早针对原发病的治疗,有助于尽快抑制炎症,逆转急性心肌损伤和严重的心脏功能减低。

主要参考文献

1. MILOSLAVSKY E, UNIZONY S. The heart in vasculitis [J]. Rheum Dis Clin North Am, 2014,40(1):11-26.
2. TALWAR K K, KUMAR K, CHOPRA P, et al. Cardiac involvement

in nonspecific aortoarteritis (Takayasu's arteritis)[J]. Am Heart J, 1991,122:1666 - 1670.

3. ZHU W G, LIN X, ZHANG W, et al. Cardiac menifestations of Takayasu's arteritis [J]. Chinese J Allergy & Clin Immu, 2011,5(3): 217 - 222.

4. JANSSON M K, GEERDES-FENGE H F, KANGOWSKI A, et al. Tuberculosis and Takayasu arteritis: case-based review [J]. Rheumatol Int, 2019,39(2): 345 - 351.

5. NASSER M, COTTIN V. The respiratory system in autoimmune vascular diseases [J]. Respiration, 2018,96(1):12 - 28.

2
简单背后的不简单

首都医科大学附属北京朝阳医院

专培医师：杨晓艳

指导医师：杨新春　陈牧雷　张　涓

2019 年 9 月 11 日

▊ 病 史 资 料

【患者】女性，51 岁，2018 年 10 月 13 日入院。

【主诉】10 天前活动后心悸、胸闷伴晕厥 1 次。

【现病史】患者 10 天前剧烈活动（爬山）后出现心悸、胸闷、乏力，伴大汗淋漓、四肢湿冷、视物模糊，而后意识丧失，发生晕厥。整个过程持续约 20 分钟，不伴心前区疼痛及放射痛，无头痛、头晕、抽搐，无恶心、呕吐，口服速效救心丸后胸闷缓解，仍诉心悸。后就诊于当地医院，诊断"心悸待查"，给予"疏血通、丹红"静脉滴注治疗，心悸不适缓解。近日活动后仍有心悸，伴胸闷、憋气，休息后可自行缓解，无心前区疼痛及放射痛，无头痛、头晕、黑矇,无肢体活动不利、言语不清,无恶心、呕吐,夜间可平卧入眠。今就诊于我院,测血压 202～219/60～66 mmHg,为进一步明确诊治收入院。自发病以来,患者精神佳,食欲正常,睡眠正常,大小便正常,体重无减轻。

【既往史】否认肝炎史、疟疾史、结核史,否认高血压史、冠心病史,否认糖尿病、脑血管病、精神病病史,20 年前因乳腺良性肿瘤行手术切除。否认外伤史、输血史。对磺胺类药物过敏。

【个人史】生于山东,久居北京,无疫水、疫源接触史。否认性病史。否认吸烟、嗜酒史。适龄结婚,配偶健在。育有 1 子,儿子体健。

【月经史】初潮 14 岁,末次月经:2018 年 9 月 15 日。月经周期不规则,月经量少,颜色正常。

【家族史】父母有高血压、冠心病病史,患病时年龄近 70 岁,否认晕厥、猝死家族史。

【入院查体】体温 36.2℃,脉率 78 次/分,呼吸 20 次/分,血压 150/50 mmHg,体重指数 22.3。双侧颈动脉可闻及收缩期血管杂音,左锁骨下听诊区可闻及收缩期血管杂音。双肺呼吸音清,未闻及干、湿性啰音及胸膜摩擦音。心前区无隆起及凹陷,搏动范围正常,心前区未触及震颤和心包摩擦感,心浊音界无扩大,心率 78 次/分,律齐;各瓣膜听诊区可闻及杂音,胸骨左缘第 2、3 肋间可闻及 3～4/6 级收缩期杂音。腹平坦,腹软,无压痛、反跳痛;腹部及左侧肾区可闻及血管杂音。双侧桡动脉搏动可,可触及水冲脉;左侧腹股沟区可闻及血管杂音;双侧股动脉搏动可触及,搏动尚对称;双下肢无凹陷性水肿。

【入院心电图】见图 2-1。

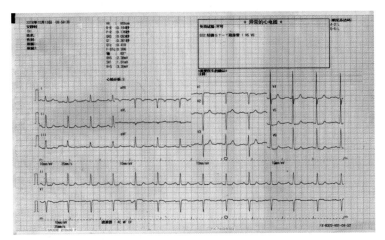

图 2-1 入院心电图

【初步诊断】①晕厥原因待查;②高血压(3级,极高危)。

诊 疗 思 路

【入院后检查】患者中年女性,以心悸、胸闷、晕厥来诊,活动后加重,入院发现血压明显升高,查体可闻及胸骨左缘杂音及多处血管杂音。进一步追问病史,患者曾有贫血,补充铁剂效果欠佳;近2年有活动后轻微胸闷;反复口腔溃疡,分布于口唇,每2~3个月发作一次;无外阴溃疡,无皮疹,无晨僵,无关节疼痛。入院后除常规化验检查外,完善了四肢血压测量、24小时动态血压监测,筛查了常见继发性高血压的可能病因;因患者曾有晕厥,完善了超声心动图及动态心电图(Holter)排查心源性晕厥可能;患者既往贫血、口腔溃疡、查体多处闻及血管杂音,自身免疫性疾病不能除外。相关检查结果如下。

1. 血常规

白细胞 3.71×10^9/L,中性粒细胞占比 0.544,淋巴细胞占比 0.345,红细胞 4.02×10^{12}/L,血红蛋白 111 g/L,血小板 200×10^9/L。

2. 凝血指标、D-二聚体

凝血酶原时间(PT)13.2秒,国际标准化比值(INR)1.05,活化部分凝血酶原时间(APTT)29.8秒,纤维蛋白原(FIB)2.295 g/L,D-二聚体 0.18 mg/L。

3. 生化全项

总胆固醇(CHO)4.89 mmol/L,低密度脂蛋白胆固醇(LDL-C)1.6 mmol/L,谷草转氨酶(AST)10 U/L,谷丙转氨酶(ALT)9 U/L,血清肌酐(Cr)45.8 mmol/L,$[K^+]$ 3.9 mmol/L,血管紧张素转化酶(ACE)23 U/L(参考范围 12~68 U/L)。

4. 心肌损伤标志物

肌酸激酶同工酶 $0.9\ \mu g$/L(参考范围≤$5.0\ \mu g$/L),血清肌钙蛋白 I (cTnI)在正常范围,脑钠肽(BNP)75 ng/L。

5. 尿、粪便常规,糖化血红蛋白(HbA1c),甲状腺功能 5 项未见异常。

6. 乙肝、丙肝、梅毒、HIV 未见异常。

7. 胸片

见图 2-2。

8. 四肢血压

左上肢 104/48 mmHg,右上肢 116/58 mmHg,左下肢 136/

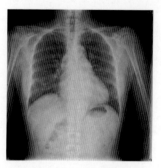

图 2-2 入院时胸片

110 mmHg,右下肢 130/100 mmHg。

9. 24 小时动态血压监测

24 小时血压平均值为 134/65 mmHg,全天收缩压 90～221 mmHg,舒张压 42～82 mmHg(图 2-3)。

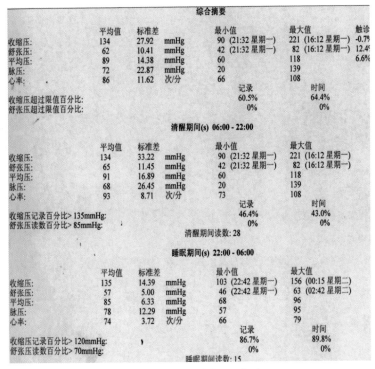

图 2-3 24 小时动态血压监测

10. 继发性高血压筛查

未见明显异常。

(1) 肾素-血管紧张素-醛固酮系统(RAAS 系统):血管紧张素 I(37℃) 2.78 μg/L,血管紧张素 II(4℃)0.8 μg/L,肾素活性 1.97 μg/(L·h)[参考范围 1.31～3.95 μg/(L·h)],醛固酮 188.05 ng/L(参考范围 40～310 ng/L),醛固酮/肾素活性比值(ARR)9.55(参考范围 0～30.00)。

(2) 血浆甲氧基肾上腺素类物质(3 项):3-甲氧基酪胺＜0.08 nmol/L(参考范围＜0.18 nmol/L),甲氧基肾上腺素 0.16 nmol/L(参考范围≤0.50 nmol/L),甲氧基去甲肾上腺素 0.29 nmol/L(参考范围≤0.90 nmol/L)。

(3) 儿茶酚胺(血浆):肾上腺素(血浆)(AD)40.98 ng/L(参考范围≤100 ng/L),去甲肾上腺素(血浆)222.82 ng/L(参考范围≤600 ng/L),多巴胺(血浆)59.83 ng/L(参考范围≤100 ng/L)。

(4) 儿茶酚胺(尿液):肾上腺素(尿液)(AD 1.72 μg/24 h,参考范围≤20.00 μg/24 h),去甲肾上腺素(尿液)10.48 μg/24 h,参考范围≤90.00 μg/24 h),多巴胺(尿液)18.30 μg/24 h,参考范围≤600 μg/24 h)。

(5) 皮质醇节律:上午 8 点是 265 nmol/L(96 μg/L),下午 4 点是 119 nmol/L(43 μg/L),午夜 12 点是 72 nmol/L(26 μg/L)。

11. 24 小时动态心电图(2018 年 10 月 15 日)

窦性心律,偶发房性期前收缩,偶发室性期前收缩(呈两种形态),ST-T 段改变。平均心率:86 次/分,最长 R-R 间期为 1.17 秒。

12. 超声心动图

见图 2-4。

13. 心脏磁共振增强成像

见图 2-5。

主动脉：窦部内径 28mm　升主动脉内径 36mm
左心室：舒张末内径 42mm　收缩末内径 22mm　射血分数 78%　室间隔厚度 12mm　后壁厚度 11mm
　　　　LVOT血流速度约 100cm/s　压差 4.0mmHg
肺动脉：主肺动脉内径 23mm
右心室：基底内径 27mm
左心房：前后径 31mm　左右径 40mm　上下径 49mm
右心房：左右径 33mm　上下径 37mm
二尖瓣：E峰 85cm/s　A峰 108cm/s
主动脉瓣：收缩峰值流速 131cm/s　峰值压差 6.9mmHg
肺动脉瓣：收缩峰值流速 89cm/s　峰值压差 3.2mmHg

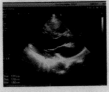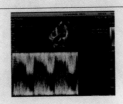

检查所见：
1、各房室腔内径正常范围。
2、室间隔基底段约15mm，余左室壁轻度增厚，各节段运动协调，收缩幅度及增厚率正常。
3、左室射血分数正常。
4、各瓣膜形态、结构未见明显异常，舒张期主动脉瓣探及轻度反流，收缩期二尖瓣、三尖瓣探及微量反流。
5、主动脉窦、升主动脉内径正常，肺动脉内径正常。
6、心包未见明显异常。

检查提示：
　左室肥厚
　主动脉瓣反流（轻度）
　请结合临床，必要时行心脏磁共振及运动负荷超声心动图检查

图 2-4　超声心动图

14. 眼底检查

眼底检查示双眼底大致正常（图 2-6）。

15. 免疫相关实验室检查

（1）红细胞沉降率（ESR）、C 反应蛋白（CRP）：正常范围。

（2）抗核抗体、抗 ds-DNA：阴性。

（3）抗中性粒细胞胞质抗体（ANCA）筛查：阴性。

心脏磁共振增强成像

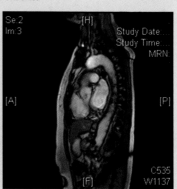

诊断:
左心房轻度增大;
主动脉瓣**反流**（轻度）;
升主动脉增宽;
室间隔增厚;
主动脉壁延迟强化，请结合临床。

图 2-5　心脏磁共振增强成像

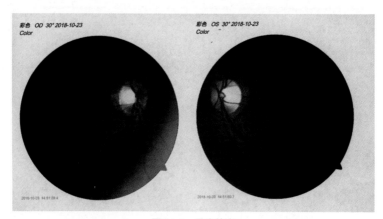

图 2-6　眼底检查
示双眼底大致正常

（4）抗心磷脂抗体：27 U/ml↑（参考范围＜10 U/ml）。

（5）类风湿因子：阴性。

（6）自身抗体：抗核小体抗体、抗 dsDNA 抗体、抗组蛋白抗体、抗‐SmD1 抗体、抗‐U1‐snRNP 抗体、抗‐SSA/Ro60KD 抗体、抗‐SSA/Ro52KD 抗体、抗‐SSB/La 抗体、抗 ScL‐70 抗体、抗着丝点抗体、抗 JO‐1 抗体、抗核糖体抗体 P0 抗体均为阴性。

（7）体液免疫：免疫球蛋白 IgG、IgA、IgM 及补体 C4 正常范围，补体 C3 0.70 g/L（参考范围 0.79～1.52 g/L）。

（8）抗 β_2‐糖蛋白 1 抗体（抗 β_2‐GP1 抗体）：阴性。

16. 结核相关检查

结核菌素试验（PPD 试验）：左前臂红晕范围 2.5 cm×2 cm（72 小时），T‐spot 阴性。

17. 肿瘤 10 项

铁蛋白 6.10 μg/L（参考范围 10～291 μg/L），鳞状上皮细胞癌抗原、癌胚抗原、CA19‐9、CA15‐3、CA125、甲胎蛋白、CA724 细胞角蛋白 19 片段、神经元烯醇化酶正常。

【进一步完善检查】患者心脏 MRI 提示主动脉壁延迟强化，结合查体，动脉炎不除外，完善了动脉超声、CT 血管成像（CTA）检查。

1. 颈动脉、椎动脉超声

见图 2‐7。

2. 主动脉 CT 三维成像

见图 2‐8、2‐9。

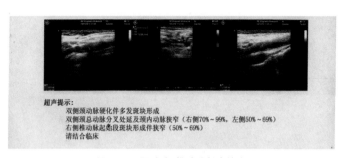

超声提示：
双侧颈动脉硬化伴多发斑块形成
双侧颈总动脉分叉处延及颈内动脉狭窄（右侧70%～99%，左侧50%～69%）
右侧椎动脉起始段斑块形成伴狭窄（50%～69%）
请结合临床

图2-7　颈动脉、椎动脉超声检查

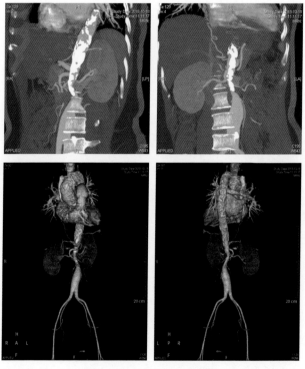

图2-8　主动脉CT三维成像

主动脉CT三维成像

诊断：
腹主动脉瘤；
腹主动脉多发局部管腔狭窄，局部穿透性溃疡形成；
腹腔动脉上段局部管腔狭窄；
肠系膜上动脉起始部管腔中度狭窄；
头臂干、左侧颈总动脉、左侧锁骨下动脉起始段管腔轻度狭窄；
动脉粥样硬化；
左肾小囊肿；
左侧肾上腺结合部增生；
子宫肌瘤可能性大，宫颈囊肿。

图 2-9　主动脉 CT 三维成像报告

3. 颈动脉、颅内动脉 CT 三维成像

见图 2-10～2-12。

颈动脉CT三维成象

诊断：
左锁骨下动脉起始部管腔轻中度狭窄，右无名动脉起始部管腔轻度狭窄；
左侧颈总动脉全程管腔轻度狭窄；左侧颈内动脉近段管腔轻度狭窄；颈外动脉起始部管腔轻度狭窄；
右侧颈总动脉全程管腔中度狭窄；颈内动脉近段管腔中度狭窄；颈外动脉起始部管腔轻度狭窄；
右侧锁骨下动脉管腔全程轻度狭窄，右侧椎动脉起始处管腔轻度狭窄可能；
左侧椎动脉起始处管腔轻中度狭窄。
建议临床结合病史，必要时进一步 MR 检查，除外血管炎性改变。

图 2-10　颈动脉 CT 三维成像报告

颅内动脉 CT 三维成像

诊断：
轻度脑动脉硬化。
左侧椎动脉管腔局限性轻度狭窄；
左侧胚胎型大脑后动脉。

图 2-11　颅内动脉 CT 三维成像报告

4. 冠状动脉造影（2019 年 4 月 11 日）

结论：冠心病单支病变累及右冠状动脉开口（RCAo），动脉炎累及左主干、左旋支近段（LCXp）、右冠状动脉（RCA）全程。

冠状动脉供血呈右优势型，右冠状动脉开口向上，左冠状动脉开口发育正常，全程钙化，左主干（LM）全程扩大，左主干开口

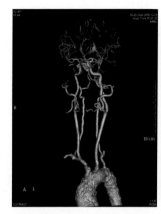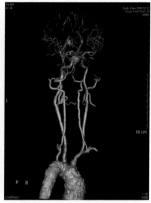

A. 正面 B. 反面

图 2-12 颈动脉、颅内动脉 CT 三维成像

(LMo)钙化,无狭窄病变,前向 TIMI 血流分级Ⅲ级,左前降支
(LAD)无病变,前向 TIMI 血流分级Ⅲ级;从左旋支(LCX)发出
冠状动脉肺动脉瘘可疑,LCXp 弥漫性扩张引流至左心房,前向
TIMI 血流分级Ⅲ级;RCAo 可见 50%～70%局限性狭窄,全程
弥漫性扩张,前向 TIMI 血流分级Ⅲ级。左锁骨下动脉开口
70%～80%狭窄(图 2-13)。

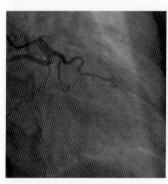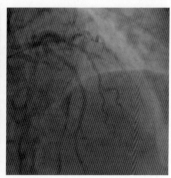

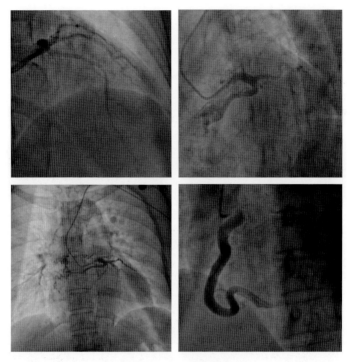

图 2-13　冠状动脉造影

5. PET/CT 检查

为进一步鉴别动脉炎症并评估炎症活动性进行 PET/CT 检查(图 2-14)。

患者系围绝经期女性,既往否认高血压病史,此次入院发现血压明显升高,继发性高血压不除外。患者无肾脏疾病、糖尿病等病史,入院尿常规、肾功能正常,完善肾脏超声未见明显异常,CTA 肾动脉未见明显狭窄,暂不考虑肾脏疾病、肾血管相关性高血压。患者无向心性肥胖、满月脸、水牛背等皮质醇增多的表现,入院查甲状腺功能正常,不支持相关内分泌疾病。患者动态

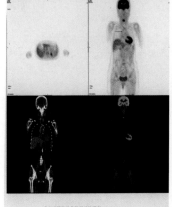

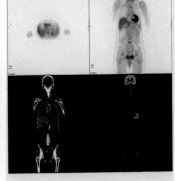

头臂干管壁钙化斑伴代谢活性增高，SUVmax 2.3。

主动脉弓管壁钙化斑伴代谢活性增高，SUVmax 2.0。

升主动脉管壁伴代谢活性增高，SUVmax 1.7。

双侧颈总动脉管壁伴代谢活性增高，SUVmax 1.7。

检查意见：

1、主动脉弓、头臂干管壁钙化斑，伴代谢活性明显增高；
双侧颈总动脉、升主动脉、腹主动脉瘤样扩张段管壁代谢活性轻度增高；
全身多发动脉管壁钙化斑。
以上病变考虑动脉炎（部分病灶处于活动期）。

2、右肺中叶陈旧性病变。

3、左心增大。

4、左肾小囊肿。

5、子宫肌瘤。

图 2-14 PET/CT 检查报告

血压波动较大,血压升高虽不伴有头痛,但考虑到既往有心悸、晕厥病史,嗜铬细胞瘤不能除外,但血、尿的儿茶酚胺浓度及其中间代谢产物甲氧基肾上腺素(MN)、甲氧基去甲肾上腺素(NMN)均为正常,后续 CT 及 PET/CT 检查无明显阳性提示,不考虑嗜铬细胞瘤。考虑高血压与大动脉炎相关。

心源性晕厥发作一般与体位无关,患者有或无心脏病病史,前驱症状有时有心悸、胸痛,可伴有呼吸困难、发绀、颈静脉怒张、心率、脉搏等改变,心电图多有异常,鉴于本患者发病时伴心悸、胸闷,且查体发现心脏各瓣膜区可闻及收缩期吹风样杂音,不能除外心脏器质性病变,因此完善了超声心动图、24 小时动态心电图(Holter)、心脏磁共振、冠状动脉造影等检查,未发现明确原发的心肌病变。入院时患者晕厥是否为脑动脉硬化基础上高血压诱导脑动脉痉挛,从而引起一过性脑供血不足尚不清楚,完善颈动脉超声及颅内动脉 CTA 显示多发动脉轻至中度狭窄,此原因不能完全除外。

综合以上检查,此例患者可除外贝赫切特综合征(该综合征可累及大、小动静脉血管而非仅累及大动脉,有顽固反复发作的口腔溃疡,生殖器溃疡,眼部有虹膜睫状体炎、前葡萄膜炎,针刺试验阳性)、抗磷脂综合征(非血管内膜炎症,而是自身抗体介导的获得性易栓症,此例 PET/CT 证实为血管炎症;抗体在间隔12 周后重复检测仍为中高滴度阳性)、巨细胞动脉炎(大中动脉炎症,主要累及颞动脉,合并风湿性多肌痛,此例患者不符)、ANCA 相关性血管炎(ANCA 相关性血管炎主要累及小血管而非大动脉)。根据1996 修正 Ishikawa 诊断标准及1990 年美国风湿病学会(ACR)大动脉炎的分类标准,此例患者诊断为大动脉炎。

【最后诊断】 ①大动脉炎；②先天性冠状动脉肺动脉瘘；③高血压（3级，极高危组）；④动脉粥样硬化。

【治疗】 ①针对大动脉炎：泼尼松 30 mg，每日 1 次；环磷酰胺 100 mg，每日 1 次。②控制血压：盐酸贝尼地平片 8 mg，每日 1 次；酒石酸美托洛尔 25 mg，每日 2 次。③抗血小板：阿司匹林肠溶片 100 mg，每日 1 次。

三 学 习 讨 论

大动脉炎（Takayasu arteritis）是一种慢性进行性、全层性非特异性动脉炎，主要累及主动脉及其分支、肺动脉、冠状动脉，受累动脉壁增厚、可伴血栓形成，动脉管腔狭窄、闭塞或扩张，偶有瘤样改变。1962 年，黄宛教授和刘力生教授以"缩窄性大动脉炎"为题首次在国内外发表了对该疾病的命名，目前统称为"大动脉炎"。日本学者早年提出的高安病（Takayasu disease）是指局限性的眼底血管病变，直至 20 世纪 60 年代后期，才认识到这是一种全身性的血管疾病，并命名为"Takayasu arteritis"。目前常用临床分型：头臂动脉型（主动脉弓综合征型）、胸腹动脉型、广泛型、肺动脉型。发病多见于青年女性，30 岁前发病约占 90%，中国男女性患病比例约 1∶3.8；目前发病机制尚不清楚，可能与遗传、性激素、感染、机体免疫功能紊乱以及细胞因子的炎症反应相关。

大动脉炎临床表现包括全身症状和受累血管炎症引起的局部缺血症状。全身症状缺乏特异性，包括发热、全身不适、疲劳乏力、盗汗、体重下降、纳差、肌痛、关节炎、结节红斑等，可急性发作，也可隐匿起病。局部缺血症状包括肢体跛行（可累及上肢和/或下肢）、头晕、头痛、黑矇、晕厥、偏瘫、失语、失明、胸闷、胸痛、腹痛等。体检触诊受累的表浅血管（包括肱动脉、桡动脉、颈动脉及足背动脉）有压痛、搏动减弱或者无脉，高血压或者双侧血压不对称，动脉听诊闻及血管杂音等，均是具有高度特异性的体征。实验室检查如 ESR、CRP 缺乏特异性。影像学检查是诊断大动脉炎的重要手段，数字减影血管造影是诊断大动脉炎的金标准，目前被磁共振血管成像、CT 血管成像、血管超声以及 ^{18}F 标记的脱氧葡萄糖正电子发射体层成像等替代。

1990 年 ACR 提出了新的大动脉炎的诊断标准，包括 6 项：①发病年龄≤40 岁；②患肢间歇性运动乏力；③一侧或双侧肱动脉搏动减弱；④双侧上肢收缩压差＞10 mmHg；⑤锁骨下动脉或主动脉杂音；⑥血管造影提示主动脉及一级分支或上下肢近端的大动脉狭窄或闭塞，病变常为局灶或节段性，且不是由动脉粥样硬化、纤维肌性发育不良或其他原因引起。符合上述 6 项中的 3 项者可诊断本病。该标准简洁实用，易于推广使用，在部分国家一直沿用至今。2011 年中华医学会风湿病学分会关于《大动脉炎诊断及治疗指南》中也是据此标准进行诊断。此标准诊断的敏感性和特异性分别为 90.5％和 97.8％。2018 年 ACR 更新了大动脉炎的分类标准，准入条件将年龄放宽至≤60 岁，影像学检查有血管炎症证据，满足准入条件后分类标准得分≥5 分可诊断为大动脉炎。

1988 年发布的 Ishikawa 大动脉炎诊断标准第一次就该病的诊断进行了定义，该标准强调了发病年龄和典型的症状和造影发现;1996 年修订后的 Ishikawa 诊断标准,包括 3 个主要标准和 10 个次要标准。

主要标准包括:①左锁骨下动脉中段病变,动脉血管造影提示最重的狭窄或者闭塞病变位于左锁骨下动脉椎动脉开口近段 1 cm 至开口远段 3 cm 处;②右锁骨下动脉中段病变,动脉造影提示最重的狭窄或者闭塞病变位于右锁骨下动脉椎动脉开口至以远 3 cm 处;③典型的体征和症状,至少持续 1 个月以上:肢体间歇性跛行,无脉或者脉搏不对称,双侧肢体收缩压差>10 mmHg,发热,颈部疼痛,一过性黑矇、视物不清、晕厥、呼吸困难或者心悸。

次要标准包括:①ESR 增快,在病史中发现不明原因的 ESR>20 mm/h;②颈动脉压痛,而非颈部肌肉压痛;③高血压,血压上肢>140/90 mmHg、下肢>160/90 mmHg;④主动脉瓣反流或者主动脉瓣环扩张,通过听诊、超声心动图或者造影发现;⑤肺动脉病变,肺动脉造影或者肺灌注显像提示叶或段肺动脉闭塞、狭窄或瘤样扩张,肺动脉造影提示肺动脉主干或者分支管腔不规则;⑥左侧颈总动脉中段病变,造影提示最重的狭窄或闭塞病变位于颈总动脉中段(开口后 2 cm 以远的 5 cm 长的病变);⑦头臂干远段病变,造影提示最重的狭窄或者闭塞位于头臂干远段;⑧降主动脉病变,造影提示降主动脉狭窄、扩张或者动脉瘤、管腔不规则,单纯的动脉迂曲不算;⑨腹主动脉病变,表现为腹主动脉狭窄、扩张或者动脉瘤、管腔不规则;⑩冠状动脉病变,30 岁以下年轻的无明显的危险因素患者造影提示冠状动脉病变。

满足上述 2 个主要标准,或 1 个主要标准和 2 个次要标准,或 4 个次要标准者,需考虑大动脉炎的高度可能性。与原先的标准相比,最显著的变化是去除了年龄的必须标准,在次要标准方面加上了冠状动脉损害,同时去除了高血压的年龄和腹主动脉损害中除外主髂动脉损害的要求。该标准敏感性和特异性分别为 92.5% 和 95.0%。

大动脉炎约 20% 为自限性,在发现时疾病已稳定,如无并发症可随访观察。发病早期有上呼吸道、肺部或其他脏器感染因素存在,应控制感染。对高度怀疑有结核分枝杆菌感染的,应同时抗结核治疗。治疗包括药物治疗和手术治疗。①糖皮质激素:口服泼尼松、静脉甲泼尼龙。口服泼尼松 1mg/kg,维持 3~4 周后逐渐减量,每 10~15 天减总量的 5%~10%,通常 ESR 和 C 反应蛋白下降趋于正常为减量的指标,剂量减至每日 5~10 mg 时应长期维持一段时间。活动性重症者可试用大剂量甲泼尼龙静脉冲击治疗。②免疫抑制剂:环磷酰胺、甲氨蝶呤、硫唑嘌呤。新一代的免疫抑制药,如环孢素、麦考酚吗乙酯、来氟米特等仅见于个案报道,其疗效有待进一步研究证实。③生物制剂:TNF 拮抗剂,尚缺乏大样本临床验证。④扩血管、抗凝、改善血液循环:使用扩血管、抗血小板药物治疗,能部分改善血管狭窄引起的临床症状,常用药物有地巴唑、妥拉唑林、阿司匹林、双嘧达莫等。⑤经皮介入治疗和外科手术治疗:TA 活动期禁忌,一般主张炎症控制>2 个月。介入治疗包括经皮球囊扩张成形术和血管内支架植入术。TA 患者中冠状动脉受累为 10%~30%,且大部分为冠状动脉开口处病变。如果累及冠状动脉导致 LM 或 LAD 严重狭窄或闭塞,保守治疗预后较差,多数患者死于心脏事件,故应在炎症控制后尽早行血运重建。多推荐CABG。大动脉炎累及主动脉瓣导致关闭不全的发生率约为10%,是TA患者发生左心衰竭的主要原因之一。主动脉瓣关闭不全患者经心脏瓣膜替换术后瓣周漏的发生率较高,对于重度反流或有症状的中度反流,用带瓣人工血管组件或同种带瓣主动脉行主动脉根部置换术发生瓣周漏的概率减小,可考虑首选。

四 点 评

高血压常为大动脉炎患者就诊的首要原因,对于年轻高血压、不明原因晕厥的患者要提高警惕。大动脉炎常可累及肾动脉,临床常见并发症如恶性高血压、心脑血管疾病、缺血性肾病等,是大动脉炎的不良预后因素和早期死亡原因之一。因此早诊断、早治疗可明显改善预后。年龄不是排除大动脉炎的绝对标准,部分患者可能早期有大动脉炎,随着年龄的增长合并出现动脉粥样硬化。影像学检查的合理应用,有助于判断大动脉炎的活动性以及进展。

专培医师在向疾病纵深挖掘的同时不能忽视临床基本功的重要性,不能仅依赖各项辅助检查。此例患者若无仔细体格检查发现全身多处血管杂音,对于疾病诊断无疑会走更多弯路。相对于中老年患者,动脉粥样硬化性疾病多见,若临床工作中无鉴别诊断意识,对处于炎症活动期冠状动脉行介入干预,患者是否能获益值得商榷。

主要参考文献

1. ISHIKAWA K. Diagnostic approach and proposed criteria for the

clinical diagnosis of Takayasu's arteriopathy ［J］. J Am Coll Cardiol，1988,12(4)：964－972.

2. AREND W P，MICHEL B A，BLOCH D A，et al. The American College of Rheumatology 1990 criteria for the classification of Takayasu arteritis ［J］. Arthritis Rheum，1990,33(8):1129－1134.

3. SHARMA B K，JAIN S，SURI S，et al. Diagnostic criteria for Takayasu arteritis ［J］. Int J Cardiol，1996,54 (Suppl)：S141－S147.

4. 邹玉宝,蒋雄京.大动脉炎的研究现状与进展[J].中国循环杂志,2016,31(08):822－824.

5. 大动脉炎性肾动脉炎诊治多学科共识专家组.中国大动脉炎性肾动脉炎诊治多学科专家共识[J].复旦学报(医学版),2019,46(6):711－725.

3

难治性高血压

福建省立医院

专科医师:胡星星　洪景宣　林　庆　林慧榕

指导医师:郭延松　陈　慧

2019 年 4 月 17 日

▦ 病史资料

【患者】郑某某,男性,51 岁,无业人员。

【主诉】发现血压升高 6 年,右侧肢体无力 1 个月。

【现病史】患者 6 年前于体格检查时发现血压升高(180/100 mmHg,仅测量 1 次),无自觉不适,未行进一步诊疗。1 个月前于当地卫生院行体格检查,测血压 240/120 mmHg,无头晕、头痛,无恶心、呕吐,无言语含糊、肢体无力等表现,口服药物(具体不详)后血压仍波动于 180～200/90～110 mmHg,随之出现右侧肢体无力,无法正常持物、行走,反应迟钝,无头晕、头痛,无恶心、喷射性呕吐,无心悸、气促,无肢体麻木、颜色异常,无定向力障碍、言语含糊等表现,考虑急性脑梗死可能,建议完善颅脑磁共振等检查以进一步确诊,但其拒绝并转入我院进一步诊疗。

【疾病史】 1 个月前诊断"2 型糖尿病",空腹血糖 8.6 mmol/L,餐后 2 小时血糖 15 mmol/L,糖化血红蛋白(HbA1c)8%,降糖治疗为"甘精胰岛素 12 U+门冬胰岛素 8 U(3 餐前),根据血糖情况调整降糖方案"。否认其他慢性病史。

【传染病史】否认。

【手术史外伤史】否认。

【重要药物及毒物接触】否认。

【个人史】生长于原籍,无吸烟、饮酒史。否认疫区驻留史。否认长期高钠饮食习惯。

【婚育史】已婚已育,育有 1 子 1 女。

【家族史】父亲健在,有高血压病史 20 年。母亲已故(具体原因不详),既往有高血压病史 10 年、糖尿病病史 7 年。2 兄 2 妹否认高血压病史。子女均体健,否认高血压、糖尿病病史。

【入院体检】 体温 36.8℃,脉率 80 次/分;血压左上肢 193/100 mmHg,右上肢 189/100 mmHg,左下肢 200/110 mmHg,右下肢 203/109 mmHg;体重指数 25.7。神志清楚,双肺呼吸音增粗,未闻及干、湿性啰音。心率 80 次/分,心律齐,各瓣膜听诊区未闻及杂音。腹部平软,全腹无压痛、反跳痛,未触及包块。双下肢无水肿。神经内科专科查体:部分混合性失语,右侧肢体肌力 5-级,左侧肢体肌力 5 级;双侧深反射(++)。余无神经系统阳性体征。

【辅助检查】

1. 常规检查

血常规、尿常规、肝功能、肾功能、电解质、肌钙蛋白、氨基末端脑钠肽前体、血凝全套均大致正常。

2. 血脂检查

总胆固醇（TC）2.88 mmol/L、低密度脂蛋白胆固醇（LDL-C）1.85 mmol/L、三酰甘油（TG）1.31 mmol/L。

3. 24 小时动态血压

24 小时血压平均值 180/95 mmHg，白天血压平均值 181/95 mmHg，夜间血压平均值 177/95 mmHg。血压趋势：双峰双谷消失呈非构型图形。

4. 全腹彩超

轻度脂肪肝。双肾切面大小形态正常，未见明显占位。胆、胰腺、脾脏及腹膜后所见部分，双侧输尿管、膀胱未见占位性病变。腹主动脉粥样硬化并斑块形成（多发）。

5. 心电图

见图 3-1。

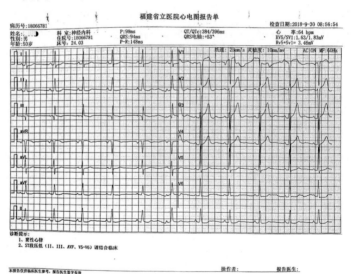

图 3-1　入院时心电图

6. 床边超声心动图

室间隔 1.42 cm,左心室后壁 1.32 cm,左心室前壁 1.25 cm,左心室侧壁 1.28 cm,左心室内径(舒张末)4.75 cm,左心房内径(收缩末)4.8 cm,$E'/A'<1$,左室射血分数(LVEF) 58%,左室质量指数(LVMI)142.29。

结论:室间隔及左心室壁增厚,左心房扩大,二尖瓣反流+,心包少量积液。

【初步诊断】①急性脑梗死(左侧大脑);②血压升高原因待查;③2 型糖尿病。

【入院后完善检查】

(1) 颅+颈部 CTA:示右侧颈内动脉起始部管腔狭窄约 90%。调整降压方案,并于 2018 年 10 月 11 日行右颈动脉支架植入。术后,逐步调整降压药物与方案:氯沙坦钾片(科素亚) 50 mg,每日 1 次;硝苯地平控释片(拜新同)30 mg,每日 2 次;琥珀酸美托洛尔缓释片(倍他乐克)47.5 mg,每日 1 次;哌唑嗪 1 mg,每 8 小时 1 次;氯沙坦钾氢氯噻嗪片(海捷亚)62.5 mg,每日 1 次;螺内酯 20 mg,每日 2 次。但血压仍波动大(160~215/ 75~110 mmHg)。

(2) 进一步完善相关检查:醛固酮(立位)111.0 ng/L (65.2~295.7 ng/L);肾素活性(立位) 0.09 μg/(L·h) [0.93~6.56 μg/(L·h)];血管紧张素Ⅱ(立位)35.98 ng/L (55.3~115 ng/L);ARR 123 μg/(L·h)(已使用 ARB 类药物 2 周);监测血钾:3.2~3.7 mmol/L。

皮质醇:晨 8 点 317.82 nmol/L(240~680 nmol/L);下午 4 点 230.56 nmol/L(<276 nmol/L);香草基扁桃酸(VMA)

42.88 μmol/24 h(9.7~68.6 μmol/24 h);促肾上腺皮质激素 (ACTH)42.87 μg/L(7.2~63.6 μg/L)。

(3)中腹部 CT 平扫+增强:见图 3-2。

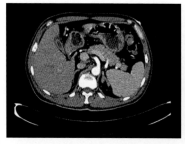 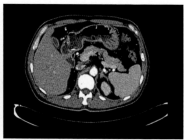

图 3-2 中腹部 CT 平扫+增强

示左侧肾上腺轻度增生;左肾盏小结石;双肾动脉、静脉未见明显异常

(4)睡眠、呼吸监测:

1)氧减统计:见表 3-1。

表 3-1 氧减统计

项目	总计	项目	总计
<90(min)	181.1	最大氧减时间	62.0
<95(min)	398.3	氧减次数	590
平均(%)	90	最低氧饱和度(%)	67
最大氧减	30		

2)呼吸事件:整夜监测期间,呼吸暂停低通气事件总计 555 次,大部分为阻塞型呼吸事件,呼吸暂停低通气指数(AHI)为 69.5,其中呼吸暂停指数(AI)为 25.3,低通气指数(HI)为 44.2。

3)血样情况:平均血氧饱和度为 90%,呼吸事件相关最低血氧为 67%。

4）报告：① 睡眠呼吸暂停综合征，重度。AHI：69.5 次/小时。② 呼吸事件相关最低氧饱和度 67%。

【调整治疗】

（1）神经内科住院期间血压仍波动大（160～215/75～110 mmHg），遂转入心内科进一步诊疗。

（2）降压方案：科素亚 50 mg，每日 1 次＋拜新同 30 mg，每日 2 次＋倍他乐克 47.5 mg，每日 1 次＋哌唑嗪 1 mg，每 8 小时 1 次＋海捷亚 62.5 mg，每日 1 次＋螺内酯 20 mg，每日 2 次。

（3）给予双联抗血小板聚集、调脂稳定斑块、降血糖、营养神经等治疗。

【转入我科初步诊断】①难治性高血压。②重度阻塞性睡眠呼吸暂停综合征。③左侧肾上腺轻度增生，原发性醛固酮增多症？④脑梗死。⑤颈动脉粥样硬化，右侧颈内动脉支架植入术后。⑥2 型糖尿病。

■ 诊 疗 思 路

1. 诊断及鉴别诊断

（1）难治性高血压：该患者在改善生活方式的基础上，应用了合理可耐受的足量（≥3 种）降压药物〔血管紧张素转化酶抑制剂（ACEI）＋钙离子通道阻滞剂（CCB）＋β 受体阻滞剂＋α 受体阻滞剂＋利尿剂〕治疗＞1 个月仍未达标，诊断明确。

（2）该患者为难治性高血压，首先考虑为继发性高血压。

继发性高血压的病因、发病率、症状、筛查项目等见 2018 年欧洲心脏病学会(ESC)/欧洲高血压学会(ESH)高血压管理指南(表3-2)。

表 3-2 继发性高血压的病因、发病率、症状和筛查项目

原因	高血压患者中的检出率(%)	提示的症状和体征	筛查
阻塞性睡眠呼吸暂停	5~10	打鼾;肥胖(可能见于非肥胖);早晨头痛;白天嗜睡	睡眠量表评分和动态生理记录
肾实质病变	2~10	多数无症状;DM;血尿、蛋白尿;夜尿;贫血;成人多囊肾,CKD;肾肿块	血浆肌酐、电解质、eGFR;血尿和蛋白尿、尿白蛋白/肌酐比值;肾脏超声
肾血管病变			
动脉粥样硬化性肾血管病变	1~10	老年;广泛动脉粥样硬化(尤其是 PAD);DM;吸烟;复发性肺水肿;腹部杂音	肾动脉双功能多普勒或 CT 血管造影或 MR 血管造影
纤维肌性发育不良		年轻人,女性更多见,腹部杂音	
内分泌原因			
原发性醛固酮增多症	5~15	多数无症状,肌肉衰弱(罕见)	血浆醛固酮和肾素、醛固酮/肾素比值、低钾血症(少数);注意低钾血症可能抑制醛固酮水平
嗜铬细胞瘤	<1	发作性症状(5"P"):阵发性高血压、剧烈头痛、出汗、心悸和苍白;血压骤升;药物诱发血压骤升(如 β 受体阻滞剂、甲氧氯普胺、拟交感胺、阿片类、三环类抗抑郁药)	血浆或 24 小时分泌的肾上腺素类物质
库欣综合征	<1	满月脸、中心性肥胖、皮肤萎缩、条纹和淤伤;DM;长期使用类固醇激素	24 小时游离皮质醇

原因	高血压患者中的检出率(%)	提示的症状和体征	筛查
甲状腺疾病(甲状腺功能亢进或甲状腺功能减退)	<1	甲状腺功能亢进或甲状腺功能减退的体征和症状	甲状腺功能检查
甲状旁腺功能亢进	<1	高钙血症、低磷血症	甲状旁腺激素、Ca^{2+}
其他原因			
主动脉缩窄	<1	通常在儿童和青少年中检出;上下肢之间和(或)左右臂之间血压差($\geqslant$20/10 mmHg);桡-股动脉搏动延迟、ABI降低、肩胛间喷射性杂音、X线胸片上见肋骨切迹	超声心动图,主动脉CTA

注:ABI,踝-臂指数;CKD,慢性肾脏病;CT,计算机体层成像;DM,糖尿病;eGFR,估算肾小球滤过率;MRI,磁共振成像;PAD,外周动脉疾病。

2. 进一步检查及治疗

(1) 血压控制欠佳,逐步调整降压方案,血压波动于167～210/83～110 mmHg。

(2) 入院后继续降糖治疗,空腹血糖波动于6～8 mmol/L。

(3) 24 h 尿钾 12.2 mmol(正常范围 25～125 mmol)(同日血钾 3.4 mmol/L)。

(4) 血去甲肾上腺素、血肾上腺素、尿微白蛋白、甲状腺功能均正常。

(5) 患者重度阻塞性睡眠呼吸暂停综合征,给予佩戴呼吸机,人、机配合良好,夜间睡眠时无呼吸暂停及低氧血症。继续监测血压,仍波动于160～190/76～100 mmHg,偶有高达238/

115 mmHg。

(6) 肾脏发射计算机体层成像(ECT):双肾功能未见明显异常(图3-3);双肾灌注相峰值差>30%,建议做进一步检查,排除右肾动脉狭窄的可能。

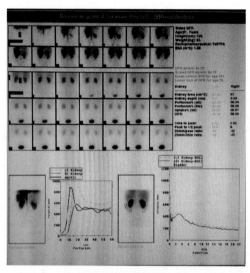

图3-3 肾脏ECT

(7) 遂完善双肾动脉CTA:示双肾动脉近端管腔明显变细,重度狭窄(图3-4)。

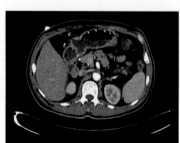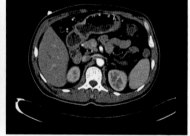

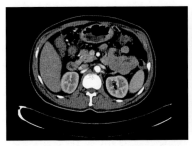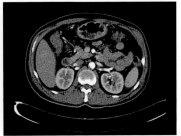

图 3 - 4　双肾功能 CTA

（8）完善相关检查，鉴别肾动脉狭窄的原因：ESR 19 mm/h（0～15 mm/h），CRP 8.44 mg/L（0～3 mg/L），PR3 - ANCA、MPO - ANCA、体液免疫、补体 C3、补体 C4、自身免疫全套、蛋白电泳均正常。

（9）最终诊断：①动脉粥样硬化症：双侧肾动脉狭窄；双侧颈动脉狭窄，右侧颈动脉内支架植入术后；腹主动脉粥样硬化。②难治性高血压。③重度阻塞性睡眠呼吸暂停综合征。④脑梗死。⑤2 型糖尿病。⑥左侧肾上腺轻度增生。

（10）完善双侧肾动脉造影并于双侧肾动脉置入支架：见图 3 - 5。

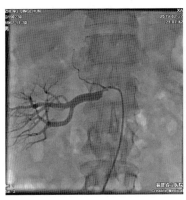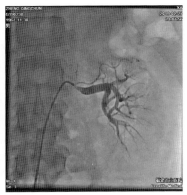

A. 双侧肾动脉造影

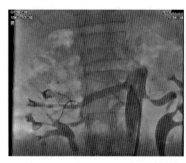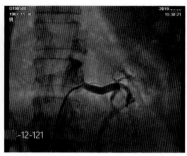

B. 于双侧肾动脉置入支架

图 3-5 双侧肾动脉造影

目前降压方案:硝苯地平控释片(拜新同,30 mg,每日 2 次),缬沙坦胶囊(代文,80 mg,每日 1 次)。血压波动于 130～150/60～80 mmHg。

三 学 习 讨 论

肾动脉狭窄(renal artery stenosis,RAS)全面诊断包括:①病因诊断;②解剖诊断;③病理生理诊断。

1. RAS 病因诊断

一般分为两类:动脉粥样硬化性和非动脉粥样硬化性。大多数 RAS 由动脉粥样硬化所致,多见于有多种心血管危险因素的老年人。非动脉粥样硬化性 RAS 包括:大动脉炎、纤维肌性发育不良(FMD)、血栓、栓塞、主动脉夹层累及、外伤、先天性肾动脉发育异常、结节性多动脉炎、贝赫切特综合征(白塞病)、放射治疗后瘢痕、周围组织肿瘤以及束带压迫等,以大动脉炎和 FMD 最为常见。

根据2017年RAS的诊断和处理中国专家共识推荐RAS的3个主要病因诊断标准见表3-3。

表3-3　RAS 3个主要病因诊断标准

动脉粥样硬化性RAS诊断标准	大动脉炎性RAS诊断标准	FMD性RAS诊断标准
1. 至少具有1个动脉粥样硬化的危险因素(肥胖、糖尿病、高脂血症、年龄>40岁、长期吸烟)	1. 发病年龄<40岁,女性多见	1. 一般青少年(多数<40岁)开始出现症状,多见于育龄女性
2. 至少具有2项动脉粥样硬化的影像学表现(肾动脉锥形狭窄或闭塞,偏心性狭窄,不规则斑块,钙化,主要累及肾动脉近段及开口;腹部其他血管动脉粥样硬化的表现)	2. 具有血管受累部位的症状和/或体征(受累器官供血不足、病变血管狭窄相关体征,急性期可出现受累血管疼痛和炎症指标明显升高)	2. 影像上分为多灶型(串珠样)、单灶型(长度<1cm)和管型(长度>1cm)。病变大多位于肾动脉主干中远段,可累及一级分支。严重狭窄远端往往可见侧支血管来自肾动脉主干近端或邻近的腰动脉。单灶型往往可见远端连接单发的动脉瘤或瘤样扩张
	3. 双功能多普勒超声检查、CT血管成像(CTA)、磁共振血管成像(MRA)或者肾动脉造影发现特征性的病变影像。这种病变影像综合分型包括病变部位和病变性质的组合,即任何一型或多型的病变部位加任何一型或多型的病变性质组合,排除动脉粥样硬化、FMD、先天性动脉血管畸形、结缔组织病或其他血管炎等	3. 排除动脉粥样硬化、肾动脉痉挛、大动脉炎或者其他血管炎等

该患者中年男性(年龄>40岁),有糖尿病及3处动脉(双侧颈内动脉、双侧肾动脉、腹主动脉)粥样硬化的影像学表现,考虑系动脉粥样硬化性RAS。

2. RAS解剖诊断

RAS解剖诊断在于阐明狭窄的解剖特征,有助于血管重建方法的选择。RAS的解剖诊断方法主要有双功能超声、CTA、MRA和肾动脉造影。其中,经皮肾动脉造影或数字减影血管造影(DSA)是传统诊断肾动脉解剖狭窄的金标准,主要用于计划同期行肾动脉介入的患者。

3. RAS病理生理诊断

RAS病理生理诊断是决定能否进行血管重建的主要依据。RAS一般定义为肾动脉主干和/或其分支直径减少≥50%,狭窄两端收缩压差≥20 mmHg或平均压差≥10 mmHg。这种程度的狭窄才可能引起显著的肾血流量下降,并影响肾灌注压和肾小球滤过率,激活病理生理进程,临床上主要表现为肾血管性高血压和缺血性肾病。RAS功能评估方法包括RASS激活评估(外周血浆肾素活性测定、分肾静脉肾素活性测定、卡托普利激发同位素肾γ显像)、肾功能评估(血肌酐测定、尿液分析、估测肾小球滤过率、两侧肾脏肾小球滤过率测定、双功能超声检查、CTA、MRA)、血流动力学评估(血流储备分数、肾动脉阻力指数)。

4. RAS治疗

(1)治疗目标:中断病因作用,显著降低高血压程度及其并发症,防止或延缓进入缺血性肾病,避免演变为终末期肾病。

(2)药物治疗:

1)病因治疗:该患者系动脉粥样硬化性RAS,需要针对动脉粥样硬化的危险因素,包括戒烟、降脂、控制血压、抗血小板和降糖等治疗,重点是降脂治疗。对于RAS已导致肾血管性高血压和/或缺血性肾病,应归属为极高危人群,建议强化降脂,目标为低密度脂蛋白胆固醇(LDL-C)≤1.80 mmol/L。故针对该患者给予氯吡格雷75 mg抗血小板,阿托伐他汀钙片(立普妥)20 mg调脂稳定斑块及降压、降糖治疗。

2）降压治疗：根据《中国高血压防治指南（2018 年修订版）》的基本原则，可选用的药物有血管紧张素转化酶抑制剂（ACEI）/血管紧张素受体拮抗剂（ARB）、钙离子通道阻滞剂（CCB）、β受体阻滞剂等。已往的研究表明，CCB 是治疗肾血管性高血压安全有效的药物。ACEI/ARB 是最有针对性的降压药物，对大部分患者推荐使用，但这类药物有可能使单功能肾或双侧 RAS 患者的肾功能恶化，因此 ACEI/ARB 可用于单侧 RAS，而单功能肾或双侧 RAS 患者慎用，开始使用时需要密切监测尿量和肾功能，如服药后尿量锐减或血清肌酐快速上升（$>44.2~\mu mol/L$），表明已发生急性肾功能不全，应立刻减量或停药，一般停药后肾功能均能恢复。β受体阻滞剂能抑制肾素释放，有一定的降压作用，可以选用。利尿剂激活肾素释放，一般不主张用于肾血管性高血压，但患者如合并原发性高血压、肺水肿或心力衰竭，仍可选用。

针对该患者，考虑为双侧 RAS，诊断明确后，停用 ACEI/ARB 药物降压。术前使用的降压方案为：拜新同 30 mg，每日 2次；阿罗洛尔 10 mg，每日 2 次；螺内酯 40 mg，每日 2 次；哌唑嗪 2 mg，每日 3 次；可乐定 75 μg，每日 3 次；氢氯噻嗪 12.5 mg，每日 1 次。

（3）RAS 的血管重建治疗：由于粥样硬化性 RAS 患者往往在长期原发性高血压基础上合并动脉粥样硬化，随后逐步发展为 RAS，而肾动脉血管重建只解决了肾血管性高血压，因此治愈高血压少见，主要疗效为高血压减轻或易于控制。部分患者甚至无效，这可能是长期高血压和肾缺血导致肾实质损害，已演变为肾实质性高血压。目前认为，以控制高血压为目的的肾动脉支架术,入选患者需满足两个关键点:①RAS≥70%,且能证明狭窄与血压升高存在因果关系;②顽固性高血压或不用降压药高血压达Ⅲ级水平;③肾功能持续恶化;④与之相关的心力衰竭。针对该患者存在顽固性高血压,双侧肾动脉狭窄均>70%,故有RAS介入指征。

四 点 评

高血压病是中老年人常见的心血管疾病,分为原发性高血压及继发性高血压。继发性高血压发病率相对较低,但病因诊断对其治疗尤其重要。本病例给我们的重要启示是如何对高血压病进行规范的诊疗。对于已经确诊为高血压病的患者,首先判断是原发性还是继发性高血压,再根据高血压的危险因素及靶器官损害程度进行危险分层,针对年轻发病人群,一定要注意排除继发性高血压的可能。本病例是一个中年发病的高血压患者,有高血压病家族史,入院后积极控制高血压危险因素,针对急性脑梗死积极干预"罪犯血管"及针对阻塞性睡眠呼吸暂停给予合理治疗后,在患者病情相对稳定情况下,需要使用3种以上降压药(其中含有一种利尿剂),血压仍然控制不佳。根据难治性高血压诊断标准,该患者难治性高血压诊断明确,首先应考虑继发性高血压可能。根据高血压病常规诊疗流程,逐步完善相关检查,最终确诊为双侧肾动脉狭窄所致的难治性高血压。参照《肾动脉狭窄治疗指南》,再次分析了引起RAS的病因,确定是由于高血压病、糖尿病等多因素引起的肾动脉粥样硬化,给予双侧肾动脉支架介入治疗。术后根据患者血压情况逐步减少口服降压药物,血压趋于稳定,也进一步验证了是 RAS 所致难治性高血压。该患者是否合并原发性高血压,有待后续随访观察。此外,针对高血压患者病因筛查,也应该十分重视全面的体格检查。部分 RAS 患者肾动脉听诊区可闻及杂音,本病例双侧肾动脉听诊未有明显的杂音,对病因诊断产生一定困扰。

主要参考文献

1. WILLIAMS B, MANCIC G, SPIERING W, et al. 2018 ESC/ESH guidelines for the Management of Artial Hypertension [J]. Eur Heart J, 2018,39(33):3021-3104.

2. VAN DER LINDE D, KONINGS E E, SLAGER M A, et al. Birth prevalence of congenital heart disease worldwide: a systematic review and meta-analysis [J]. J Am Coll Cardiol, 2011,58:2241-2247.

3. 中国高血压防治指南修订委员会. 中国高血压防治指南(2018 年修订版)[M]. 北京:中国医药科技出版社,2018.

4

巨细胞性心肌炎的诊治一例

中南大学湘雅二医院

专培医师：曹园园　罗　俊

指导医师：刘启明　周胜华　李代强

2019 年 12 月 25 日

一 病 史 资 料

【患者】岳某，男性，36 岁。2019 年 1 月 21 日入院急诊。

【主诉】反复胸闷、气促 6 年，加重 2 周。

【现病史】患者 6 年前在跑 1 000 米左右时出现气促，伴有胸闷、心慌，心率增快，无胸痛，无黑矇、晕厥，休息可缓解，反复发作，但日常生活可耐受，并未重视。2 周前受凉后出现发热，伴有畏寒、寒战，最高体温 39.0℃，伴有咳嗽、咳黄痰，痰不多，不易咳出，后胸闷、气促逐渐加重，爬 2 层楼即有明显气促，伴纳差、恶心、呕吐，呕吐物为胃内容物。近 1 周来，晨起咳粉红色泡沫痰，不能平卧，乏力明显。4 天前就诊当地市中心医院，心电图提示持续性室性心动过速(室速),予以抗感染、利尿、强心、抗心律失常及电复律等综合治疗后,病情无明显好转,2天前转至我院急诊,先后予以去乙酰毛花苷、左西孟旦、呋塞米、螺内酯、美托洛尔、头孢他啶、氨溴索、多索茶碱等药物治疗,气促较前稍好转,今为求进一步诊治收入我科。

【既往史】 既往体健。

【个人史】 吸烟10余年,平均60支/天,未戒烟。饮酒10余年,平均每餐4瓶啤酒,近7年饮酒量减少。否认毒物接触史。

【家族史】 否认家族性遗传病史。

【入院查体】 体温36.0℃,脉率89次/分,呼吸21次/分,血压145/81 mmHg。

神志清楚,急性面容,端坐呼吸,颈静脉无充盈,双肺呼吸音粗,双肺可闻及弥漫干、湿性啰音。心尖搏动位于第5肋间左锁骨中线外0.5 cm,心浊音界向左下扩大,心率89次/分,律齐,心音减低,各瓣膜听诊区未闻及杂音。腹部平软,全腹无压痛及腹肌紧张,肝、脾肋缘下未触及,移动性浊音阴性,肠鸣音正常。双下肢无水肿。

【辅助检查】

1. 当地中心医院(2019年1月19日)

(1) 血常规:白细胞$10.52 \times 10^9/L$,血红蛋白197 g/L,中性粒细胞占比0.623。

(2) 心电图:室速(图4-1)。

(3) 2019年1月20日:肌酸激酶(CK)186 U/L,肌酸激酶同工酶(CK-MB)20 U/L,肌红蛋白(Mb)81.5 μg/L;2019年1

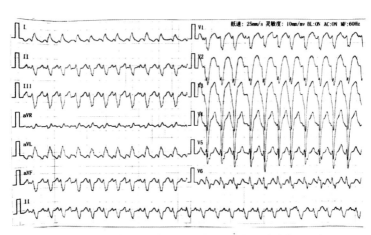

图 4-1 发病第 1 张心电图(2019 年 1 月 19 日,当地中心医院)
示室速

月 21 日:CK 256 U/L,CK-MB 18 U/L, Mb 103.1 μg/L。

2. 我院急诊(2019 年 1 月 21 日)

(1)血常规:白细胞 11.87×10⁹/L,血红蛋白 191 g/L,中性粒细胞 9.64×10⁹/L,占比 0.812。

(2)心肌损伤标志物:CK 460.3 U/L,CK-MB 42.9 U/L,Mb 143.7 U/L,血清肌钙蛋白 T(cTnT)43.04 μg/L(参考范围 0~14 μg/L),氨基末端脑钠肽前体(NT-proBNP)1 531 ng/L。

(3)肝功能:白蛋白 35.7 g/L, ALT 81.9 U/L, AST 126.6 U/L,总胆红素(TB)34 μmol/L,直接胆红素(DB)12.3 μmol/L。

(4)凝血功能:国际标准化比值(INR)1.36,凝血酶原时间(PT)16.8 秒,纤维蛋白降解产物(FDP)8.2 mg/L,D-二聚体 2.01 mg/L。

(5)心电图:室速。2019 年 1 月 22 日心电图示窦性心律,伴一度房室传导阻滞,电轴左偏,完全性右束支传导阻滞。

(6) 床旁超声心动图:示左心室舒张末期内径(LVEDD)59 mm,左心房内径(LAS)40 mm,右心室内径(RVD)33 mm,右心房内径(RAS)36 mm,室间隔厚度(IVSD)9 mm,左心室后壁厚度(LVPWD)8 mm,左室射血分数(LVEF)49%,左心及右心房增大,左心室壁运动弥漫性减弱、不协调,左心功能减退(仅供参考),二、三尖瓣反流(轻度),心律不齐。

【初步诊断】①急性心肌炎? ②心肌病,扩张型心肌病? 心脏扩大,室速,心功能Ⅳ级;③社区获得性肺炎。

▦ 诊 疗 思 路

【诊断与鉴别诊断】患者的病史特点概括如下:青年男性;病程6年,近2周感染后症状急性加重;反复发作室速及心力衰竭,药物治疗效果欠佳;肌钙蛋白轻微升高;心电图主要表现为室速、一度房室传导阻滞及完全性右束支传导阻滞;超声心动图示左心增大,左心室收缩功能减退。此次发病之前患者的临床心功能尚可,但在感染后病情急转直下,难以控制,临床高度怀疑急性心肌炎。尽管患者心肌坏死标志物升高不显著,但并不能排除心肌炎的诊断,可通过心脏MRI,必要时心内膜心肌活检以确诊。但患者病程长,需要考虑患者在有基础心脏疾病的情况下,肺部感染作为诱因导致病情急剧恶化,或者此次合并了急性心肌炎或感染性心内膜炎,但基础病因并不明确。通过现有的临床资料,无心脏杂音,超声心动图未见异常缺损及分流,也未见瓣膜结构异常及赘生物,因此暂无先天性心脏病、瓣膜性心脏病及感染性心内膜炎的证据；患者既往无高血压、糖尿病病史及家族史，但有不良的生活方式，长期吸烟、饮酒，尽管患者年轻，早发的冠心病不能排除；患者病情急性加重，并出现严重的心律失常及心力衰竭，但心肌损伤标志物升高及动态演变并不显著，与冠心病的发展过程不太相符，可通过进一步的影像学检查，如冠状动脉造影、冠状动脉 CTA 或心脏 MRI 相鉴别；另外，患者长期饮酒，酒精性心肌病也需要考虑，但需要排除其他心脏病才可诊断；患者临床表现以心脏损害症状为主，无显著的系统性损害的证据，全身性疾病的证据不足。若排除上述病因，患者年轻男性，扩张型心肌病也需要考虑。

【病情演变及治疗过程】患者入我科当天心电图示室速（图 4-2），频率在 100～110 次/分，给予（2019 年 1 月 23～31 日）利多卡因 0.5～1 mg/min；1 月 25 日起患者的心室率较前增快，达 120～150 次/分，伴有胸闷、气促加重，遂予以（2019 年 1 月

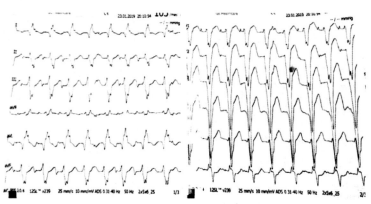

图 4-2　入院心电图（2019 年 1 月 23 日）
示加速性室性自主节律

25~27日)联合胺碘酮150 mg,负荷后30 mg/h;治疗效果欠佳,患者心率持续在150次/分上下,遂于01月26日中午行第1次电复律治疗,复律成功。当天晚上患者室速再发,持续予以利多卡因及胺碘酮抗心律失常,患者心率维持在110~120次/分;1月27日患者心率再次上升至150次/分上下,停用胺碘酮,改用(2019年1月27~30日)艾司洛尔30~50 mg/h联合利多卡因继续抗心律失常;1月28日室速持续,患者胸闷、气促伴有出汗,血压<90/60 mmHg,遂再次予以电复律,复律成功,同时加用舍曲林及阿普唑仑改善焦虑及睡眠。1月29日患者室速再发,症状加重,1月30日再次予以电复律,复律成功。当天晚上室速再发,予以停用艾司洛尔,加用尼非卡兰50 mg,静脉应用;患者室速顽固,1月31日尝试行射频消融,标测到室速起源于右心室流出道基底部(图4-3),术中成功消融;术后即刻心电图恢复窦性心律(图4-4),但仍有阵发性室速。

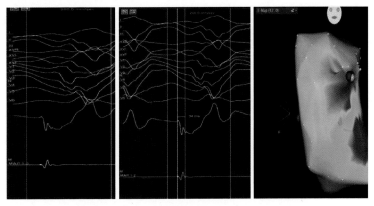

图4-3　第1次室速射频消融(2019年1月31日)
标测到室速起源于右心室流出道基底部,并成功消融

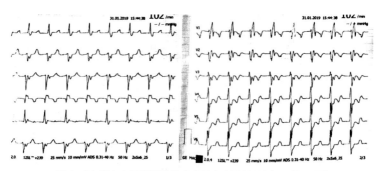

图 4-4　第 1 次射频消融治疗术后心电图(2019 年 1 月 31 日)

示窦性心律,一度房室传导阻滞,完全性右束支传导阻滞

【进一步检查】

1. 常规生化及免疫学检查

入院后多次查血常规提示白细胞$(6.29\sim13.52)\times10^9/L$,其中中性粒细胞占比 $0.573\sim0.875$,血红蛋白及血小板在正常范围内;1 月 24 日查 CRP 12.9 mg/L,后多次复查在正常范围,降钙素原波动在 $0.042\sim0.206\ \mu g/L$;谷丙转氨酶在 $42.0\sim177.5\,U/L$,谷草转氨酶在 $16.3\sim67.5\,U/L$,胆红素水平在正常范围内,血清总蛋白水平 $48.2\sim63.1\ g/L$,血清白蛋白水平 $29.6\sim36.8\ g/L$;$[K^+]4.08\sim5.07$ mmol/L,$[Mg^{2+}]0.87\sim1.02$ mmol/L;D-二聚体 $0.29\sim1.84$ mg/L,红细胞沉降率、尿常规、尿沉渣分析、粪便常规及隐血、凝血功能及肾功能、甲状腺功能、病毒抗体全套(巨细胞病毒、风疹病毒、单纯疱疹病毒 I型、弓形体、柯萨奇病毒、EB 病毒)、乙肝三对、丙肝核心抗体、HIV 抗体、梅毒螺旋体抗体试验均未见明显异常;抗核抗体、抗核提取物抗体、血管炎抗体 3 项、抗中性粒细胞胞质抗体测定免疫分型、抗磷脂抗体、抗环瓜氨酸肽抗体、类风湿因子均阴性。

2. 心脏相关标志物

多次查肌酸激酶、肌酸激酶同工酶在正常范围；肌钙蛋白 T 水平波动在 7.15～378.00 ng/L；氨基末端脑钠肽前体 232.20～8 220.21 ng/L。

3. 胸片

胸片示心胸比约为 0.6，双肺纹理增多，心影增大（图 4-5）。

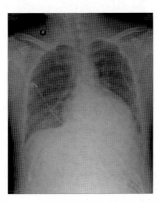

图 4-5 床旁胸片(2019 年 1 月 24 日)

示双肺纹理增多，心影增大

4. 超声心动图

左心房内径（LAS）41 mm，左心室舒张末期内径（LVEDD）60 mm，右心房内径（RAS）35 mm，右心室内径（RVD）34 mm，室间隔厚度（IVSD）12 mm，左心室后壁厚度（LVPWD）12 mm，主动脉流速（AOV）85 cm/s，肺动脉流速（PAV）55 cm/s，左室射血分数（LVEF）30%。结论：① 左心扩大；②室间隔与左心室后壁稍厚；③室壁运动不协调，搏幅减低；④二尖瓣、三尖瓣、主动脉瓣、肺动脉瓣反流（轻度）；⑤左心功能减退；⑥心包积液（少量）；⑦心动过速。

5. 24 小时动态心电图

24 小时动态心电图示:①平均心率偏快;②频发室性期前收缩,可见成对二联律;③部分时段呈持续性室速(图 4-6),部分时段呈加速性室性自主心律,可见室性融合波,室房逆传;④房性心动过速(房速)? 阵发性顺向型房室折返性心动过速?

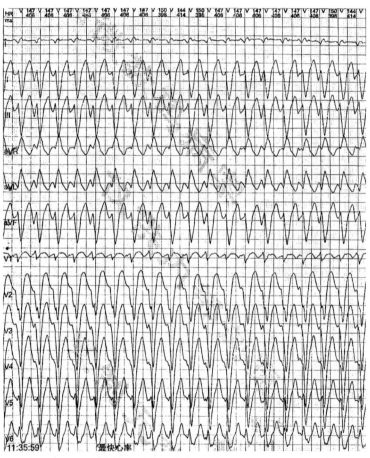

图 4-6　动态心电图(2020 年 2 月 1 日)

仍可见持续性室速

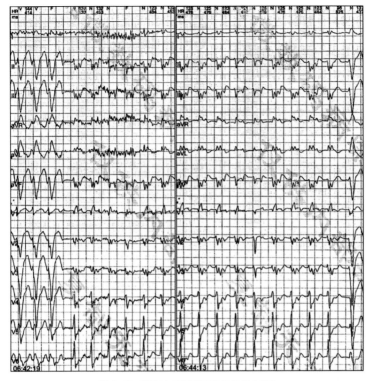

图 4 - 7　动态心电图(2020 年 2 月 1 日)

右束支阻滞形态心动过速特点 RP′＜P′R,RP′间期＞90 毫秒,心动过速终止时 P′消失;在心动过速起始时隐约可见隐藏在 T 波中的 P′,结合心内电生理检查结果,该心电图诊断考虑房速,一度房室传导阻滞,完全性右束支传导阻滞,另可见室性融合波

(图 4 - 7);⑤完全性右束支阻滞;⑥一度房室传导阻滞。

6. 心脏 MRI

心脏 MRI 示:间隔壁增厚,达 10.8～14.5 mm,左心室增大,心脏收缩及舒张功能明显减低,侧壁及心尖部可见多发疏松肌小梁,疏松心肌与致密心肌之比＞2.3∶1,心包及双侧胸腔可见少量液体信号;T_2 未见心肌水肿。心肌静息灌注成像:左心室心肌未见明确灌注缺损。心肌延迟强化成像:左心室间隔壁心肌中层可见延迟强化(图4-8),LVEF 15%。结论:考虑左心室心肌致密化不全,心包及双侧胸腔少量积液。

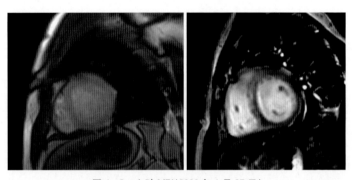

图4-8 心脏MRI(2020年1月25日)

可见侧壁及心尖部多发疏松肌小梁,心肌延迟强化成像可见左心室间隔壁心肌中层延迟强化

7. 心肌活检

心肌活检:镜下(右心室流出道间隔部心肌组织)可见大量多核巨细胞及淋巴细胞(图4-9),部分多核巨细胞累及心肌,

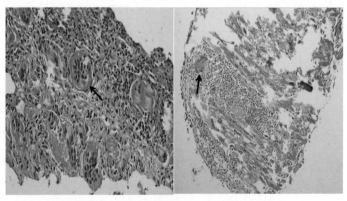

图4-9 心内膜心肌活检(2020年1月31日)

镜下可见大量多核巨细胞(箭头所示)及淋巴细胞浸润

未见明显结核结节。特殊染色:A/P(一),抗酸染色(一),结核PCR(一),结核免疫荧光(一),真菌免疫荧光(一)。符合肉芽肿性炎。

8. 移植心脏病理

移植心脏病理示:镜下见肌肉组织、间质内有多灶多核巨细胞及淋巴细胞浸润。

【最终诊断】巨细胞性心肌炎,左心增大,持续性室速,加速性室性自主节律,房速,一度房室传导阻滞,完全性右束支传导阻滞,心功能Ⅳ级。

【处理】

(1) 依据病理诊断,予以激素＋免疫抑制剂治疗:甲泼尼龙500 mg 静脉冲击治疗 3 天,后改为泼尼松 80 mg/d 口服,联合吗替麦考酚酯 1 000 mg/d,分 2 次口服。

(2) 继续抗心律失常:口服美西律、美托洛尔,间断静脉应用利多卡因、艾司洛尔及胺碘酮。

(3) 抗心衰:重组人脑钠肽,利尿。

(4) 抗心肌重构:沙库巴曲缬沙坦、螺内酯。

(5) 其他:硫酸镁、氯化钾。

治疗期间患者仍有反复室速发作,2 月 24 日晚患者病情再次恶化,急性心力衰竭发作,于 2 月 25 日再次尝试行心脏电生理检查,诊断右心室起源室速及右心后间隔房速,并行射频消融治疗,术后患者恢复窦性心律;并于 3 月 14 日成功行心脏移植手术。

【随访情况】患者行心脏移植术后,心功能显著改善,未再发作心动过速,随访半年,一般情况良好。

三 学习讨论

巨细胞性心肌炎（giant cell myocarditis，GCM）是一种罕见且迅速进展的心肌炎症病变，多发于既往健康的青壮年，是由 T 淋巴细胞介导的自身免疫反应，与体内出现大量心肌自身抗体有关。发病率低，死亡率高。1997 年《新英格兰杂志》报道，如果没有适当的免疫抑制治疗，从 GCM 症状开始到死亡或移植的中位生存期仅为 5.5 个月。

GCM 病因不明，病毒感染可能引发 GCM，也可能是由不同因素引起的自身免疫反应，高达 20% 的患者合并自身免疫性疾病，包括炎症性肠病、甲状腺疾病、类风湿关节炎、胸腺瘤、视神经炎、冷纤维蛋白原血症及恶性贫血等。GCM 常见的临床表现为进行性发展的心力衰竭，顽固性室速、三度房室传导阻滞等严重心律失常。约有 75% 的患者出现心力衰竭，77% 的患者出现严重室性心律失常，其中 46% 的患者出现电风暴。心脏 MRI 及心内膜心肌活检有助于诊断。由于心脏 MRI 准确性高、无创，可重复，因此对临床怀疑心肌炎的患者，首选心脏 MRI 检查，它有助于鉴别急性和慢性心肌炎及心肌梗死。但多数 GCM 患者由于病情不稳定不能进行心脏 MRI 检查，Montero 等报道仅有 46% 的患者在死亡或心脏移植前进行了心脏 MRI 检查，所以心脏 MRI 对 GCM 的诊断数据是有限的。GCM 的诊断依赖心内膜心肌活检，对疑诊心肌炎，合并不能解释的、新发生的心力衰竭，持续时间 2 周至 3 个月，伴有左心扩大、室性心律失常或房室传导阻滞（二度 II 型及三度），常规治疗 1～2 周仍无效果者,应行心内膜心肌活检。但心肌活检系有创检查,受患者病情影响,且存在假阴性,需多点、多次取样,在现实中的应用也有一定的限制,Montero 等报道仅有 38％的患者接受了活检。需要强调的是心内膜心肌活检对 GCM 的诊断有极大的帮助,对怀疑 GCM 的患者应积极活检。GCM 典型的组织病理特征为镜下见弥漫或多灶性淋巴细胞浸润,伴多核巨细胞形成,但不能见到非干酪样肉芽肿形成。该病需要与心脏结节病及淋巴细胞性心肌炎进行鉴别,心脏结节病组织病理特征主要表现为非干酪样肉芽肿形成,伴局灶淋巴细胞浸润和纤维化,而淋巴细胞性心肌炎是以淋巴细胞浸润为主,无巨细胞及肉芽肿形成,三者的病理特点有很多相似之处,因为取材误差的存在,可能导致三者之间难以区分,因此反复多点取材很重要。GCM 在常规治疗方面与重症心肌炎类似,包括严密的监护,积极的一般治疗及支持治疗,呼吸、循环支持治疗,如主动脉内球囊反搏(IABP)、体外膜肺氧合(ECMO)及心室辅助装置(VAD)等,抗休克、抗心衰治疗,抗心律失常治疗,包括药物及非药物手段。在针对病因治疗方面,免疫治疗是基础,采用适当的免疫抑制疗法,1 年生存率可达 77％,5 年生存率可达 63％,据报道包含环孢素在内的2～3 种药物的治疗方案在 2/3 的患者中会导致部分的临床缓解。免疫抑制剂的选择及疗程并无定论,需要大规模的临床研究进一步论证。心脏移植是目前唯一有效可获得长期生存的治疗方案,而有效的生命及呼吸支持,室速射频消融仅作为心脏移植的桥梁,为心脏移植争取时间。在移植心脏中仍有约 26％的患者再发 GCM,因此长期的免疫抑制治疗是必要的。

四 点 评

本例患者为青年男性，此次病程以顽固性室速及心力衰竭为主要表现，起病急，有前驱感染病史，伴有心脏扩大，左心室收缩功能明显减退，临床高度怀疑急性心肌炎，但心脏 MRI 未见典型急性心肌炎的改变，且常规治疗无效，患者症状反复，并快速进展，有心肌活检的强指征，同时给予患者抗室速药物难以控制，因此我们尝试室速射频消融＋心内膜心肌活检，明确了巨细胞性心肌炎的诊断。该患者 6 年前开始有气促表现，但无客观检查资料，心脏大小及功能状态不能明确。既往文献报道 GCM 多起病迅速，进展快，在未予以治疗的状态下，很难自然存活超过 1 年，因此推断 6 年前气促和 GCM 可能关系不大，但是不排除存在基础心脏疾病的可能。在该患者明确 GCM 诊断后，给予免疫抑制治疗，并积极联系心脏移植。该患者在等待移植过程中，再次发作药物无法控制的室速，我们 2 次尝试了射频消融治疗，手术成功，为患者赢得了时间，并成功进行了心脏移植治疗，从而挽救了患者生命。

主要参考文献

1. MONTERO S, AISSAOUI N, TADIE J M, et al. Fulminant giant-cell myocarditis on mechanical circulatory support: management and outcomes of a French multicentre cohort [J]. Int J Cardiol, 2018, 253: 105 - 112.

2. AMMIRATI E, CAMICI P G. Still poor prognosis for patients with giant cell myocarditis in the era of temporary mechanical circulatory

supports [J]. Int J Cardiol，2018，253：122 - 123.

3. CAFORIO A L，PANKUWEIT S，ARBUSTINI E，et al. Current state of knowledge on aetiology，diagnosis，management，and therapy of myocarditis：a position statement of the European Society of Cardiology Working Group on Myocardial and Pericardial Diseases [J]. Eur Heart J，2013，34：2636 - 2648.

4. COOPER L T，BERRY G J，SHABETAI R. Idiopathic giant-cell myocarditis — natural history and treatment [J]. N Engl J Med，1997，336：1860 - 1866.

5. KANDOLIN R，LEHTONEN J，SALMENKIVI K，et al. Diagnosis，treatment，and outcome of giant-cell myocarditis in the era of combined immunosuppression [J]. Circ Heart Fail，2013，6(1)：15 - 22.

6. GILOTRA N A，MINKOVE N，BENNETT M K，et al. Lack of relationship between serum cardiac troponin I level and giant cell myocarditis diagnosis and outcomes [J]. J Card Fail，2016，22(7)：583 - 585.

5

当心力衰竭遭遇预激

北京医院

专培医师：柴　珂

指导医师：杨杰孚　吕　游　张　倩　李莹莹　张瑞生

2019 年 6 月 5 日

病史资料

【患者】男性,54 岁。2018 年 12 月 16 日首次入院。

【主诉】气短 1 个月,加重 10 余天。

【现病史】患者入院前 1 个月搬花盆过程中出现气短,无胸痛、胸闷、背痛、咽部紧缩感、肩痛,无头晕、心悸、黑矇,休息数分钟后好转。平素日常活动无限制,夜间可平卧休息,未予以重视。入院前 10 余天醉酒后呕吐、受凉、流清涕,无发热。入院前 5 天休息时再发气短,伴腹胀、下肢乏力,伴咳嗽、咳白色黏痰,自觉颜面和双下肢稍水肿,同时出现夜间端坐呼吸,无胸痛、背痛、咯血、少尿、尿色改变、皮疹、关节痛。就诊当地医院查氨基

66

末端脑钠肽前体（NT‐proBNP）4 514 ng/L、D‐二聚体
0.54 g/L,cTnT 及 CK‐MB 不详；心电图示窦性心律,心率 77
次/分,可见预激波；超声心动图示全心扩大,三尖瓣大量反流,
肺动脉高压；X 线胸片示右肺炎症。给予头孢哌酮舒巴坦＋奥
硝唑抗感染治疗 4 天,症状无改善。给予呋塞米 20 mg,每日 2
次＋螺内酯 20 mg,每日 2 次口服及贝那普利 10 mg,每日 1 次,
治疗 3 天后上述症状好转。日常活动无胸闷不适,咳嗽较前增
多。为进一步诊治收入我科。患者自起病以来食欲下降,睡眠、
精神可,近 1 个月体重增长约 5kg。

【既往史】心电图发现预激波多年(具体不详),平素偶有心
悸；15 年前熬夜劳累后行走过程中曾出现晕厥 1 次,未予以诊
治；40 年前诊断中耳炎,间断抗生素治疗,10 年前出现双耳听力
下降,入院前 2 个月中耳炎复发,静脉滴注头孢菌素类抗生素 9
天,症状缓解。否认肝炎、结核、疟疾病史,否认高血压、糖尿病、
冠心病史,否认脑血管疾病、精神疾病史。30 年前因阑尾炎行
阑尾切除术。否认外伤、输血史,否认食物、药物过敏史,预防接
种史不详。

【个人史】生于河北邯郸市,久居当地。办公室内工作,无
疫区、疫水接触史,无牧区、矿山、高氟区居住史,无化学性物质、
放射性物质、有毒物质接触史。无吸毒史,无吸烟史,偶尔饮酒
且偶尔醉酒。

【家族史】否认家族性遗传病史。

【体格检查】体温 36.0℃,脉率 91 次/分,呼吸 18 次/分,
血压 90/71 mmHg,身高 176 cm,体重 62 kg,体重指数 20.02;神
志清楚,精神可；口唇发绀,双侧颈静脉充盈,肝颈静脉回流征阳

性；左下肺呼吸音粗，余肺呼吸音清，未及明显干、湿性啰音；心浊音界扩大，心率 91 次/分，心律齐，S_1 减弱，三尖瓣听诊区可及舒张期杂音，无心包摩擦音；腹软，无叩压痛，移动性浊音阴性；双下肢轻度可凹性水肿，双侧足背动脉搏动可。

【入院后化验】

（1）血常规：白细胞 3.70×10^9/L↓，中性粒细胞占比 0.393，淋巴细胞占比 0.524，血红蛋白 158 g/L，血小板 172×10^{12}/L；2 周后复查白细胞 5.09×10^9/L，中性粒细胞占比 0.593，淋巴细胞占比 0.328。

（2）尿常规：尿蛋白微量，余正常；24 小时尿蛋白定量 0.04 g。

（3）血生化：白蛋白 41 g/L，谷丙转氨酶 58 U/L↑，谷草转氨酶 53 U/L↑，总胆红素/直接胆红素（TB/DB）31.7↑/10 mmol/L，肌酐 85 μmol/L，尿素 5.14 mmol/L，$[K^+]$4.3 mmol/L，$[Na^+]$ 138.4 mmol/L，$[Cl^-]$ 98.4 mmol/L，低密度脂蛋白胆固醇 3.01 mmol/L，尿酸 263 μmol/L。2 周后复查肝功能恢复正常。

（4）氨基末端脑钠肽前体：1 716 ng/L↑，心肌损伤标志物正常。

（5）D-二聚体：49.4 mg/L↑，凝血功能正常。

（6）动脉血气（FiO_2 21%）：pH 值 7.428，PCO_2 39.6 mmHg，PO_2 93.3 mmHg，碱剩余（BE）1.8 mmol/L，HCO_3^- 26 mmol/L。

（7）C 反应蛋白（CRP）3 mg/L、红细胞沉降率（ESR）1 mm/h，免疫球蛋白 IgM 420 mg/L↓（正常下限 426 mg/L），余正常。

（8）肿瘤标志物：CA125 312.9 kU/L↑，余正常。

（9）甲状腺功能：正常。

（10）病毒抗体检测：EB 病毒 IgG（＋），余阴性。

（11）自身抗体：抗 ScL - 70 抗体阳性，余阴性；ANCA 阴性。

（12）血尿免疫：固定电泳阴性。

【入院后检查】

1. 心电图

心电图示窦性心律，91 次/分，PR 间期 92 毫秒，QRS 波宽度 156 毫秒，可见预激波（B 型）、室性期前收缩（图 5 - 1）。入院后心电遥测图可见非持续室速，最长持续 4 秒（图 5 - 2）。

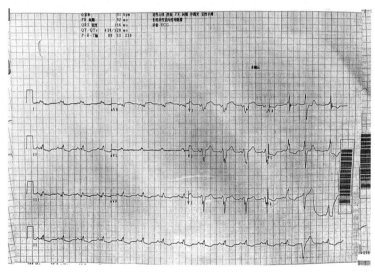

图 5 - 1　入院心电图
示室性期前收缩及预激波

2. 动态心电图

动态心电图示窦性心律，24 小时总心搏 112 378 次，最快心

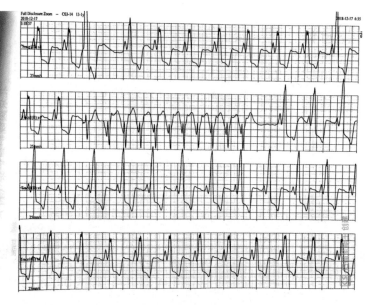

图 5‐2　心电遥测图
示非持续室速

率 110 次/分,最慢心率 64 次/分,平均心率 80 次/分,持续性预
激图形,室性期前收缩日/夜均数 119/78 次/时,最多 191 次/时
(18 点),其中单发 2 267 次,室速 3～33 次/串,速率 220 次/分,
可见房性期前收缩和短阵房性心动过速。

3. 超声心动图

超声心动图示全心扩大,左心室后壁厚度 10 cm,室间隔厚
度 8 cm,左心室舒张末期内径(LVEDD)56 mm,左心室舒张末
期容积(LVEDV)141 ml,左心房前后径 34 mm,左右径 42 mm;
左心室运动幅度弥漫性减低,左室射血分数(LVEF)19%,左心
室整体纵向峰值应变(GLPS)为−4.8%;二尖瓣轻度关闭不全,
三尖瓣中度关闭不全,估测肺动脉收缩压 38 mmHg;E/A=

0.7/0.4 m/s,E/E′＝14；无心包积液(图5-3)。

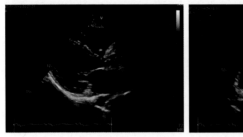

A. 胸骨旁长轴　　　　　　　B. 心尖四腔

图5-3　超声心动图

示全心扩大

4. 胸片

胸片示左下肺纹理增粗紊乱,支气管扩张不除外,心影略增大(图5-4)。

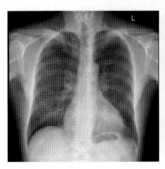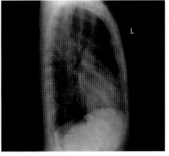

图5-4　入院正侧位胸片

示左下肺纹理增粗紊乱,心影略增大

5. 胸部CT平扫

胸部CT平扫示左肺少许支气管扩张伴感染,左侧肺大疱

(图 5-5)。

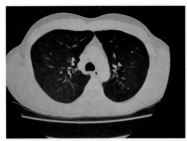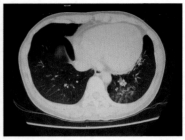

图 5-5 胸部 CT 平扫

示左肺少许支气管扩张伴感染,左侧肺大疱

6. 冠状动脉 CTA

冠状动脉 CTA 示右冠状动脉优势,左前降支起始处可见一钙化斑块,管腔轻度狭窄,余冠状动脉管壁光滑,未见狭窄(图 5-6)。

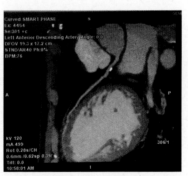

图 5-6 冠状动脉 CTA

示右冠状动脉优势,左前降支起始处一钙
化斑块,管腔轻度狭窄,余冠状动脉管壁光滑

7. 心脏 MRI

心脏 MRI 示全心扩大,左心室舒张末期容积 243 ml,右心

室舒张末期容积 230 ml,室壁收缩运动弥漫减弱,室间隔基底段,心外膜下心肌纤维化改变,考虑非缺血性扩张型心肌病样改变;三尖瓣及主动脉瓣反流;左心室收缩功能减低,LVEF 17%,每搏输出量 41.3 ml,心输出量 3.39 L/min;右心室收缩功能减低,右室射血分数(RVEF)17.5%(图 5 - 7)。

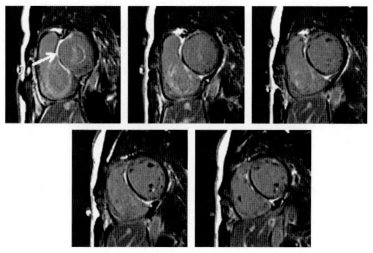

图 5-7　心脏磁共振(短轴)钆延迟增强扫描(箭头所示为病变部位)

示室间隔基底段及中间段、下壁基底段及中间段心外膜下高信号影,提示心外膜下心肌纤维化

8. 腹部超声

未见异常,下肢深静脉超声未见血栓。

【初步诊断】

(1)射血分数减低型心力衰竭,原因待查:①窦性心律;②全心扩大;③继发性三尖瓣关闭不全(中);④心功能Ⅱ级(NYHA 分级)。

（2）心律失常：①B型预激；②非持续性室速；③室性期前收缩；④房性期前收缩；⑤短阵房速。

（3）支气管扩张合并感染（左侧）。

（4）慢性中耳炎。

▇ 诊 疗 思 路

1. 心力衰竭病因分析

患者中年男性,慢性病程,入院前1个月体力劳动过程中出现气短,休息后缓解。入院前5天静息状态下出现气短,夜间端坐呼吸,伴腹胀、乏力、下肢水肿;查体颈静脉充盈、心浊音界扩大、S_1减弱,NT-proBNP明显升高,超声心动图示全心扩大,LVEF＜40％,射血分数减低的心力衰竭（heart failure with reduced ejection fraction,HFrEF）诊断明确,需寻找病因。

本患者需要鉴别的病因和鉴别要点主要包括如下。

（1）缺血性心脏病：是HFrEF的常见病因,但患者无高血压、高脂血症等危险因素,无心肌缺血相关症状,无心肌梗死病史,无缺血型心电图改变,冠脉CTA未见明显冠脉血管狭窄,可除外。

（2）病毒性心肌炎：患者有可疑的前驱病毒感染,之后病情突然恶化,全心扩大伴收缩功能明显减低,需考虑本病。但包括肌钙蛋白在内的心肌损伤标志物始终正常,病毒抗体检查无阳性发现,故不支持。

（3）自身免疫性疾病介导的心肌损害：患者男性,无其他系统受累的临床表现,自身抗体检查亦不支持此诊断。

（4）酒精性心肌病:可表现为扩张型心肌病,需有大量饮酒病史(男性,>80 g/d,饮酒>5 年)。本患者未达到大量饮酒标准,还可通过戒酒 6 个月后再评价明确。

（5）心动过速性心肌病:符合扩张型心肌病表现,心动过速发作时间≥每天总时间的 12%～15%。本患者虽有非持续性室速和短阵房速,但发作时间未达标。

（6）Danon 病:是溶酶体膜蛋白 2 异常导致的一种溶酶体贮积疾病,为 X 染色体连锁的遗传病。该病一般幼年起病,20 岁以前发病,男性患者多见,表现为心肌肥厚、预激综合征、骨骼肌受累和智力发育迟滞。本患者智力发育正常,超声心动图和心脏 MRI 以心肌扩张而非心肌肥厚为表现,无骨骼肌受累证据。遗传病确诊需行基因检测,但患者拒绝。

（7）致心律失常右心室心肌病:典型表现为右心室心肌被纤维脂肪组织取代,导致右心扩大、右心室起源的心律失常,心脏 MRI 可见右心室心肌变薄等表现。该患者全心扩大,心脏 MRI 未发现典型的本病改变。

（8）预激型心肌病:部分心脏扩大和心功能不全的预激综合征患者在成功消融阻断旁路传导后心功能和心脏扩大可以逆转或消失,且无导致心力衰竭的其他病因,需根据预激治疗后心脏结构和功能的变化回顾性诊断。

（9）脚气病心肌病:由维生素 B_1 缺乏导致,表现为高输出量型心力衰竭,有导致维生素 B_1 缺乏的因素,如酗酒、挑食、单一饮食等。患者无相关病史,查体无水冲脉等高输出量表现,无周围神经病表现。

（10）特发性扩张型心肌病：需除外各类继发性因素。

结合本患者的临床表现，我们考虑心力衰竭的病因为扩张型心肌病可能，预激型心肌病待除外。

2. 预激与心力衰竭的关系

患者为 B 型预激，心电图类似完全性左束支传导阻滞图形，QRS 波明显增宽，左心室收缩相对延迟，心脏同步性丧失。具体表现如下：①左、右心室不同步。超声心动图血流多普勒测量心电图 QRS 波起始到左、右心室流出道出现血流信号的时间差，正常约 40 毫秒，该患者为 80 毫秒。②左心室内收缩不同步。超声心动图胸骨旁短轴乳头肌水平 M 型超声测量的左心室间隔和后壁最大位移时间间隔，正常在 130 毫秒以内，该患者约 145 毫秒；纵向应变达峰时间的离散度（peak strain dispersion，PSD）正常为 30～40 毫秒，该患者为 92 毫秒。尽管预激是否为心力衰竭的病因尚不明确，但预激旁路的存在导致心室收缩不同步，会进一步加重心力衰竭，通过射频消融治疗消除预激旁路可解除心室收缩不同步。

3. 治疗方案

（1）药物治疗：根据容量负荷、血压调整利尿剂，症状完全缓解后因血压处于正常低限，暂时停用利尿剂，给予改善心力衰竭预后的药物治疗，包括：氯沙坦钾 25 mg，每日 1 次（因服用贝那普利后有持续性咳嗽）；卡维地洛 3.125 mg，每日 2 次和螺内酯 20 mg，每日 1 次。因用药后血压偏低（90～100/50～60 mmHg），复查血生化血钾 5.1 mmol/L，停用螺内酯。

（2）射频消融治疗：2019 年 1 月 3 日行电生理检查和射频

消融治疗,预激旁路位于右侧游离壁(三尖瓣环9点钟位置),消融成功。术后心电图示窦性心律(图5-8),68次/分,PR间期200 ms,QRS波宽度90 ms,未见预激波。

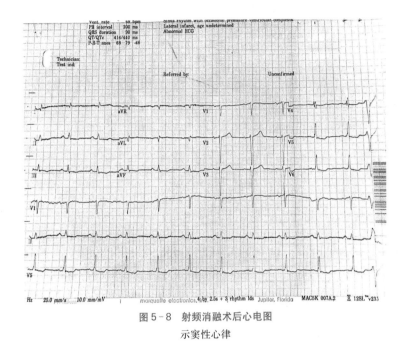

图5-8 射频消融术后心电图

示窦性心律

经上述治疗后患者未再出现胸闷、下肢水肿,心功能Ⅰ级,给予带药出院。

(3) 患者LVEF<35%,存在非持续性室速,存在心脏性猝死风险,应考虑是否需要植入式心脏复律除颤器(implantable cardioverter defibrillator,ICD),在消除预激旁路后继续规范药物治疗,并随访观察心功能是否恢复,评估是否要植入ICD。

3个月后再评估:日常活动无呼吸困难,夜间平卧休息,因监测血压在正常低限,氯沙坦和卡维地洛未增加剂量。查体:心率64次/分,血压103/64 mmHg;双肺呼吸音清,未闻及啰音;心浊音界扩大,心律齐,心率64次/分,未闻及杂音;腹软、无压痛,双下肢不肿。复查超声心动图:全心扩大,左心室后壁厚度10 cm,室间隔厚度6 cm,LVEDD 59 mm,LVEDV 173 ml,左心房前后径36 mm、左右径42 mm;左心室运动幅度弥漫性减低,LVEF 22%,GLPS −8.6%,PSD 47毫秒;二尖瓣轻度关闭不全,三尖瓣中度关闭不全,估测肺动脉收缩压51 mmHg;无心包积液(表5-1)。因心脏扩大和LVEF改善不明显,将氯沙坦钾更换为沙库巴曲缬沙坦钠25 mg,每日2次口服;血压可耐受,1周后加量至50 mg,每日2次口服;余口服药物不变,卡维地洛仍维持3.125 mg,每日2次;暂未行ICD治疗。嘱患者定期随访逐渐增加药物剂量至目标剂量或最大耐受剂量。

表5-1 超声心动图检查参数比较

项 目	2018年12月	2019年4月
LVEDD(mm)	56	59
LVEDV(ml)	141	173
三尖瓣关闭不全程度	中	中
估测肺动脉收缩压(mmHg)	38	51
LVEF(%)	19	22
平均GLPS(%)	−4.8	−8.6
PSD(ms)	92	47

注:GLPS,左心室整体纵向峰值应变;LVEDD,左心室舒张末期内径;LVEDV,左心室舒张末期容积;LVEF,左室射血分数;PSD,纵向应变达峰时间的离散度。

📖 学 习 讨 论

早在 20 世纪 70 年代就有预激引起心脏扩大和心功能异常的报道,此后诸多个案报道和研究均证实了预激对心功能的不良影响,其中规模最大的是来自丹麦的一项观察性研究,纳入 2001—2011 年在基层医疗机构就诊的 328 628 名患者,其中心电图存在预激波的 310 例(0.09%),随访发现预激患者发生心力衰竭的风险增加(HR 2.11,95% CI 1.27~3.50,$P=$ 0.004),心力衰竭发生风险与旁路的位置关系密切,右侧前间隔旁路发生心力衰竭的风险明显增加(HR 5.88,95% CI 2.63~ 13.1,$P<0.001$),右侧游离壁旁路亦可能增加心力衰竭的风险,$P<0.01$(HR 3.63,95% CI 0.91~14.5,$P=0.068$)。预激可通过多种机制造成心脏功能下降。首先,PR 间期变短,房室收缩不同步,心室充盈和舒张功能减低;其次,旁路提前激动部分心室肌,造成心室收缩不同步,影响收缩功能,且提前激动的范围越大(即 QRS 波越宽),不同步越明显;心功能受影响程度可能与旁路的位置密切相关,B 型预激,特别是右侧前间隔旁路,表现类似左束支传导阻滞,对心功能影响更大;预激持续时间越长,对心功能的影响越显著。部分心脏扩大和心功能不全的预激综合征患者在成功消融阻断旁路传导后心功能和心脏扩大可以逆转或消失,且无导致心力衰竭的其他病因,称为"预激型心肌病"。自 1998 年已有多篇个案报道,其中大部分为婴幼儿,但也有成人病例,且消除旁路后心功能恢复的时间不一,有的甚至发生在右侧旁路射频消融后 17 个月。虽然该患者是否

是"预激型心肌病"尚不明确，但在预激旁路存在的情况下，心室收缩不同步很明显，结合已有的文献报道，可能会导致或加重心力衰竭，通过射频消融治疗消除预激旁路可解除心室收缩不同步，有助于心功能恢复。

四 点 评

该患者心力衰竭的诊断很明确。对于射血分数下降的心力衰竭，病因诊断十分重要。有关病因方面的鉴别，首先考虑常见疾病，然后抽丝剥茧，鉴别一些罕见疾病。该患者的 LVEF 很低，但临床症状相对较轻，说明病史很长，对病因鉴别有一定帮助。该患者心力衰竭合并 B 型预激，超声心动图也提示有心室收缩不同步的表现。无论预激是否是该患者心力衰竭的主要病因，消融预激有助于改善心脏收缩同步性，随访的超声心动图提示平均 GLPS 和 PSD 改善，间接证实了这一点。另外，心力衰竭规范化的药物治疗及长期随访管理非常重要。根据目前国内外指南，该患者有 ICD 一级预防的适应证。但近期的 DANISH 研究未能证实 ICD 对于非缺血性心脏病患者的临床获益。因此，可以考虑复查动态心电图（Holter），明确有无恶性心律失常等，并继续优化药物治疗，严密随访射血分数是否有恢复，再决定是否植入 ICD。

主要参考文献

1. DEMARIA A N, VERA Z, NEUMANN A, et al. Alterations in ventricular contraction pattern in the Wolff-Parkinson-White

syndrome. Detection by echocardiography [J]. Circulation, 1976, 53 (2):249 – 257.

2. SKOV M W, RASMUSSEN P V, GHOUSE J, et al. Electrocardiographic preexcitation and risk of cardiovascular morbidity and mortality: results from the copenhagen ECG study[J]. Circ Arrhythm Electrophysiol, 2017, 10(6):e004778.

3. IWASAKU T, HIROOKA K, TANIGUCHI T, et al. Successful catheter ablation to accessory atrioventricular pathway as cardiac resynchronization therapy in a patient with dilated cardiomyopathy[J]. Europace, 2009, 11(1):121 – 123.

6

蛛丝马迹识真凶

哈尔滨医科大学附属第一医院

专培医师:詹成创　田艳丰

指导医师:李天开　毕亚艳　田　野

2019 年 12 月 4 日

一 病 史 资 料

【患者】韩某某,男性,26 岁,学生。

【主诉】腹泻伴晕厥 3 天。

【现病史】患者 3 天前不洁饮食后出现间断性腹泻,无脓血及黏液,频率为 4～5 次/天,伴脐周部阵痛。无发热、恶心、呕吐,无里急后重,未予以重视。

入院 2 天前患者于上课坐位时,无明确诱因突发晕厥。同学描述患者双眼向上凝视,颜面青紫,四肢僵硬,无舌咬伤,无呕吐及口周分泌物,无大、小便失禁;持续约 3 分钟后意识逐渐转清。苏醒后无法回忆当时情况,恶心,呕吐 4 次,呕吐物为胃内容物;伴心悸及心前区不适,性质难以描述;无胸痛,无头晕、耳鸣、头痛,无肢体麻木、口齿不清。

入院 5 小时前,患者于宿舍坐位时无明显诱因再次晕厥,持续时间约 2 分钟,伴心悸、呕吐,呕吐物为胃内容物。苏醒后由室友送至我院就诊。急诊以"晕厥待查"收入我科。

【既往史】否认晕厥史,否认心脑疾病、癫痫病史,否认乙肝、丙肝等传染病史,否认特殊环境及毒物、药物接触史。

【个人史】否认吸烟史,偶尔饮酒。

【婚育史】未婚,否认性生活史。

【家族史】父母健在,无类似晕厥相关疾病发作史,家族无明确心脑血管疾病病史。否认家族遗传病及传染病史。

【入院体格检查】体温 36.5℃,脉率 79 次/分,呼吸 18 次/分,血压 120/80 mmHg。口唇无发绀,颈静脉无充盈,双侧甲状腺未触及明显肿大。双肺呼吸音清,未闻及干、湿性啰音,无胸膜摩擦音。心浊音界无扩大,心率 79 次/分,心律不齐,可闻及期前收缩,各瓣膜区未闻及杂音,无心包摩擦音。腹部查体未见异常。生理反射存在,病理反射未引出。

【辅助检查】

1. 心电图

见图 6-1。

2. 床旁超声心动图

见图 6-2。

【实验室检查】

1. 血常规

见图 6-3。

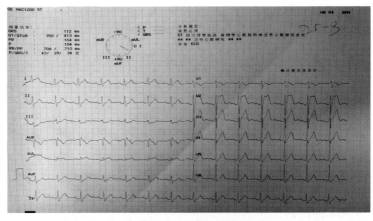

图6-1 入院心电图

主动脉	瓣环内径	20	mm		肺动脉瓣	峰值流速	0.9	m/s
	窦部内径	32	mm			压差	3	mmHg
	升主动脉	30	mm		主动脉瓣	峰值流速	1.4	m/s
左心房	前后径	35	mm			压差	8	mmHg
左心室	室间隔厚度	9.1	mm		二尖瓣	E峰	0.88	m/s
	舒张期内径	41	mm			A峰	0.76	m/s
	后壁厚度	9.1	mm			E/A	1.15	
右心室	前后径	22	mm			dt	112	ms
右心房	上下径	44	mm			E'	8.7	cm/s
	左右径	34	mm		三尖瓣	反流压差	18	mmHg
肺动脉	主干内径	25	mm		左心功能	EF	69	%
	右肺动脉	14	mm			FS	39	%
	左肺动脉	15	mm			EDV		ml

检查所见：
1. 各房、室内径正常范围。
2. 左室壁厚度、运动幅度正常范围，未见明显节段性室壁运动异常。
3. 各瓣膜结构未见异常。CDFI：收缩期三尖瓣可见少量反流信号，收缩期二尖瓣可见微量反流信号。
4. 主、肺动脉内径正常范围。
5. 房、室间隔连续完整。
TVI：舒张期二尖瓣环运动速度E峰未见明显减低。

诊断意见：
各房、室内径正常范围
三尖瓣反流 少量
左心功能未见明显异常

图6-2 入院后床旁超声心动图

医嘱项：急检血细胞分析（五分类）				临床诊断：
项目名称	英文缩写	结果	单 位	参考区间
1 *白细胞	WBC	12.19 ↑	10^9/L	3.97-9.15
2 中性粒细胞百分率	NEUT%	84.70 ↑	%	50.00-70.00
3 中性粒细胞绝对值	NEUT#	10.32 ↑	10^9/L	2.00-7.00
4 淋巴细胞百分率	LYMPH%	11.40 ↓	%	20.00-40.00
5 淋巴细胞绝对值	LYMPH#	1.39	10^9/L	0.80-4.00
6 单核细胞百分率	MONO%	3.70	%	3.00-10.00
7 单核细胞绝对值	MONO#	0.45	10^9/L	0.12-1.00
8 嗜酸性粒细胞百分率	EO%	0.10	%	0.50-5.00
9 嗜酸性粒细胞绝对值	EO#	0.01 ↓	10^9/L	0.02-0.50
10 嗜碱性粒细胞百分率	BASO%	0.10	%	0.00-1.00
11 嗜碱性粒细胞绝对值	BASO#	0.02	10^9/L	0.00-1.00
12 *红细胞	RBC	5.53	10^12/L	4.09-5.74
13 *血红蛋白	HGB	165.00	g/L	131.00-172.00
14 *红细胞比积	HCT	50.30	%	38.00-50.80
15 平均红细胞体积	MCV	90.90	fl	83.90-99.10
16 平均红细胞血红蛋白含量	MCH	29.90	pg	27.80-33.80
17 平均红细胞血红蛋白浓度	MCHC	328.00	g/L	320.00-355.00
18 红细胞分布宽度	RDW	12.60	%	11.00-16.00
19 *血小板	PLT	234.00	10^9/L	98.00-300.20
20 血小板压积	PCT	0.25	%	0.11-0.28
21 大血小板数目	P-LCC	71.00	10^9/L	
22 大血小板比率	P-LCR	30.3	%	

图 6-3　血常规检查结果

2. 降钙素原

见图 6-4。

检验项目	英文对照	结果	单 位	参考值
1 降钙素原	PCT	0.06↑	ng/ml	0.00-0.05

图 6-4　降钙素原报告单

3. 生化全项

见图 6-5。

4. 凝血功能与电解质

见图 6-6。

5. 肌钙蛋白 I(TnI)和脑钠肽(BNP)

见表 6-1。

6. 优生 4 项检查(TORCH)

见表 6-2。

项目名称	英文缩写	结果	单 位	参考区间
1 *尿素	BUN	3.52	mmol/L	3.20-7.10
2 *肌酐	Cr	59.90	umol/L	58.00-110.00
3 尿素/肌酐	Bun/Cr	0.06		
4 *尿酸	UA	320.60	umol/L	208.00-506.00
5 总二氧化碳	CO2CP	27.00	mmol/L	22.00-30.00
6 *葡萄糖	GLU	5.11	mmol/L	4.20-6.10
7 *总钙	Ca	2.30	mmol/L	2.08-2.60
8 *磷	P	1.09	mmol/L	0.81-1.45
9 镁	Mg	0.83	mmol/L	0.70-1.07
0 *钾	K	3.21 ↓	mmol/L	3.60-5.00
1 *钠	Na	135.10 ↓	mmol/L	137.00-145.00
2 *氯	Cl	97.40 ↓	mmol/L	98.00-107.00

项目名称	英文缩写	结果	单 位	参考区间
1 *丙氨酸氨基转移酶	ALT	44.30 ↑	U/L	5.00-40.00
2 *天门冬氨酸氨基转移酶	AST	25.30	U/L	8.00-40.00
3 天门冬氨酸/丙氨酸氨基转移酶	AST/ALT	0.57		
4 *总蛋白	TP	70.80	g/L	60.00-83.00
5 *白蛋白	ALB	42.70	g/L	34.00-54.00
6 *γ-谷氨酰基转移酶	GGT	23.50	U/L	10.00-60.00
7 碱性磷酸酶	AKP	56.60	U/L	40.00-150.00
8 球蛋白	GLB	28.10	g/L	16.00-35.00
9 总胆红素	TBIL	29.60 ↑	μmol/L	3.40-21.00
10 直接胆红素	DBIL	5.70 ↑	μmol/L	0.00-3.40
11 间接胆红素	IBIL	23.90 ↑	μmol/L	0.00-17.10
12 总胆汁酸	TBA	1.70	μmol/L	0.00-10.00
13 前白蛋白	PA	249.00	mg/l	160.00-350.00

图6-5 生化全项检查报告单

项目名称	英文缩写	结果	单 位	参考区间
1 凝血酶原时间	PT	11.20	sec	9.80-12.10
2 凝血酶原活动度	PT%	102.10	%	70.00-130.00
3 国际标准比值	PTINR	1.00	INR	0.70-1.30
4 纤维蛋白原定量	FIB	2.00	g/L	1.80-3.50
5 活化部分凝血酶原时间	APTT	26.40	sec	25.00-31.30
6 凝血酶时间	TT	18.10	sec	14.00-21.00
7 D-二聚体定量检测	D-D.P	0.19	mg/L FEU	0.00-0.55

项目名称	英文缩写	结果	单 位	参考区间
1 *总钙	Ca	2.45	mmol/L	2.08-2.60
2 *磷	P	1.20	mmol/L	0.81-1.45
3 镁	Mg	1.10 ↑	mmol/L	0.70-1.07
4 *钾	K	3.81	mmol/L	3.60-5.00
5 *钠	Na	139.10	mmol/L	137.00-145.00
6 *氯	Cl	102.30	mmol/L	98.00-107.00

图6-6 凝血功能及电解质检查报告

.

表6-1 历次 TnI、CK-MB、NT-proBNP 结果

名称	入院	入院10小时	入院15小时
肌钙蛋白 I(TnI)(ng/L)	16.5	30.58	17.0
肌酸激酶同工酶(CK-MB)(μg/L)	1.05	0.92	0.50
氨基末端脑钠肽前体(NT-proBNP) (ng/L)	105.1	85.5	100.1

注:参考值 TnI 0.00~34.20 ng/L;CK-MB 0.00~5.20 μg/L;NT-proBNP< 60 ng/L。

表6-2 优生4项检查(TORCH)

检测内容	检测结果	参考区间
弓形体 IgM	4.96	0.00~6.00 AU/ml
风疹 IgM	<10.00	0.00~20.00 AU/ml
巨细胞病毒 IgM	<5.00	0.00~18.00 AU/ml
单纯疱疹病毒 IgM	0.98	0.00~1.00 Index

7. 粪便常规

见表6-3。

表6-3 粪便常规

项目名称	结果	单位
颜色	黄色	
性状	有形软便	
红细胞	0	/HPF
白细胞	0	/HPF
虫体	—	
虫卵	—	
脂肪滴	—	
隐血试验	阴性(—)	

【初步诊断及治疗】

1. 初步诊断

晕厥待查,心律失常? 心肌炎? 急性冠脉综合征(ACS)?

2. 初步药物治疗方案

盐酸曲美他嗪 20 mg,每日 3 次口服;辅酶 Q10 10 mg,每日 3 次口服;门冬氨酸钾镁片 0.14 g,每日 3 次口服;250 ml 氯化钠+1.0 g 维生素 C,每日 1 次静脉滴注。

二 诊 疗 思 路

【诊断及鉴别诊断】

1. 晕厥诊断

(1) 晕厥是指一过性广泛脑供血不足所致短暂的意识丧失状态。

(2) 发作时患者因肌张力消失不能保持正常姿势而倒地。一般为突然发作,迅速恢复,很少有后遗症。

2. 鉴别诊断

根据晕厥的定义及相关分类(图 6 - 7):患者入院后头部CT 检查未见著征,经神经内科医师会诊,建议完善头 MRI+MRA+MRV,12 小时视频监测脑电图,直立倾斜实验。

患者头部 MRI+MRA+MRV 检查结果均无异常,12 小时视频监测脑电图无异常。综合病史、查体及以上辅助检查可排除脑动脉粥样硬化、短暂性脑缺血发作、偏头痛、无脉症、慢性铅中毒性脑病等脑源性晕厥。

患者直立倾斜试验未诱发晕厥,未见心脏停搏,以及房速、室速等快速型心律失常事件,卧立位试验、直立倾斜试验和基础自主神经功能检测均排除诊断直立性低血压,患者无排尿、咳嗽、疼痛等情境性晕厥的表现,且两次晕厥前均无颈动脉压迫的相关情况。结合以上情况、病史及查体,可排除单纯性晕厥、直

血管舒缩障碍性晕厥	心源性晕厥	脑源性晕厥	血液成分异常性晕厥
见于单纯性晕厥、体位性低血压、颈动脉窦综合征、排尿性晕厥、咳嗽性晕厥及疼痛性晕厥等	见于严重心律失常、心脏排血受阻、心肌缺血及心力衰竭等，如阵发性心动过速、阵发性心房颤动、Q-T间期延长综合征、病态窦房结综合征、高度房室传导阻滞、主动脉瓣狭窄、部分先天性心脏病、原发性肥厚型心肌病、左心房黏液瘤、心绞痛与急性心肌梗死等，最严重的为阿-斯综合征	见于脑动脉粥样硬化、短暂性脑缺血发作、偏头痛、无脉症、慢性铅中毒性脑病等	见于低血糖、通气过度综合征、哭泣性晕厥、重症贫血及高原晕厥等

图 6-7 晕厥的分类

注：引自万学红,卢雪峰.诊断学[M].9版.北京:人民卫生出版社,2018.

立性低血压、颈动脉窦综合征、排尿性晕厥、咳嗽性晕厥及疼痛性晕厥等疾病的血管舒缩障碍性晕厥。

【相关实验室检查】肺部 CT 检查未见异常。相关实验室检查结果如下。

1. 血常规

见表 6-4。

表 6-4 血常规

日期与时间	白细胞（WBC）[(3.97～9.15)×10^9/L]	中性粒细胞百分率（NET%）（50.00%～70.00%）	中粒细胞绝对值（NET）[(2.00～7.00)×10^9/L]	淋巴细胞百分率（LYMPH%）（20.00%～40.00%）	嗜酸性粒细胞百分率（BASO%）（0.50%～5.00%）
2019-01-13 14:38	12.19	84.70	10.32	11.40	0.10
2019-01-14 09:28	9.81	65.54	6.43	29.34	0.34

2. 血电解质

见表 6 - 5。

表 6 - 5　血电解质

日期与时间	$[K^+]$ (3.60～5.00 mmol/L)	$[Na^+]$ (137.00～145.00 mmol/L)	$[Cl^-]$ (98.00～107.00 mmol/L)
2019 - 01 - 13　13:38	3.21	135.10	97.40
2019 - 01 - 13　19:53	3.81	139.10	102.30
2019 - 01 - 14　11:32	3.94	141.60	103.10

3. 凝血项目

各项指标无异常。

4. 生化系列

谷丙转氨酶（ALT）44.30 U/L，总胆红素 29.60 μmol/L，直接胆红素 5.70 μmmol/L，间接胆红素 23.90 μmol/L。

5. 血气分析

pH 值 7.411，PCO_2：42.1 mmHg，PO_2：90.5 mmHg，$[K^+]$：3.07 mmol/L，$[Ca^{2+}]$：1.086 mmol/L，空腹血糖（Glu）：6.5 mmol/L。

根据以上相关辅助检查及实验室检查排除低血糖、通气过度综合征、哭泣性晕厥、重症贫血及高原晕厥等疾病的血液成分异常性晕厥。

作为心内科医师及专培医师，接诊时首先考虑的应该是心内科的常见病和多发病。这个病例入院时先应该排除或明确心源性晕厥的相关疾病。患者入院后心电图显示 V_2 导联弓背向上抬高，考虑右心室可能存在异常。我们将 V_1、V_2 上移两个肋间再做心电图，对比结果如图 6 - 8、6 - 9 所示。

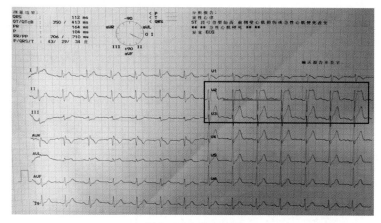

图6-8 入院心电图

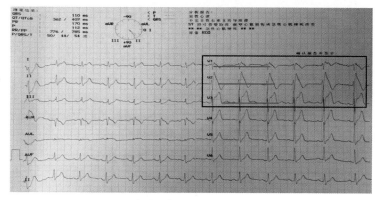

图6-9 复查心电图(V₁、V₂上移两个肋间)

上抬两个肋间后发现 QTc 为 505 毫秒,但此时钾离子已经纠正,且心电图 V₁、V₂ ST 段出现穹隆型抬高。

患者此时可能的诊断:①Brugada 综合征? ②Long QT 综合征?

6. 心肌损伤标志物学等检查

见表 6-6。

表 6-6   心肌损伤标志物学变化

日期与时间	肌钙蛋白 I (TnI) (0.00~ 34.20 ng/L)	肌酸激酶同工酶 (CK-MB) (0.00~ 5.20 μg/L)	肌酸激酶 (CK) (38.00~ 174.00 U/L)	乳酸脱氢酶 (LDH) (109.00~ 245.00 U/L)
2019-01-13 12:02	16.80	1.05		
2019-01-13 19:53	17.00	0.50		
2019-01-14 10:49	30.58	0.92	610.70	192.00

7. 冠脉 64 排 CTA

见图 6-10。

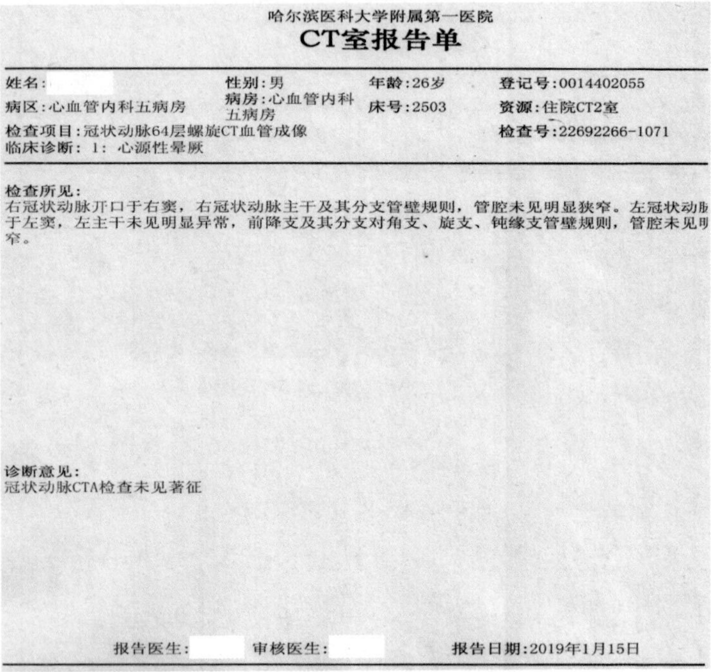

哈尔滨医科大学附属第一医院
CT室报告单

姓名：
性别：男
年龄：26岁
登记号：0014402055

病区：心血管内科五病房
病房：心血管内科五病房
床号：2503
资源：住院CT2室

检查项目：冠状动脉64层螺旋CT血管成像
检查号：22692266-1071

临床诊断：1：心源性晕厥

检查所见：
右冠状动脉开口于右窦，右冠状动脉主干及其分支管壁规则，管腔未见明显狭窄。左冠状动脉开口于左窦，左主干未见明显异常，前降支及其分支对角支、旋支、钝缘支管壁规则，管腔未见明显狭窄。

诊断意见：
冠状动脉CTA检查未见著征

报告医生：   审核医生：   报告日期：2019年1月15日

图 6-10   冠脉 64 排 CTA 报告单

根据 TnI 及心肌损伤标志物学变化与 CTA 检查排除冠状动脉血管相关病变及心肌炎的可能。

8. 复查超声心动图

图 6-11 示右心室流出道远端稍增宽,右心室流出道近端内径 27 mm,远端内径 31 mm。

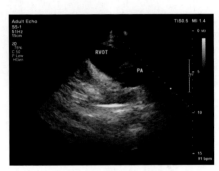

图 6-11　复查超声心动图

9. 心脏 MRI

为了明确右心室流出道结构及心肌代谢情况,进一步行心脏 MRI 检查,示静息态左心室收缩功能稍减低(图 6-12)。

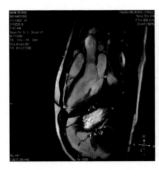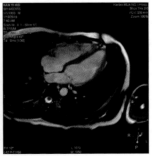

图 6-12　心脏 MRI

10. 心肌灌注 MRI

图 6 - 13 示不除外右心室心肌纤维化。

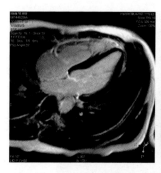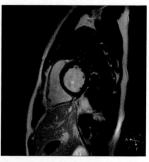

图 6 - 13　心肌灌注 MRI

三 学 习 讨 论

1. 能否确诊为 Brugada 综合征

（1）解析：上抬肋间后出现 Brugada 1 型心电图（图 6 - 14）改变即可诊断为 Brugada 综合征。

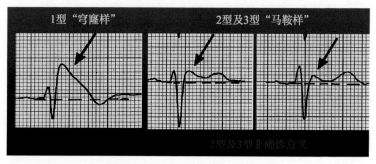

图 6 - 14　Brugada 综合征的心电图分型

根据 2015 年 ESC 指南,当心电图出现可疑 Brugada 改变时,可把 V_1、V_2 上移至第 2 或第 3 肋间。若此时 V_1、V_2 出现 Brugada 1 型心电图表现,即可诊断 Brugada 综合征。

(2) 确诊:Brugada 综合征。

(3) 治疗:参照 2017 ACC/AHA/HRS 预防室速和心源性猝死指南,结合临床情况及危险分层给予患者植入式心脏复律除颤器(ICD)治疗。随访半年无晕厥再发;ICD 及 Holter(图 6-15)未记录到室速、室颤发作;复查超声心动图无明显变化。

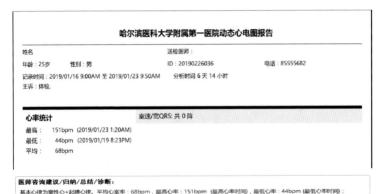

哈尔滨医科大学附属第一医院动态心电图报告

姓名   送检医师:
年龄:25岁   性别:男   ID:20190226036   电话:85555682
记录时间:2019/01/16 9:00AM 至 2019/01/23 9:50AM   分析时间 6 天 14 小时
主诉:体检。

心率统计   室速/宽QRS:共 0 阵

最高:151bpm(2019/01/23 1:20AM)
最低:44bpm(2019/01/19 8:23PM)
平均:68bpm

医师咨询建议/归纳/总结/诊断:
基本心律为窦性心+起搏心律,平均心室率:68bpm,最高心率:151bpm(最高心率时间),最低心率:44bpm(最低心率时间);
单个室上早16个;
单个室早2个;
起搏器未见感知及带动功能异常。

图 6-15 动态心电图报告

2. 超声心动图和磁共振提示右心室异常,是否和 Brugada 综合征相关,能否诊断 ARVC/D

(1) 解析:Brugada 综合征可合并右心室纤维化改变,当 Brugada 综合征患者有以下情况之一,更容易和致心律失常型右心室心肌病/发育不良(ARVC/D)并存:

1) 1 型 Brugada 波。

2) 晕厥史。

3) 右心室流出道和右心室心肌有脂肪或纤维化改变。

Brugada 综合征患者常合并右心室结构和功能改变,改变了我们以往对 Brugada 综合征的传统认识。

(2) 基因检测结果:见图 6-16、6-17。

检测结果

受检者未携带目前已知的与致心律失常性右室心肌病相关致病基因的明确或可疑致病突变。

受检者未携带目前已知的与 Brugada 综合征相关致病基因的明确或可疑致病突变。

受检者携带了长 QT 综合征 II 型的可疑致病变异 KCNH2 基因 c.2407G>A 杂合错义变异(KCNH2:p.Gly803Arg het C1 级)。

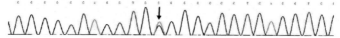

KCNH2:c.2407G>A(KCNH2:p.Gly803Arg)

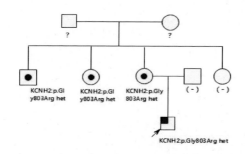

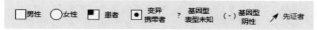

图 6-16 患者家系基因检测结果

示患者母亲及一兄、一妹均携带致长 QT 综合征的 *KCNH2* 突变基因

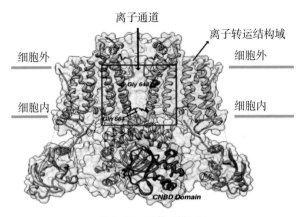

图 6‐17 计算机模拟图
示基因突变导致 KCNH2 通道变窄,功能失活

从基因检测结果上分析,常见的 Brugada 致病基因未见突变,而患者存在长 QT 相关基因的失活性突变,因其为非功能增强型突变,故该患者心电图 QTc 并不延长。虽然针对目前常见的 Brugada 基因筛查结果未见异常。但 Brugada 致病基因库一直在更新,筛查并不涵盖所有 Brugada 致病基因。

将患者心电图抬高两个肋间后 QT 间期为 440 毫秒,QTc 为 505 毫秒。参照长 QT 诊断标评分(表 6‐7)为 1 分,不足以诊断为长 QT 综合征(LQTS)。

表 6‐7 长 QT 综合征诊断评分

项 目	记分
心电图标准(无影响心电图的药物服用及疾病史)	
A. QTc >480 毫秒	3
460～470 毫秒	2
>450 毫秒(男)	1
B. TdP	2

(续表)

项　　目	记分
C. T 波电交替	1
D. T 波切迹(至少 3 个导联)	1
E. 心率低于同龄正常值	0.5
临床病史	
A. 晕厥与体力或精神压力有关	2
与体力或精神压力无关	1
B. 先天性耳聋	0.5
家族史	
A. 家庭中有确定 LQTS 患者	1
B. 直系亲戚 30 多岁内发生无法解释的心脏性猝死	0.5

注:≤1 分,可能性小;1~3 分,可能为 LQTS;≥4 分,可能性大。

　　虽然影像学提示该患者存在右心室纤维化及右心室流出道增宽,符合 ARVC/D 的早期表现。但并不能诊断为 ARVC/D(表 6-8)。

表 6-8　ARVC/D 2010 年修订的工作组诊断标准中关于
整体或局部功能障碍和结构改变的诊断标准

主要标准

二维超声:
右心室局部无运动、运动障碍或室壁瘤,伴下列表现之一(舒张末期):
1. 胸骨旁长轴(PLAX)RVOT≥32 mm[(PLAX/BSA)]≥19 mm/m²
2. 胸骨旁短轴(PSAX)RVOT≥36 mm[(PSAX/BSA)]≥21 mm/m²
3. 面积变化分数(FAC)≤33%

MRI:
右心室局部无运动/运动障碍或右心室收缩不同步,伴下列表现之一:
1. 右心室舒张末容积(RVEDV)/BSA≥110 ml/m²(男)或≥100 ml/m²(女)
2. 右心室射血分数(RVEF)≤40%

右心室造影:
右心室局部无运动、运动障碍或室壁瘤

（续表）

次要标准

二维超声：

右心室局部无运动或运动障碍，伴下列表现之一（舒张末期）：

1. 胸骨旁长轴（PLAX）RVOT≥29 且＜32 mm[（PLAX/BSA）]≥19 且＜19 mm/m^2
2. 胸骨旁短轴（PSAX）RVOT≥32 且＜36 mm[（PSAX/BSA）]≥18 且＜21 mm/m^2
3. 面积变化分数（FAC）＞33％且≤40％

MRI：

右心室局部无运动/运动障碍或右心室收缩不同步，伴下列表现之一：

1. RVEDV/BSA≥100 且＜100 ml/m^2（男）或≥90 且＜100 ml/m^2（女）
2. RVEF＞40％且≤45％

四 点 评

（1）本病例是一个年轻男性患者，因不明原因晕厥入院。心血管内科专科医师掌握其诊疗思路，对晕厥相关疾病进行诊断及鉴别诊断非常重要。

（2）本病例 Brugada 综合征诊断明确。Brugada 综合征需与长 QT 综合征、ARVC/D 等疾病相互鉴别，需要我们从蛛丝马迹当中发现真相。

（3）Brugada 综合征的治疗：最近有报道行心外膜右心室流出道部位射频消融效果显著，对其遗传性心律失常的认识有待进一步深入研究。

主要参考文献

1. BRIGNOLE M, MOYA A, FREDERIK J, et al. 2018 ESC guidelines for the diagnosis and management of syncope [J]. Eur Heart J, 2018,

39(21):1883 - 1948.

2. SHEN W K，SHELDON R S，BENDITT D G，et al. 2017 ACC/ AHA/HRS guideline for the Evaluation and Management of Patients With Syncope [J]. Circulation，2017，136(5):e60 - e122.

3. SIEIRA J，BRUGADA P，The definition of the Brugada syndrome[J]，Eur Heart J，2017,38:3029 - 3034.

4. 万学红,卢雪峰. 诊断学[M]. 9 版. 北京:人民卫生出版社,2018.

5. MARCUS F I，McKENNA W J，SHERRILL D，et al. Diagnosis of arrhythmogenic right ventricular cardiomyopathy/dysplasia proposed modification of the task force criteria [J]. Circulation，2010,121: 1533 - 1541.

7

一例 R－on－T 室性期前收缩的诊治经过

吉林大学第二医院

专培医师：王仲坤

指导医师：刘　斌　宋春莉

2019 年 11 月 27 日

一 病 史 资 料

【患者】孙某某，女性，35 岁，公务员。

【主诉】阵发性心悸伴气短 6 年，晕厥 1 天。

【现病史】

(1) 2013 年初患者于情绪激动后出现阵发性心慌，伴喘憋、乏力、胸闷、气短。

(2) 2015 年因上述症状就诊于当地医院，查心电图示室性期前收缩，给予普罗帕酮口服治疗，症状稍缓解。

(3) 2016 年 2 月行 24 小时动态心电图(Holter)提示频发室性期前收缩(40 000 余次/24 小时)。

(4) 2016 年 8 月 24 日就诊于北京市某医院,行射频消融术,术后心电图未提示室性期前收缩。

(5) 2017 年 4 月 19 日复查 Holter 再次提示频发室性期前收缩(10 024 次/24 小时),此后两年间多次复查 Holter,室性期前收缩频率波动在 2 417～10 506 次/24 小时,在此期间自行间断服用胺碘酮(可达龙)。

(6) 2019 年 2 月复查 Holter 提示频发室性期前收缩(5 136 余次/24 小时),再次就诊于北京某医院,给予"索他洛尔+门冬氨酸钾镁片(潘南金)"口服控制室性期前收缩。

(7) 2019 年 10 月 4 日,患者无明显诱因突发晕厥入住当地医院,诊断为室颤,并反复室颤发作 6 次,给予电复律治疗后转为窦性心律。

(8) 2019 年 10 月 5 日转入我院继续治疗。

【既往史】 否认高血压史,否认糖尿病史,否认冠心病史,否认肝炎、结核等传染病史,否认药物、食物过敏史,否认外伤史、输血史,预防接种史不详。

【个人史】 生于吉林省,久居本地。无血吸虫病疫区接触史,无地方病或传染病流行区居住史,无毒物、粉尘及放射性物质接触史,生活较规律,无吸烟史,无饮酒史。

【家族史】 否认家族遗传病史及类似疾病史。

【体格检查】 血压 109/70 mmHg。双肺呼吸音清,双肺未闻及干、湿性啰音,未闻及胸膜摩擦音。心前区无隆起,未见心前区异常搏动。心尖搏动位于左侧第 5 肋间锁骨中线内 0.5 cm,无抬举性心尖搏动,未触及震颤;叩诊心相对浊音界无扩大;心率 80 次/分,节律规整,心音正常,$A_2 > P_2$,各瓣膜听诊区未闻及杂音及额外心音,未闻及心包摩擦音。双下肢无水肿。

二 诊 疗 思 路

【入院后辅助检查】

1. 常规检查

入院后血常规、凝血常规、肝功能、肾功能、电解质、甲状腺功能、心肌损伤标志物、红细胞沉降率、血糖、血脂等检查均未见明显异常(图 7-1)。

检验项目	测定结果	单位	参考值	检验项目	测定结果	单位	参考值
★谷草转氨酶	24	U/L	13-35	视黄醇结合蛋白	32.0	mg/L	20.0-70.0
肌酸激酶	136	U/L	40-200	α1-微球蛋白	15.96	mg/L	10.00-30.00
肌酸激酶同工酶	17.0	U/L	0.0-25.0	β2-微球蛋白	2.62	mg/L	0.80-2.80
乳酸脱氢酶	265↑	U/L	120-250	补体C1q	218	mg/L	159-233
a-羟丁酸脱氢酶	171	U/L	72-182	钾	4.36	mmol/L	3.5-5.3
超敏C反应蛋白	1.08	mg/L	<5.00	钠	135.3↓	mmol/L	137-147
★尿素氮	3.50	mmol/L	2.60-7.50	氯	102.7	mmol/L	99-110
二氧化碳结合力	19.2	mmol/L	18.9-32.0	钙	2.27	mmol/L	2.11-2.52
★尿酸	300	μmol/L	89-375	磷	0.78↓	mmol/L	0.85-1.51
★肌酐	52	μmol/L	41-73	镁	1.12↑	mmol/L	0.75-1.02
胱氨酸蛋白酶抑制剂C	0.75	mg/L	0.56-1.15	eGFR(肾小球滤过率计算)	119.2	ml/min	>90

采样时间: 2019-10-5 17:11:12　　接收时间: 2019-10-5 18:48:11　　报告时间: 2019-10-5 20:29:17
检 验 者:　　　　　　审 核 者:　　　　　　备 　注:

检验项目	测定结果	单位	参考值	检验项目	测定结果	单位	参考值
游离T3	3.67	pmol/L	3.5-6.5				儿童 (2-12岁) 0.6
游离T4	11.72	pmol/L	11.5-22.7				青少年 (13-17岁)
高灵敏促甲状腺素	1.143	miu/L					成年 (≥18岁) 0.5

采样时间: 2019-10-5 18:37:33　　接收时间: 2019-10-6 09:29:14　　报告时间: 2019-10-6 10:19:46
检 验 者:　　　　　　审 核 者:　　　　　　备 　注:

图 7-1 入院后辅助检查报告单

2. 超声心动图

见图 7 - 2。

AO:	24	mm	LV:	49	mm	EDV:		ml	Ve:	65	cm/s
LA:	27	mm	LVPW	8	mm	SV:		ml	Va:	45	cm/s
RV:左卧	22	mm	EF:	65	%	CO:		l/min	E/A:	1.4	
IVS:	9	mm	FS:	35	%						

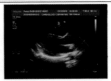

超声所见:
1、左室轻度增大，余各心腔内径正常范围。
2、各室壁厚度及运动正常。
3、各瓣膜形态及运动未见异常。CDFI：未见异常。
4. 主动脉、肺动脉未见异常。主动脉瓣前向最大流速107 cm/s，Pg5 mmHg。肺动脉瓣前向最大流速84 cm/s，Pg3 mmHg。
5、组织多普勒测定：二尖瓣环室间隔侧e' =9.07。
6、心包腔内未见明确液性暗区。

超声印象诊断:
左室轻度增大

检查医师： 检查日期: 2019-10-12 17:24:15

图 7 - 2 超声心动图

3. 胸正位 X 线片

见图 7 - 3。

科别:	心血管内科	床号:	03	住院号:	01261613
检查部位:	胸部正位（床头)				

检查方法及影像所见: ACCNO: 6912719

双侧骨性胸廓对称，双肺纹理增强，双肺透光度减低，气管居中，心影饱满大，双侧肋膈角锐利。

诊断提示:
双肺纹理增强。

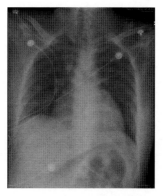

图 7-3 胸正位 X 线片报告单及影像

4. 腹部彩超

见图 7-4。

请检科室：心血管内科	检查部位：彩超肝胆胰脾肾输尿管膀胱

超声所见：

床旁彩超，条件受限，无法采集图像，结果仅供参考：
肝上界第6肋间，肋下无，剑下2.0cm，肝区光点密集，网络系统清。
胆囊大小正常，壁欠光滑，壁上探及稍高回声光团，直径0.4cm，后方无声影。
胰腺大小、形态、回声均未见异常。
脾厚2.9cm，肋下无。
双肾轮廓清晰，大小正常，
双肾实质、集合系统及血流未见异常。
双侧输尿管未见扩张。
膀胱未充盈。

超声印象诊断：

胆囊息肉样变

图 7-4 腹部彩超报告单

5. 心电图

见图 7 - 5。

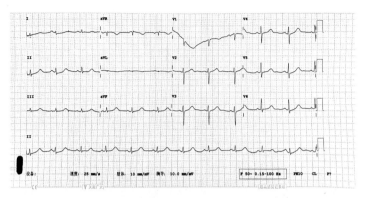

A. 心电图(2019 年 10 月 5 日)

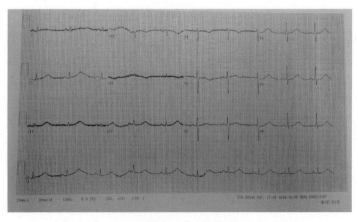

B. 心电图(2019 年 10 月 6 日)

图 7 - 5 心电图

6. 入院后 24 小时动态心电图

见图 7－6。

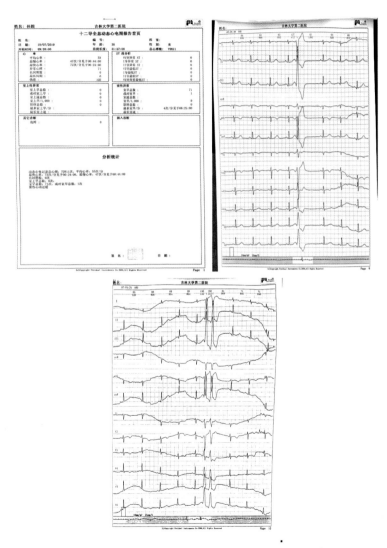

图 7－6　入院后 24 小时动态心电图(2019 年 10 月 7 日)

【既往辅助检查】

1. 既往心电图

见图 7 - 7。

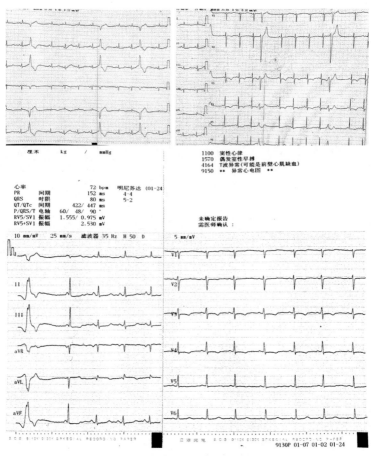

A. 2016 年行射频消融术之前心电图

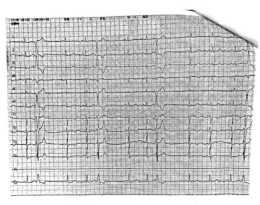

B. 2016年8月10日行射频消融术期间心电图

图7-7　既往心电图

2. 既往24小时动态心电图

见图7-8。

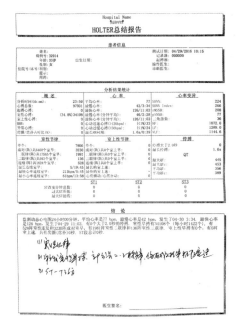

A. 2016年4月29日

Hospital Name
Address

HOLTER总结报告

患者信息

姓名: 门诊		
病例号:门诊	出生日期:	
年龄:32岁		
性别:女		
住院号/床号/科别:		
费心:		
用药:		

测试日期: 05/27/2016 15:30
记录天数:
起博器:
操作医生:
诊断医生:

分析结果统计

概述		心率		心率变异	
分析时间(hh:mm):	23:59	平均心率:	78	SDNN:	158
心搏总数:	104097	最慢心率:	49/7:22	SDNN Index:	176
起博心搏:	0	最慢心率(分钟平均):	126/12:41	rMSSD:	129
室性心搏:	(25.2%)26261	最快心率:	53/3:25	pNN50:	59
室上性心搏:	(<1%)22	最快心率(分钟平均):	126/12:41	三角指数:	35
漏搏:	0	心动过速心搏(>128bpm):	(<1%)46	HF:	529.8
异常心搏(%):	0	心动过缓心搏(<50bpm):	0	LF:	828.7
停搏/后小时间隔(%):	0	最长RR间期:		VLF:	1229.5

室性节律		室上性节律		停搏	
单个:	5013	单个:	22	约搏大于2.0秒	0
成对(阵)共6696个室早:	3048	成对(阵)共室上性:	0	最长约搏:	0
二联律(阵)共12885个室早:	1319	二联律(阵)共室上性上早:	0	QT	
连搏(阵)共192个室早:	48	三联律(阵)共室上性上早:	0	最大QT:	429
连搏(阵)共2083个室早:	683	连搏(阵)共个室上早:	0	最大QTc:	445
最长连续室早:	5/4:81	最长室上连续:		平均QT:	349
最快心率连续室早:	208bpm/21:59	最快室上性:		平均QTc:	389
最小心率连续室早:	78bpm/20:13	心房颤动/心房扑动:			

	ST1 (II)	ST2 (V1)	ST3 (V5)
ST改变分钟总数:	0	0	0
最大ST压低:	0	0	0
最大ST抬高:	0	0	0

结论

监测动态心电图24小时00分钟。平均心率是78 bpm。最慢心率是49 bpm,发生于05-28 7:22。最快心率是126 bpm。发生于05-28 12:41。室性早搏有26261个(每小时1094个),有683阵室性连发和3048阵成对室早。有1319阵室性二联律和48阵室性三联律。室上性早搏有22个。

窦性心律
频发室早,部分成对出现,部分呈二、三联律,短阵室速
偶发房早
ST-T改变

医生签名: _____

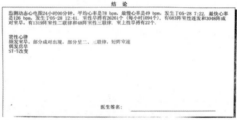
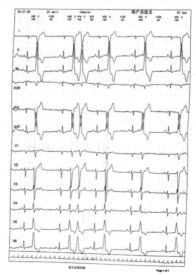

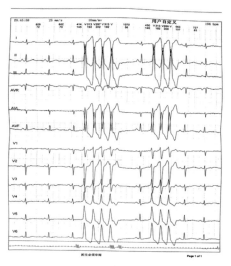

B. 2016 年 5 月 27 日

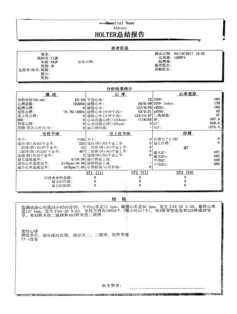

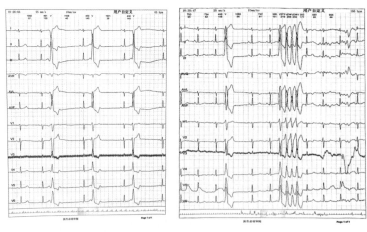

C. 2017 年 4 月 19 日

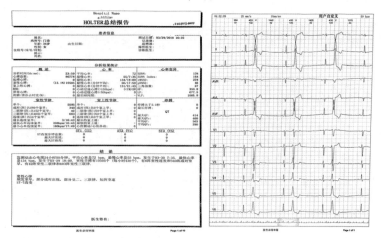

D. 2018 年 3 月 29 日

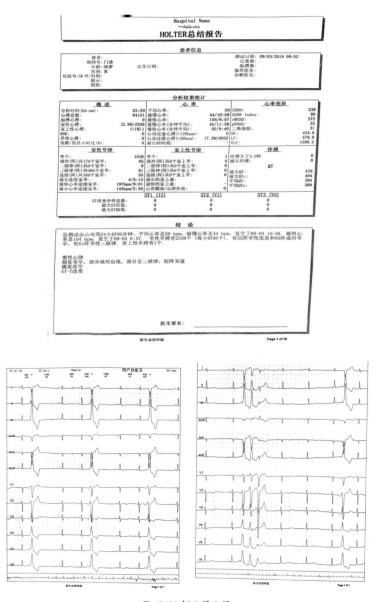

E. 2019年9月3日

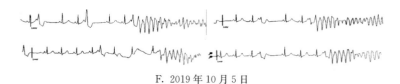

F. 2019 年 10 月 5 日

图 7-8 既往 24 小时动态心电图报告

3. 既往超声心动图(2016 年 8 月 24 日)(行射频消融术期间)

见图 7-9。

首都医科大学附属北京朝阳医院
超声心动图检查报告单

患者编号:20160824402

姓名:	性别:女	年龄:32岁	科别:心内科
住院号:1559366	床号:B1128-A	ID号:0020043512	检查方式:经胸

主动脉: 窦部内径 26mm   升主动脉内径 30mm
左心室: 舒张末内径 52mm   收缩末内径 40mm   射血分数 63%   室间隔厚度 7mm   后壁厚度 8mm
肺动脉: 主肺动脉内径 23mm
右心室: 基底内径 27mm
左心房: 前后径 32mm   左右径 34mm   上下径 47mm
右心房: 左右径 30mm   上下径 43mm
二尖瓣: E峰 118cm/s   A峰 84cm/s
主动脉瓣: 收缩峰值流速 163cm/s   峰值压差 10.6mmHg
肺动脉瓣: 收缩峰值流速 92cm/s   峰值压差 3.4mmHg

检查所见:
1、左室轻度增大,余房室腔内径正常范围。
2、室间隔及左右室壁厚度正常,各节段运动协调,收缩幅度及增厚率正常。
3、左室射血分数正常。
4、各瓣膜形态、结构、启闭未见明显异常,收缩期二尖瓣、三尖瓣探及微量反流。
5、主动脉窦、升主动脉内径正常,肺动脉内径正常。
6、心包未见明显异常。

检查提示:
    左室增大

图 7-9   2016 年 8 月 24 日超声心动图报告单

4. 既往胸正位片(2016 年 8 月 18 日)(行射频消融术期间)

影像所见:胸廓对称,双肺纹理清晰,双侧肺门影不大,纵隔不宽,心影不大,双侧膈面光滑,双侧肋膈角锐利。

影像诊断:胸片未见明显异常。

5. 既往射频消融术记录(2016年8月24日)

患者取平卧位,连接多导电生理仪,常规消毒铺巾,1%利多卡因局部麻醉,穿刺右侧股静脉成功后置入6F、8F静脉鞘管。心电图示窦性心律、频发室性期前收缩、短阵室速。体表心电图Ⅱ、Ⅲ、aVF导联呈R形,Ⅰ导呈QS型,aVR、aVL呈QS型,V_1呈rS型,移行在V_4导联,晚于窦性移行,考虑右心室室性期前收缩可能。在CARTO－3系统指引下送入蓝把CARTO TC导管行右心室流出道重建,行室性期前收缩激动标测,在右心室流出道前交界偏游离壁侧激动最早,起搏图形与自身室性期前收缩图形相似,于该处以20 W、45℃消融,室性期前收缩消失,巩固消融共619秒。结束手术,拔除鞘管,穿刺部位压迫止血,无菌纱布覆盖,患者安全返回病房。术后诊断:右心室流出道室性期前收缩。

【下一步诊疗策略】

(1) 患者发现频发室性期前收缩时即存在R－on－T现象(R－on－T综合征),最近却频发室颤的原因是什么? 面对频发室颤,我们应该如何处理?

药物治疗:停用索他洛尔。给予以下药物:①利多卡因;②艾司洛尔;③硫酸镁;④琥珀酸美托洛尔;⑤门冬氨酸钾镁片(潘南金)。

患者入院后未再出现室颤发作,但有短阵室速发生,经过药物治疗后病情趋于平稳。

(2) 最适合患者的治疗策略是什么?

可采用植入式心脏复律除颤器(ICD)或射频消融术治疗室

性期前收缩,但患者目前室性期前收缩较少,又对 ICD 抵触,ICD 与射频消融术的治疗顺序需均衡。

　　(3) 如果考虑是获得性长 QT 综合征(LQTS),消除诱发因素后,是否需要 ICD 治疗?

　　该患者随后同时实施了射频消融术及 ICD 的植入(图 7 - 10、7 - 11)。

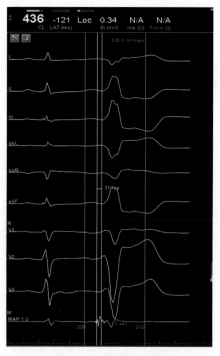

图 7 - 10　治疗中心电图

　　示肢体导联Ⅱ、Ⅲ、aVF 导联正向且有切迹,预测室性期前收缩起源高位游离壁;Ⅰ导联呈 qs 型,预测室性期前收缩起源偏左前胸;V$_1$ 导联为大 Q 波,移行在 V$_4$,预测室性期前收缩起源偏右心室流出道游离壁的可能性大

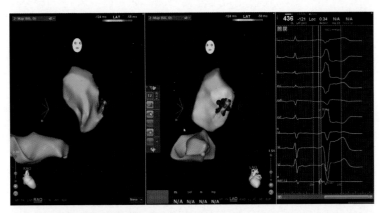

A. 对右心室流出道进行标测,找到前游离壁位置为最早激动点(青色),激动时间提前 31 毫秒

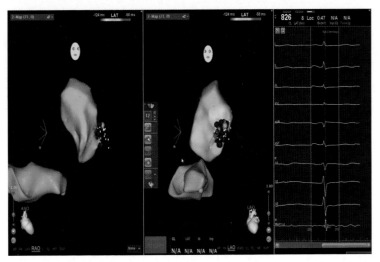

B. 需要 2 次给予异丙肾上腺素激发才能出现 1 个以温控模式,在"青色点"处进行消融

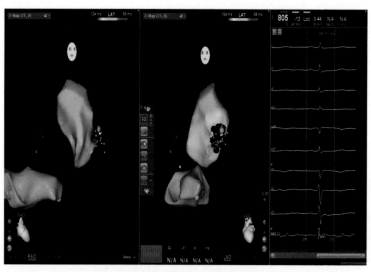

C. 围绕"青色点"周围进行巩固消融，期前收缩消失，反复给予异丙肾上腺素，观察
  40分钟，期前收缩未再出现

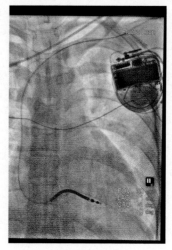

D. 同时植入 ICD

图 7 - 11　消融过程

【随访】出院后一直口服琥珀酸美托洛尔缓释片(倍他乐克),每日 47.5 mg,以及门冬氨酸钾镁片(潘南金)。

1. 出院时心电图(2019 年 10 月 19 日)

见图 7-12。

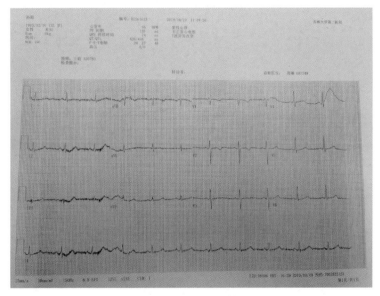

图 7-12 出院时心电图

2. 出院后随访心电图(2019 年 11 月 15 日)

见图 7-13。

3. 出院后随访 24 小时动态心电图(2019 年 11 月 19 日)

示基础心律为窦性心律,平均 64 次/分,室上性早搏 1 次。

4. 出院后 ICD 程控(2019 年 11 月 20 日)

见图 7-14。

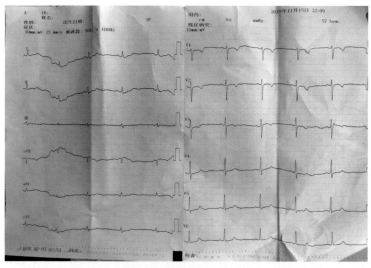

图 7-13　出院后随访心电图

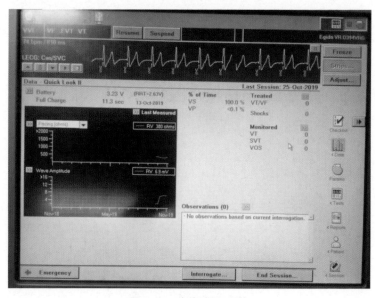

图 7-14　出院后 ICD 程控

截至目前,随访未发现患者室性期前收缩,ICD 程控亦未诱发出室速、室颤。

◼ 学 习 讨 论

1. 关于 R-on-T 室性期前收缩

(1) 定义:

1) 1949 年,Smirk 最早提出 R-on-T 室性期前收缩的概念——R 波与 T 波重叠(R waves interrupting T waves),并认为,在一定情况时,R-on-T 室性期前收缩可诱发室速/室颤(VT/VF)。此后有人相继报道 R-on-T 可诱发室性快速心律失常或室颤。

2) R-on-T 室性期前收缩的定义:R-on-T 室性期前收缩是指室性期前收缩落在前一心动周期的 T 波上,通常在 T 波顶峰之前 30 毫秒处(易损期)。临床上可将 R-on-T 现象分为两类,一类为 A 型 R-on-T 室性期前收缩,发生在 QT 间期正常时;另一类为 B 型 R-on-T 室性期前收缩,发生在 QT 间期延长时。

(2) 危害性分级:

1) 曾普遍认为这种早周期的室性期前收缩容易引起室速或室颤。故劳恩(Lown)提出一个室性期前收缩分级法,依其严重性,将室性期前收缩分为 5 级,认为 R-on-T 是严重的濒危性心律失常的先兆。

2) 传统室性期前收缩分类是按照 1970 年 Lown 和 1971 年沃尔夫(Wolf)分级系统进行。根据室性期前收缩发生的频率

及危害性分为0~5级,其中第4级分为a和b两个亚级。分级标准如下:

0级:无室性期前收缩。

Ⅰ级:偶发室性期前收缩(accidental VP),每分钟少于1次或每小时少于30次或24小时少于100次。

Ⅱ级:多发室性期前收缩(multiple VP)或频发室性期前收缩(frequent VP),每分钟多于6次或每小时多于30次或24小时多于100次。

Ⅲ级:多形性室性期前收缩(multiform VP)或多源性室性期前收缩(multifocal VP)。

Ⅳa级:联律性室性期前收缩(bigeminy VP)或<3次连发的成对室性期前收缩(couplet VP)。

Ⅳb级:≥3次连发的成串室性期前收缩(group VP),或短暂性阵发性室速(short paroxysms VP),简称短阵室速。

Ⅴ级:R-on-T室性期前收缩,即室性期前收缩的R波落在前一个窦性激动的T波上。

3) Lown室性期前收缩的分级标准对临床症状的判断有一定的帮助。Lown分级≥Ⅲ级的室性期前收缩,有学者称之为高危室性期前收缩,认为其是诱发快速性室速及室颤的先兆。但对R-on-T室性期前收缩临床意义的评价争议较大。目前比较一致的意见是:R-on-T室性期前收缩虽然分在危险性最高级别,只有极少数发生在心室易损期的室性期前收缩可能诱发恶性室性心律失常。而绝大多数R-on-T室性期前收缩还是安全的。

(3) 高危因素:

1) 由于 R－on－T 室性期前收缩容易落入心室易损期而能诱发室速或室颤,因此被认为是具有潜在危险的室性期前收缩,特别是发生在急性心肌梗死的患者。部分研究者对此持有异议。

2) R－on－T 室性期前收缩能否诱发恶性室性心律失常,可能与下列因素有关:①心脏的基础状态。器质性心脏病患者存在快速室性心律失常的发生基质,心室的易损期可能病理性增宽,使 R－on－T 室性期前收缩易诱发室速、室颤;而健康者出现 R－on－T 现象时常无严重后果。②自主神经系统。资料表明,交感神经功能与快速室性心律失常密切相关。器质性心脏病患者交感神经兴奋时,心室肌的室颤阈值降低,易诱发室速、室颤。③刺激强度。植入 ICD 的患者术中测试时,高电压、强电流的刺激易诱发室颤,而心脏电生理检查程序刺激扫描过程中,低频、低能量的刺激不易诱发室颤。④R－on－T 室性期前收缩出现的时间。只有出现在心室易损期的室性期前收缩才易诱发快速室性心律失常。因此,判断 R－on－T 型室性期前收缩的危险性时,需结合临床综合判断,才能正确地对室性期前收缩进行评价和预后评估。

(4) 诱发 VT/VF 机制:R－on－T 室性期前收缩的形成及能否诱发 VT/VF 的机制复杂。目前认为的机制如下。

1) 心室易损期理论:正常时,T 波顶峰前 20～30 毫秒的范围称为心室易损期,此时心室肌细胞的相对不应期刚刚开始或马上开始,使其不应期离散度大,再加上病理因素能使室颤发生阈值降低时,落入该期的 R－on－T 室性期前收缩则可诱发 VT/VF。

2) 触发机制:在病理或遗传因素的作用下,心室肌或浦肯野纤维细胞动作电位的复极 3 相发生瞬时内向电流时,可形成一次新的除极(3 相早期后除极,EAD)。参与 EAD 的离子机制包括 L 型钙离子通道的再次激活,肌质网释放大量 Ca^{2+},导致钠钙交换体的活性增强。

3) 其他机制:R-on-T 室性期前收缩还能通过自律性增高等机制诱发并维持 VT/VF。

(5) 分型:皮克(Pick)和兰根多尔夫(Langendorf)将 R-on-T 综合征分为 A 型和 B 型两种。①A 型 R-on-T 室性期前收缩:期前收缩配对间期缩短而 Q-T 间期正常。②B 型 R-on-T 室性期前收缩:Q-T 间期延长而配对间期相等。

在 Q-T 间期正常的情况下,室性期前收缩是否引起反复性室速,取决于其期前收缩的配对间期的缩短,当期前收缩配对间期与 Q-T 间期两者之比<1 时发生室速,此种现象称为 A 型 R-on-T 综合征。A 型比较少见并可发生于正常的心脏。其可能机制系心脏在复极时心室不应期尚处于不均匀状态提早激动引起多发折返而形成室速。

配对间期恒定的室性期前收缩是否引起反复性室速,取决于前一次心动周期的长度。可能是由于长的心动周期影响了心脏复极的时限(Q-T 间期延长),促使不均匀的心室复极更加扩散,更增加了心室肌内多发性折返的产生而形成室速,此种现象属 B 型 R-on-T 综合征。

我们认为这种分型对临床用药、治疗具有重要意义。

1) A 型 R-on-T 综合征:正常 QT 间期伴极短联律间期多形性室速是一种少见的特殊类型的室速,其心电图最具特征的是正常 T、极短联律间期(常<300 毫秒)和 R-on-T 现象,

当室性期前收缩联律间期与 Q-T 间期之比<1 时易发生室速。

其发生机制复杂,多与下列因素有关:交感神经兴奋,触发机制及折返机制引起。目前观点多认为与 EAD 关系密切。EAD 通常发生在动作电位的 2 相平台期或 3 相早期,可以表现为一次提早激动,临床上可诊断为期前收缩,也可以在膜电位甚低的条件下(即负值较少)发生连续激动,即形成阵发性心动过速或颤动。但是,这些除极活动与一般心肌组织的除极不同,其除极电流并非由钠离子流带动,而是由内向钙离子流所引起。在动作电位的这一阶段,钠离子通道已处于失活状态,钙离子为最活跃的离子流。平台期或 3 相早期可大致相当于体表心电图中的 ST 段或 T 波起始部时段,因此,这一电活动如发生在心室,则心电图可表现为特殊类型的室性期前收缩,即 Q-T 间期正常、联律间期极短的 R-on-T 室性期前收缩,并可能发展为快速的多形性室速,极易与尖端扭转型室速(torsades de pointes,TdP)相混淆。由于这一 EAD 发生得如此之早,钠离子通道尚处于失活状态,因此,以阻断钠离子通道为特征的 I 类抗心律失常药不可能发挥作用,而钙离子通道阻滞剂对这类心律失常极为有效。

2) B 型 R-on-T 综合征:本次病例汇报患者既往多次监测 24 小时动态心电图检查,回顾动态心电图示:全天频发室性期前收缩,且大部分呈插入性,多呈 R-on-T 室性期前收缩,联律间期 350～410 毫秒,形态多相近,Q-T 间期 389～460 毫秒。2019 年 2 月后开始口服索他洛尔＋门冬氨酸钾镁片(潘南金),2019 年 9 月监测 24 小时动态心电图可见 Q-T 间期较前延长,为 389～484 毫秒,联律间期仍为 350～410 毫秒,患者于

2019 年 10 月 4～5 日频发 R - on - T 室性期前收缩诱发室速、室颤,来我院时 Q-T 间期为 526 毫秒。这种联律间期恒定的室性期前收缩因 Q-T 间期延长,Q-T 间期离散度增加心室肌的兴奋性、不应期、传导性等电生理特性出现明显差异,促使不均匀的心室复极更加离散,增加了心室肌细胞内多发性折返的产生,进而形成室速,故该患者这一现象为 B 型 R - on - T 综合征。

本例患者暂未找到器质性心脏病证据,考虑药物导致 Q-T 间期延长的可能性较大,为获得性长 QT 综合征。

2. 关于长 QT 综合征

长 QT 综合征(long QT syndrome,LQTS)亦称 Q-T 间期延长综合征,是一种心室复极时程延长、不均一性增大的疾病。心电图上表现为 Q-T 间期延长、T 波和(或)U 波异常。期前收缩后的代偿间歇及心率减慢时易于发生尖端扭转型室速。临床表现以晕厥、搐搦或猝死为特征的临床综合征。LQTS 可以是先天性,也可以是获得性。先天性 LQTS 是一种由基因缺陷引起复极异常的遗传性心脏病。获得性 LQTS 是指由药物、心脏疾病(心力衰竭、心肌缺血、心动过缓等)或者代谢异常等因素引起的以可逆性 Q-T 间期延长伴 TdP 发作的临床综合征,其中药物性 LQTS 最常见。

美国心脏协会/美国心脏病学学会 2010 年发表的院内获得性 LQTS 防治建议中,推荐 QTc 正常值男性为 470 毫秒,女性为 480 毫秒。不论女性或男性,QTc>500 毫秒都属于明显的异常。

(1) 引起 Q-T 间期延长和诱发 TdP 的抗心律失常药物:丙吡胺(disopyramide)、普鲁卡因胺(procainamide)、奎尼丁

(quinidine)、索他洛尔(sotalol)、依布利特(ibutilide)、多非利特
(dofetilide)。

(2) 引起 Q-T 间期延长和诱发 TdP 的非抗心律失常药物：
见表 7-1。

表 7-1　诱发 TdP 的非抗心律失常药物

类别	药物
钙离子通道阻滞剂	普尼拉明、苄普地尔、特罗他林(均可诱发 TdP，均退出市场)
抗精神病药	硫利达嗪、氯丙嗪、氟哌啶醇、氟哌利多、阿米替林、去甲替林、丙咪嗪、地昔帕明、氯咪帕明、马普替林、多塞平、锂、水合氯醛、舍吲哚(在英国已退出市场)、匹莫齐特、齐拉西酮
抗组胺药	特非那定(在美国已退出市场)、阿司咪唑、苯海拉明、羟嗪、依巴斯汀、氯雷他定、咪唑斯汀
抗生素和抗疟药	红霉素、克拉霉素、酮康唑、喷他咪、奎宁、氯奎、卤泛群、金刚烷胺、司帕沙星、格帕沙星(已退出市场)、五价锑甲葡胺
5-羟色胺激动剂/拮抗剂	酮色林、西沙必利(在美国及英国已退出市场)
免疫抑制药	他克莫司
抗利尿激素	加压素
其他药物	腺苷、有机磷、普罗布考、罂粟碱、可卡因

(3) 住院患者发生 TdP 的危险因素：见表 7-2。

表 7-2　住院患者发生 TdP 的危险因素

临床易识别的危险因素
　QTc>500 毫秒
　　类似 LQTS 的复极：切迹，TP-TE 时间长
　应用延长 Q-T 间期的药物
　　多种药物合并应用
　　快速静脉输注
　心脏疾病
　　心力衰竭

    心肌梗死
高龄
女性
低血钾
低血镁
低血钙
应用利尿剂
肝脏药物代谢受损(肝功能异常或药物间相互作用)
心动过缓
    窦性心动过缓、心脏阻滞、不全阻滞伴心脏停搏、期前收缩导致的长短周期
现象
    多种危险因素合并存在
临床隐匿的危险因素
    隐性先天性 LQTS
    基因的多态性

3. 获得性 LQTS 和 TdP 的处理

(1) 药物引起 Q-T 间期延长和 TdP 的患者,首要的措施是立即停止明确或可能诱发 TdP 的药物并进行连续的 QTc 间期监测。

(2) 在使用某种导致 Q-T 间期延长的药物后出现预警性心电图时,除按前述的要求停药外,还应立即给予如下处理:

1) 患者的 TdP 不能自行终止或蜕化为室颤,应立即实施电复律。

2) 对于药物引起的 Q-T 间期延长及 TdP 发作的患者,应静脉注射硫酸镁。无论血镁水平如何,静脉注射硫酸镁均是终止 TdP 的一线药物。

3) 对心动过缓和明显长间歇依赖者可考虑经静脉心房或心室临时起搏,起搏频率维持 80 次/分左右。某些患者可能需

要更快的频率。

4）若为完全或高度房室传导阻滞,明显窦性心动过缓,在等待临时起搏时,可以短时使用提高心率的药物,如阿托品、异丙肾上腺素。

5）获得性 LQTS 致 TdP 往往合并低血钾。药物和低血钾协同可使 TdP 的发生率增加。因此积极补钾也是治疗措施之一。

6）抗心律失常药在获得性 LQTS 和 TdP 中的治疗价值有限。虽然有建议考虑使用利多卡因和美西律,但这不是治疗和预防的主要措施。在心动过缓但已经接受起搏的患者,可以考虑使用 β 受体阻滞剂。

四　点　评

关于该患者 ICD 植入的时机及必要性是此次病例讨论的重点。目前这个问题没有明确的答案,需要我们在以后的医疗工作中根据每个患者的具体情况认真思考及抉择。

8

对付晕厥有新招

首都医科大学附属安贞医院

专培医师：戴雯莉　戈晓珍

指导老师：吴嘉慧　陈立颖

2019 年 9 月 18 日

病史资料

【患者】女性，66 岁。2014 年 10 月 20 日入院。

【主诉】发作性心悸 2 年，加重 20 余天，晕厥 2 次。

【现病史】2 年前，患者无明显诱因出现阵发性心悸，无胸闷、胸痛、大汗、恶心、呕吐等，无黑矇、晕厥，每次持续 1 小时左右，可自行缓解，起初平均每月发作 1 次。就诊当地医院行心电图诊断为"心房颤动"，后长期服用倍他乐克（具体剂量不详）治疗，用药期间患者偶有心悸发作。

20 余天前（2014 年 9 月 28 日），患者于晚间看电视时突发黑矇，随即晕厥，无口角歪斜、肢体障碍、大小便失禁等，持续数秒钟自行恢复意识,发作前自觉心悸,无胸痛、胸闷,无恶心、呕吐,无面色苍白,无便意等不适。次日就诊我院门诊,停用倍他乐克,行 24 小时动态心电图(见后述),过程中再发晕厥。此后患者心悸加重,一天可发作数次,时伴头晕、黑矇,共发作晕厥 2 次。

【既往史】高血压病史 20 余年,最高 200/110 mmHg,规律服用硝苯地平控释片,血压控制欠佳,血压波动在 130～160/90～100 mmHg。5 年前患者于当地医院行冠状动脉造影检查提示冠脉狭窄 50%～70%,具体不详,后予以冠心病二级预防药物治疗。糖尿病病史 2 年,未服药物治疗,未规律监测血糖。7 年前行双膝关节置换术。

【个人史、婚育史及家族史】无特殊。

【入院查体】体温 36℃,脉率 88 次/分,呼吸 20 次/分,血压 163/96 mmHg。神清,精神可。颈静脉无充盈。双肺呼吸音清,未闻及干、湿性啰音及胸膜摩擦音。叩诊心浊音界无扩大。心率 88 次/分,心律齐,各瓣膜未闻及病理性杂音,无心包摩擦音。无异常血管征。腹部查体(一)。神经生理反射存在,病理反射未引出。脑膜刺激征阴性。双下肢无可凹性水肿。

【入院辅助检查】

1. 实验室检查

(1) 血生化:尿酸 511.9 μmol/L、血糖 6.26 mmol/L、肌酸激酶 206 U/L、总胆固醇 6.12 mmol/L、低密度脂蛋白胆固醇 4.14 mmol/L、$[K^+]$ 3.7 mmol/L。

(2) 血糖:糖化血红蛋白(HbA1c)6.7%。

(3) 脑钠肽(BNP):76 ng/L(参考值 0～100 ng/L)。

(4) 心肌损伤标志物:血清肌钙蛋白Ⅰ(cTnI)0.03 μg/L

(参考值 0~0.04 μg/mL)。

(5)血、尿、粪便常规,甲状腺功能 5 项,凝血功能 5 项等:未见明显异常。

2. 影像学检查

(1)入院即刻心电图:窦性心律,心率 69 次/分,P-R 间期 145 毫秒,QT/QTc 371/391 毫秒(图 8-1)。

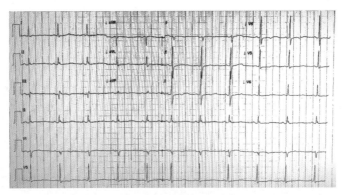

图 8-1 入院即刻心电图
示窦性心律

(2)超声心动图:见图 8-2。

(3)胸片:双肺纹理粗重,余未见异常。

(4)24 小时动态心电图:2014 年 9 月 29 日患者行 24 小时动态心电图(Holter)检查过程中再发晕厥,Holter 示:心房颤动伴房颤终止时窦性停搏(R-R 间期>4 秒:90 次;>5 秒:55 次;>6 秒:22 次;>7 秒:27 次;>8 秒:6 次;最长 R-R 间期:10.85 秒)(图 8-3)。

【初步诊断】①心律失常,阵发性心房颤动伴窦性停搏;②冠状动脉粥样硬化性心脏病;③高血压病,3 级,很高危;④2

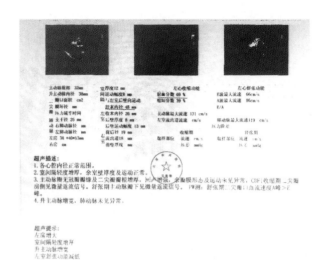

图8-2 超声心动图报告单

示左心房增大,室间隔轻度增厚,升主动脉增宽,左心室舒张功能降低

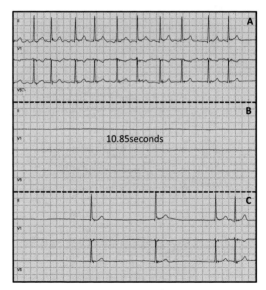

图8-3 24小时动态心电图

示心房颤动伴房颤终止时窦性停搏

型糖尿病;⑤高脂血症;⑥高尿酸血症。

▇ 诊 疗 思 路

1. 鉴别诊断

晕厥为患者本次就诊的主要原因之一,需对患者晕厥进行鉴别诊断(图8-4)。

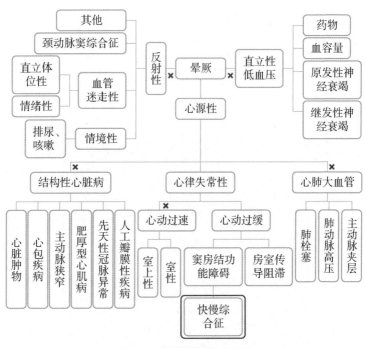

图8-4 晕厥的鉴别诊断导图

(1) 真性晕厥:根据 2018 年欧洲心脏病学会(ESC)晕厥指南。

1) 晕厥定义：由于脑灌注不足引起的短暂性意识丧失（TLOC）。具有发生迅速、持续时间短、能自行完全恢复三大特点。

2) TLOC定义：真正的或表现为意识丧失的一种状态。具有意识丧失期间记忆缺失、运动控制异常、反应能力丧失、持续时间短暂等特点。

3) 该患者具有上述特征，故晕厥诊断明确。

（2）晕厥病因鉴别：根据2018年ESC晕厥指南，晕厥可分为神经介导的反射性晕厥、直立性低血压性晕厥、心源性晕厥。

1) 患者晕厥发作时多为坐位，无长期久站病史，没有恐惧、疼痛等情绪性及躯体性刺激等诱因，也不处于咳嗽、排尿等特殊情境之中，也没有转头、衣领过紧等颈动脉窦过敏的诱因，同时患者晕厥发作前不伴有冷汗、面色苍白、恶心、呕吐等迷走神经兴奋表现，故反射性晕厥可能性小。

2) 患者晕厥发作与体位改变无明显相关性，无利尿剂、血管扩张剂等特殊用药史，无腹泻、呕吐、脱水等引起血容量下降的因素。患者虽有糖尿病病史，但病史短，仅为2年，入院查HbA1c为6.7%，故糖尿病神经病变可能性小。综合上述分析，患者直立性低血压性晕厥可能性小。

综合上述分析，患者晕厥的原因主要考虑为：①心源性、结构性心脏病方面。患者有冠心病病史，既往冠脉CTA提示冠脉50%～70%狭窄，但患者两次晕厥前无明显胸痛，心电图无明显ST-T段改变，心肌损伤标志物正常，故冠脉缺血所致晕厥可能性小。超声心动图提示患者室间隔轻度增厚（为12 mm），但患者既往有高血压病病史20余年，血压控制不佳，超声心动图显示IVS/LVPW<1.3，无左心室流出道梗阻，

SAM(一),肥厚型心肌病可能性小;瓣膜、心包方面超声心动图无阳性发现,考虑结构性心脏病所致晕厥可能性小。②心、肺大血管方面:患者主动脉轻度增宽,平素血压控制不佳,但患者晕厥发作时无胸前区撕裂样疼痛,超声心动图也未见明显剥脱内膜片,故主动脉夹层可能性小。患者无长期卧床等下肢静脉血栓高危因素,晕厥发作前无胸痛、呼吸困难等不适,血 D-二聚体正常范围,超声心动图未见肺动脉高压、右心室增大、三尖瓣反流等征象,故肺栓塞、肺动脉高压可能性小。

患者晕厥发作当日,24 小时 Holter 明确记录到多次房颤终止时出现窦性停搏,最长 R-R 间期达 10.85 秒,故考虑患者晕厥的主要原因为房颤终止时窦性停搏所致。

【入院后治疗】

（一）药物治疗

1. 抗栓方面

（1）房颤方面:患者脑卒中评分(CHA2DS2-VASc)＝4 分,根据 2016ESC/EACTS 房颤指南,男性 CHA_2DS_2-VASc≥2 分,女性≥3 分推荐抗凝治疗,结合患者经济情况,给予华法林 3 mg,睡前一次抗凝治疗,监测 INR(控制在 2.0～3.0 之间)。

（2）房颤合并稳定型冠心病方面:根据 2016 ESC 房颤管理指南,合并稳定型冠心病 12 个月内未行冠脉介入治疗的房颤患者推荐使用单一的口服抗凝药物(OAC)治疗,故未给予患者阿司匹林、氯吡格雷等抗血小板药物治疗。

2. 冠心病二级预防方面

予以患者硝苯地平控释片(拜新同)30 mg,每日 1 次;氯沙

坦钾片(科素亚)100 mg,每日 1 次降压;阿托伐他汀钙片
20 mg,睡前一次调脂、稳定斑块等药物治疗。

(二) 介入治疗

(1)欧美最新指南均积极推荐对药物治疗无效的房颤进行
导管消融治疗。

(2)2018AHA/ACC/HRS 心动过缓和心脏传导延迟指南
指出对于伴有症状的快慢综合征患者植入永久起搏器是合理
的,为Ⅱa类推荐。

(3)近年来一些临床试验报道,快慢综合征患者行导管消
融后可避免永久起搏器的植入,基于这些临床试验结果
2018AHA/ACC/HRS 心动过缓和心脏传导延迟指南认为对于
那些心动过缓与房性心律失常相关的快慢综合征患者,消融治
疗房性快速心律失常或可避免安装起搏器,为Ⅱa类推荐。

(4)目前缺乏专门验证永久性心脏起搏在快慢综合征患者
中应用的随机试验,起搏器植入后可解决由心动过缓引起的相
应症状,也可为抑制心率药物的使用提供保证,但是起搏器植入
不能改变患者心脏节律,大多数患者植入起搏器后仍为房颤节
律。这种情况一方面患者需要长期口服抗凝药物,增加了出血
风险;另一方面这样治疗房颤时心房无效收缩,失去心房辅助泵
功能,易诱发或加重心力衰竭。植入心室单腔起搏器患者,右心
室单心室起搏,无法保证双室同步,这类患者同样更易出现心力
衰竭,日后面临起搏器升级和更换问题。研究表明,房颤可导致
窦房结电及解剖重构,从而导致房颤终止时窦性停搏的出现,而
导管消融后恢复窦性心律的患者窦房结电及解剖重构可发生逆

转,从而消除窦性停搏等缓慢型心律失常。故导管消融后转为窦性心律的患者,一方面可消除房颤终止时的窦性停搏,另一方面可使患者恢复窦性节律,保证房室同步,减少心力衰竭的发生。基于以上考虑,对患者进行射频消融治疗。

射频消融治疗过程如下(图 8-5):

1) 术前经食管超声心动图检查:双侧心房及双心耳内未见血栓。

2) 植入冠状静脉窦电极,成功房间隔穿刺。行左心房-肺静脉造影,未见畸形。盐水导管行环肺静脉电隔离。验证肺静脉电隔离后,可见较多房性期前收缩,考虑为上腔静脉起源。行上腔静脉隔离。右心房 S_1S_2 200 毫秒刺激未诱发心动过速。

3) 窦房结功能正常:窦房结恢复时间(SNRT)1 498 毫秒,校正窦房结恢复时间(CSNRT)为 478 毫秒(正常值:SNRT<1 500 毫秒;CSNRT<550 毫秒)。

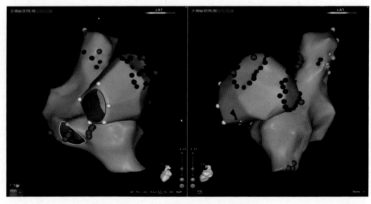

图 8-5 射频消融治疗示意图

【随访情况】

(1) 术后多次行 24 小时 Holter 均无窦性停搏及房颤,偶有房性期前收缩、室性期前收缩。患者无心悸、黑朦、晕厥等症状,未发生脑卒中等不良事件。

(2) 术后 3 个月每月复查 24 小时 Holter 均提示窦性心律,无房颤,患者无心悸,服用华法林期间曾间断出现少量口腔出血(定期监测 INR,维持在 2~3),3 个月后停用华法林,随后继续长期予以阿司匹林药物治疗。

▇ 学 习 讨 论

1. 快慢综合征

(1) 定义:2018 年美国心动过缓和心脏传导延迟指南定义:在房速、房扑或房颤等快速心律失常终止时随之出现严重窦性心动过缓、异位房性心动过缓或窦性停搏等缓慢心律失常,属症状性窦房结功能障碍(SND)。

(2) 发展史:1912 年,科恩(Cohn)、刘易斯(Lewis)首次报道了一名阵发性房颤患者短暂的心脏停搏后出现阿-斯综合征。1916 年,莱文(Levine)描述了 4 例患者合并窦房传导阻滞和阵发性房颤。1973 年,卡普兰(Kaplan)等首次提出了快慢综合征这一概念。

(3) 流行病学:目前流行病学方面关于快慢综合征研究较少,大多为房颤合并 SND 的研究。早期 MOST 研究中,2 000 名 SND 患者中 46% 的患者合并有房颤。而美国一项大型研究 ORBIT - AF 实验中,房颤患者中 17.7% 合并 SND,可见房颤合并 SND 的发生率并不低。

（4）机制：房颤等快速房性心律失常可在分子水平引发窦房结解剖及电生理重构，从而对窦房结的自律性和传导性可能产生抑制作用。

埃尔文（Elvan）等通过一项快速起搏诱导犬发生房颤的动物实验，首次证明起搏诱发房颤 2～6 周会引起窦房结功能障碍，而在房颤终止 1 周后窦房结功能可部分逆转。

哈典（Hadian）等在人体上通过短暂的快速的起搏诱导房颤等快速房性心律失常，发现仅 10～15 分钟右心房快速刺激即可明显延长窦房结传导时间（SACT）及 CSNRT，提示短时间快速房性心律失常即可影响窦房结功能。

（5）治疗策略：

1）既往策略：起搏器＋抗心律失常药物。2018 年美国心动过缓和心脏传导延迟指南中，对于心动过速-心动过缓综合征（快慢综合征）患者，有心动过缓引起的相关症状，永久性起搏是合理的，可以提高心率，减少低灌注引起的症状，允许可能加重心动过缓的抗心律失常药物或控制心率药物的使用，为Ⅱa 类推荐。

2）新策略：导管消融治疗。2018AHA/ACC/HRS 心动过缓和心脏传导延迟指南中对于那些心动过缓与房性心律失常相关的快慢综合征患者，消融治疗房性快速心律失常或可避免安装起搏器，为Ⅱa 类推荐。

3）文献依据：我们回顾性分析 2009 年 1 月至 2012 年 6 月在我院行房颤导管消融（ABL 组）或起搏器植入术（PM 组）的两组阵发性房颤相关心动过速-心动过缓综合征患者 100 例，随访 20.1±9.6 个月(图 8-6)。

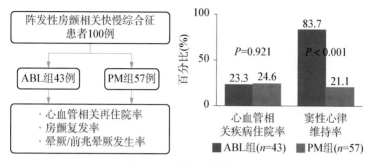

图 8-6 本单位研究的情况

观察分析:心血管相关再住院率两组无显著差异,而窦性心律维持率消融组明显高于起搏器组。

消融组成功维持窦性心律患者均无黑矇、晕厥发作(41/43,95.3%)。共 7 例复发心律失常。其中,1 例植入起搏器;1 例出现黑矇 1 次但无晕厥;5 例虽复发但未出现过黑矇、晕厥等,在试验终止时未行起搏器治疗。

结论:房颤相关心动过缓导管消融可避免起搏器植入。

该研究结果被纳入 2016ESC 房颤管理指南,使得房颤相关心动过缓导管消融避免起搏器置入证据级别由Ⅱb 类升级为Ⅱa 类。

国外研究:日本一项单中心回顾性研究,纳入 280 例阵发性房颤择期射频消融(37 例快慢综合征,TBS),随访 5.8±1.2 年(图 8-7)。

观察分析:86.5%(32/37)患者房颤及快慢综合征均消失。8%(3/37)患者分别于射频消融术后 6.5、3.5 及 5.5 年时安装

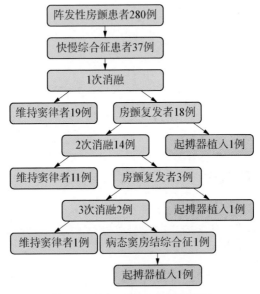

图 8-7 日本一项单中心回顾性研究

起搏器。

结论:导管消融术可以消除大多数快慢综合征患者的房颤及窦性停搏。考虑到此类患者随时间延长窦房结功能有逐渐恶化可能,应予以密切随访。

2. 房颤导管消融术后能否停用抗凝药

(1) 2016 年 ESC 房颤指南:所有行导管消融及外科消融的患者,术后均需口服抗凝药物至少 8 周(Ⅱa 类,B/C)。卒中高危者,明确消融成功后仍应继续抗凝治疗(Ⅱa 类,C)。

(2) 2019 年 AHA/ACC/HRS 房颤指南:不推荐单纯以避免抗凝治疗为目的的导管消融以维持窦性心律(Ⅲ类,C)。

(3) 意大利一项研究,纳入 776 例房颤导管消融术后患者,低危(CHA$_2$DS$_2$ - VASc 积分≤1 分)患者,术后 3 个月 24 小时 Holter 随访无房颤发作,停止抗凝治疗为非抗凝组;高危(CHA$_2$DS$_2$ - VASc 积分≥2 分)患者,术后 3 个月无论有无房颤发作均继续抗凝治疗为抗凝组,平均随访 60.5 个月,两组栓塞事件差异无明显统计学意义。

（4）一项丹麦全国注册研究,纳入 4 050 例首次进行房颤射频消融患者,进行多因素分析发现,血栓栓塞风险仅与既往卒中与高血栓栓塞风险相关,而出血方面口服抗凝治疗与严重出血风险呈显著相关。

（5）一项荟萃分析 16 项队列研究,其中 10 个前瞻性队列和 6 个回顾性队列研究,共纳入 25 177 例房颤行导管消融的患者,其中术后停用口服抗凝药患者 13 166 例,术后继续服用口服抗凝药患者 12 011 例,两组脑血管事件差异无明显统计学意义。

（6）作者单位 CHINA - AF 注册研究,纳入 4 418 例房颤消融患者,平均 CHA$_2$DS$_2$ - VASc 评分 2.4 分,术后 3 个月停止抗凝治疗为非抗凝组,术后 3 个月继续抗凝治疗为抗凝组,平均随访 24 个月。观察发现,停止抗凝的人群中,栓塞事件发生率低[0.92/100(人·年)],尤其是 CHA$_2$DS$_2$ - VASc 评分低的患者。多因素分析发现既往卒中、系统性栓塞、糖尿病病史是术后卒中发生率的相关因素,而术后 3 个月是否停止抗凝治疗并非术后卒中发生率的独立预测因素。

综合上述指南及文献复习,目前关于导管消融术后抗凝策略大多为观察性研究,指南中相关推荐证据级别也较低,缺乏大型随机对照研究证据,存在争议,需更多的大型随机对照研究来解答这一问题。

四 点 评

马长生教授点评

（1）阵发性房颤抗凝治疗策略的选择：

1）目前现状无论阵发性房颤、持续性房颤，根据 2016 ESC/EACTS 房颤指南，CHA_2DS_2 - VASc≥2 分（男性）、≥3 分（女性）抗凝，CHA_2DS_2 - VASc＝1 分（男性）、＝2 分（女性）抗凝，CHA_2DS_2 - VASc＝0 分（男性）、＝1 分（女性）不抗凝。美国指南：CHA_2DS_2 - VASc＝1 分（男性）、＝2 分（女性）抗凝或阿司匹林治疗。

2）临床实践中对于初发、阵发性、发作次数较少的房颤患者是否需要抗凝，是仅仅根据 CHA_2DS_2 - VASc 积分，还是要考虑其他因素，指南没有给出明确建议。最新研究认为房颤负荷（即 24 小时房颤持续时间）很重要。韩国一项研究发现房颤每天持续＞3 小时，更早一项研究发现房颤负荷＞5 小时，房颤的卒中率明显增加，而房颤平均负荷＜3 小时或＜5 小时的卒中率并没有明显增加，但这些研究均为观察性研究。另外，ROCKET - AF 研究后续亚组分析提示，持续房颤患者卒中发生率高于阵发性房颤患者。

3）目前指南规定：CHA_2DS_2 - VASc≥2 分（男性）、≥3 分（女性）房颤患者抗凝。原因之一为不能保证阵发性房颤患者无症状性房颤发作；其二，房颤负荷对房颤的影响大多为观察性研究，不能达到随机对照研究的可靠性，所以临床实践中还是要遵照指南。

4) 作者单位正在进行一项在背心 24 小时 Holter 监测下，评估房颤负荷、房颤患者卒中风险的研究。最新 ESC 大会上也有专家提出手表监测房颤的新方法。未来很有可能在强化监测下，精准评估房颤卒中风险，为房颤抗凝提供更多证据，实现精准治疗，但目前仍需更多可靠研究作为指南修订的依据。

(2) 快慢综合征患者，国内外研究大多支持导管消融治疗，可避免起搏器植入，为快慢综合征患者提供了治疗新策略。

(3) 房颤消融成功是否需要抗凝，大多观察性研究支持 $CHA_2DS_2 - VASc$ 积分低、无卒中病史的阵发房颤消融成功的患者不需抗凝治疗，但缺乏大型随机对照研究，未来需要更多研究来指导临床实践。

葛均波院士点评

(1) 晕厥的原因很多，包括反射性、直立性低血压性及心源性，临床实践中应结合患者的特点进行分析，作出正确诊断。

(2) 房颤导管消融术后是否应继续抗凝治疗，目前没有确切的答案，需更多的研究来指导指南的修订，使指南更加符合临床。

(3) 临床实践遵照指南是重要的，但指南并不能解决所有的临床问题。临床实践中应不断提出问题、发现问题，并积极进行临床研究寻找答案，从而为指南为临床实践提供更多的证据，使得指南更好地服务于临床实践。

洪涛教授点评

(1) 在病史书写方面：该患者的现病史中多次提到"心悸"症状，也是患者本次诊疗活动中主要疾病的最突出的临床表现。

按照现病史要求,应详细描述症状特点(发作时自我感觉心跳有什么变化,快? 慢? 不整齐? 头晕、黑矇及晕厥与心悸的关系。无心悸症状时心率/心律情况、活动耐量。有无肢体活动不利、言语不利等脑缺血表现)。

(2) 在诊断方面:该患者入院诊断为阵发性房颤伴"窦性停搏",但患者的动态心电图中有长达 10.85 秒的长间歇,此时下级起搏点没有及时逸搏,建议考虑诊断为"心脏停搏"。在该患者的电生理检查中,对于窦房结功能进行了评估,但考虑到患者最长停搏时间长达 10.85 秒而其中没有出现下级的逸搏,应该对窦房结以下的传导系统也进行电生理评估。

(3) 在治疗方面:对于心动过缓与房性心律失常相关的快慢综合征,指南对于导管消融和起搏器植入的推荐级别都是Ⅱa类。对于该患者存在频繁长间歇,最长间歇达 10.8 秒,起搏器植入术对患者的风险较小,放弃起搏器将面临较大风险。虽然该患者选择射频消融治疗房颤获得改善,但在日常工作中,对于类似于该患者的临床情况,这个决策能否作为一般规律去遵循,需要根据临床具体情况慎重评估。既然两种方法都可行,在具体选择时需要参考长间歇的频率和最长停搏时间来决定取舍。在电生理检查时也应充分检查各级传导系统的功能。

主要参考文献

1. BRIGNOLE M, MOYA A, de LANGE F J, et al. 2018 ESC guidelines for the diagnosis and management of syncope [J]. Eur Heart J, 2018,39(21):1883-1948.

2. BENUSSI S, KOTECHA D, AHLSSON A, et al. 2016 ESC

guidelines for the management of atrial fibrillation developed in collaboration with EACTS [J]. Eur Heart J，2016，37(38)：2893 - 2962.

3. JANUARY C T，WANN L S，CALKINS H，et al. 2019 AHA/ACC/HRS focused update of the 2014 AHA/ACC/HRS guideline for the management of patients with atrial fibrillation [J]. Circulation，2019，140(6)：e285.

4. KUSUMOTO F M，SCHOENFELD M H，BARRETT C，et al. 2018 ACC/AHA/HRS guideline on the evaluation and management of patients with bradycardia and cardiac conduction delay[J]. Circulation，2019，140(8)：e382 - e482.

9
"心肌肥厚"之谜

中南大学湘雅医院心血管内科

专培医师:陈璐瑶　张成龙　殷世平

指导医师:余再新　漆　泓

2019 年 7 月 3 日

病史资料

【患者】男性,55 岁,2016 年 1 月 9 日入院。

【主诉】反复气促 2 年,加重伴头晕半年。

【现病史】患者 2 年前开始自觉活动后气促,伴胸闷,不伴胸痛、头晕、大汗、面色苍白等,爬斜坡时明显,每次持续数分钟,休息后可逐渐缓解。当地医院就诊,心电图检查提示右束支传导阻滞,一度房室传导阻滞。未予以重视,未行特殊治疗。

2015 年 7 月患者感冒后出现气促,上坡及爬楼等活动时气促明显,可平卧,伴头晕、黑矇、面色苍白、大汗、双下肢乏力,不伴双下肢及颜面部水肿、耳鸣、恶心、呕吐、视物旋转、步态不稳及言语不能等。就诊当地医院,心电图提示三度房室传导阻滞,考虑诊断"病毒性心肌炎",予以相关治疗后好转出院。出院后患者反复气促,2015 年 11 月再次入住当地医院,检查发现心肌肥厚、右侧胸腔积液,考虑诊断"肥厚型心肌病,肺结核",予以抗结核(具体药物不详)、胸穿置管引流、间断利尿(给予呋塞米)等治疗后症状好转出院。

患者出院后气促、头晕症状反复,逐渐出现上腹饱胀感,为求进一步诊治就诊我院,2016 年 1 月 9 日收住我科。

自起病以来,患者大小便正常,食欲欠佳,体重较前未见明显改变。

【既往史】否认"高血压"病史。

【个人史】间断少量吸烟及饮酒 10 余年,已戒烟酒 10 余年。

【婚育史】育有 1 子,儿子及配偶体健。

【家族史】姐姐曾诊断"心脏病"(具体不详),已去世 1 年。

【入院查体】体温 36.8℃,脉率 56 次/分,呼吸 30 次/分,血压 98/72 mmHg。半坐卧位,颈静脉充盈,肝颈静脉回流征阳性。左肺叩诊清音,右下肺叩诊浊音,右肺听诊呼吸音低,双肺底可闻及少量湿性啰音。心前区无隆起,心尖搏动位于左侧第 5 肋间锁骨中线外 1 cm 处,搏动范围 2~2.5 cm,未触及震颤及心包摩擦感;心浊音界叩诊稍向左扩大;心率 62 次/分,心律不齐,可闻及期前收缩,6 次/分,S_1 低,$P_2 > A_2$;各瓣膜区无病理杂音,未闻及心包摩擦音。周围血管征阴性。双下肢对称性凹陷性水肿,水肿范围至双膝关节。

【入院辅助检查】

1. 实验室相关检查(2016 年 1 月)

(1) 血常规:血红蛋白 128 g/L,血小板 128×10⁹/L,中性粒细胞占比 0.756,单核细胞占比 0.128。

（2）尿常规、粪便常规:无异常。

（3）肝、肾功能:总蛋白 63.2g/l,白蛋白 38.1g/L,谷草转氨

酶 43.5 U/L,尿酸 623.5 μmol/L,

三酰甘油 1.66 mmol/L。

（4）C 反应蛋白 70.43 mg/L,

红细胞沉降率 45 mm/h,氨基末端

脑钠肽前体 3 300 ng/L。

2. 胸片（2016 年 1 月）

见图 9-1。

3. 心电图

见图 9-2～9-4。

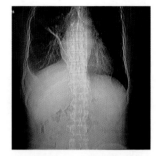

图 9-1　入院时胸片

示右肺感染,右侧胸腔积液

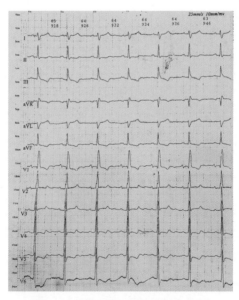

图 9-2　当地医院心电图（2014 年 2 月）

示窦性心律,右束支传导阻滞,一度房室传导阻滞,肢体导联电压偏低

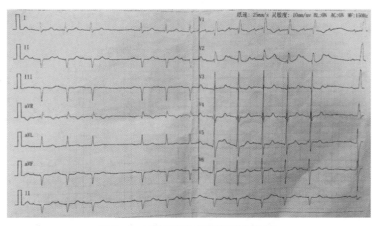

图9-3 当地医院心电图(2015年8月)

示窦性心律,右束支传导阻滞,二度Ⅱ型房室传导阻滞,Ⅱ、Ⅲ、aVF导联呈QS型

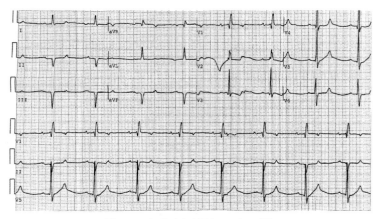

图9-4 入院时心电图(2016年1月)

示窦性心律,右束支传导阻滞,二度Ⅱ型房室传导阻滞(2:1),Ⅱ、Ⅲ、aVF导联呈QS型,V_3、V_4导联可见小q,T波改变提示心肌缺血可能

4. 超声心动图

见图9-5、9-6。

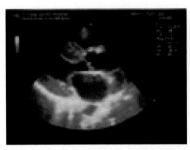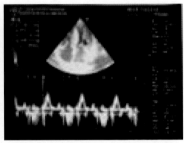

图9-5　当地医院超声心动图(2015 年 8 月)

　　示左心房内径 36 mm,室间隔厚度 14 mm,左心室后壁厚度 13 mm,左室射血分数 60%(其他数据不详)

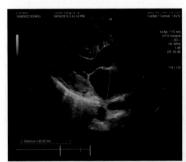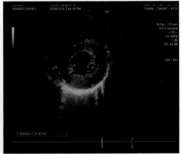

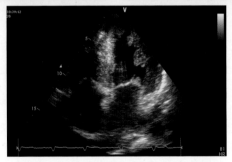

图9-6　入院时超声心动图(2016 年 1 月)

　　示左心房内径 45 mm,室间隔厚度 16 mm,左心室后壁厚度 17 mm,左心室收缩末内径 45 mm,左室射血分数 63%,主动脉内径 27 mm,右心房大小 41 mm×51 mm,右心室收缩末期内径 17 mm。结论:左心房大,室间隔及左心室后壁增厚,二、三尖瓣轻度反流

【初步诊断】①心肌肥厚查因:心肌淀粉样变？肥厚型心肌病？其他；②三度房室传导阻滞；③右侧胸腔积液查因:结核？心力衰竭？其他。

■ 诊疗思路

1. 心肌肥厚查因

55岁中年男性,临床表现为反复气促、头晕,2015年8月当地医院超声心动图及2016年我院超声心动图均提示室间隔及左心室后壁增厚,最厚约17 mm,心肌肥厚诊断明确。主要问题是要明确患者心肌肥厚的原因。根据2017年《中国成人肥厚型心肌病诊断与治疗指南》及《中国肥厚型心肌病管理指南2017》,我们将可能导致心肌肥厚的相关病因总结如图9-7。

根据患者既往无高血压病史,入院后检查未发现血压升高,超声心动图未发现主动脉病变、先心病等异常,再次询问病史无近期过量运动病史,负荷增加所致的心肌肥厚可基本排除。自患者发病以来未发现其他系统,尤其是神经系统受累或能量代谢障碍等表现,超声心动图未发现左心室扩张、射血分数降低,心电图未见预激综合征表现,糖原贮积病、线粒体疾病所致心肌肥厚可能性不大,后续可完善心肌活检以鉴别。患者无肢端肥大表现,实验室检查未见血糖升高等内分泌异常征象,内分泌异常所致心肌肥厚基本排除。再次追溯病史,患者无特殊药物使用史,药物所致心肌肥厚可排除。患者心肌明显肥厚但心电图显示肢导联低电压,体格检查血压偏低,这些符合心肌淀粉样变性的特点,肥厚型心肌病可能性亦不完全排除。综上所述,患者

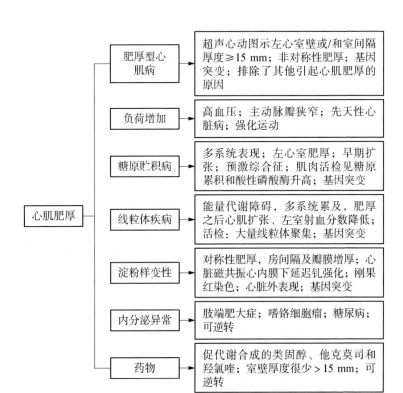

图 9-7　心肌肥厚的相关病因

心肌肥厚的原因主要考虑心肌淀粉样变可能，肥厚型心肌病待排，后续将完善相关检查以进一步鉴别。

2. 三度房室传导阻滞

患者反复头晕不适，曾出现一过性黑矇表现，外院及我院心电图均提示不同程度的房室传导阻滞，诊断明确。

3. 右侧胸腔积液查因

胸片提示右侧胸腔积液，诊断明确。目前积液原因不明，因患者 2015 年当地医院就诊时曾诊断结核并进行一段时间的抗结核治疗,结核不能完全排除。患者反复气促,我院实验室检查氨基末端脑钠肽前体(NT - proBNP)升高,需考虑心力衰竭所致胸腔积液可能性。

【入院后相关检查】

1. 实验室检查

(1) 胸腔积液生化:总蛋白 17.7 g/L,白蛋白 11.1 g/L,乳酸脱氢酶 79 U/L。

(2) 胸腔积液常规:淡黄色、微混,比重 1.018,无凝块,李凡他试验(Rivalta test)阴性,细胞总数 $1\,960\times10^6$/L,白细胞 120×10^6/L,多核细胞 0.30,单核细胞 0.70。

(3) 风湿免疫全套:抗 nRNP/Sm 弱阳性,抗 Sm 弱阳性,抗核抗体阳性(1∶80 颗粒＋包浆颗粒型)。

(4) 尿轻链:κ 轻链 12 mg/L(参考值 0～18.5 mg/L),λ 轻链＜50 mg/L。

(5) 心肌损伤标志物、结核抗体、T - spot、肿瘤全套、血轻链(一)。

2. 心脏 MRI

见图 9 - 8～9 - 11。

3. 心肌活检

见图 9 - 12、9 - 12。

4. 基因检测

患者基因检测结果见图 9 - 14。患者同时具有肥厚型心肌病(肥厚型心肌病 1 型,常染色体突变)与心肌淀粉样变(遗传性甲状腺素转运蛋白相关淀粉样变)的基因突变(表 9 - 1)。

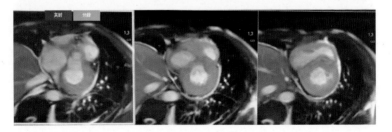

图9-8 HASTE黑血序列

形态学特征:室间隔、左心室壁均匀性向心性肥厚,右心室壁增厚,房间隔增厚

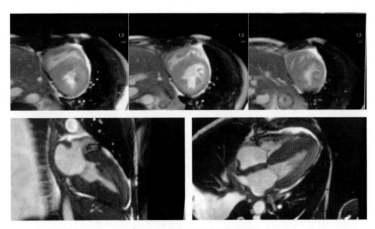

图 9-9　心脏磁共振电影成像

形态学特征:室间隔、左心室壁均匀性向心性肥厚,右心室壁增厚,房间隔增厚,左心室大小基本正常,舒张受限,左心房增大,右侧胸腔积液

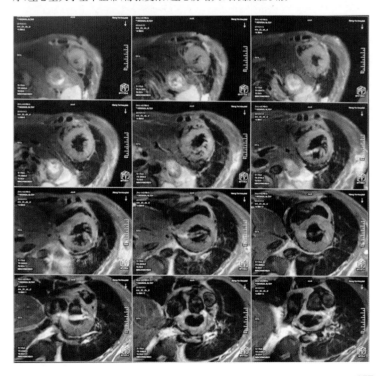

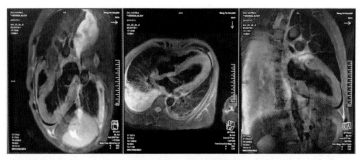

图 9 - 10 T$_2$WI 水肿像

组织学特征:水肿,左心室肥厚心肌信号不均匀增高,提示异常物质沉积

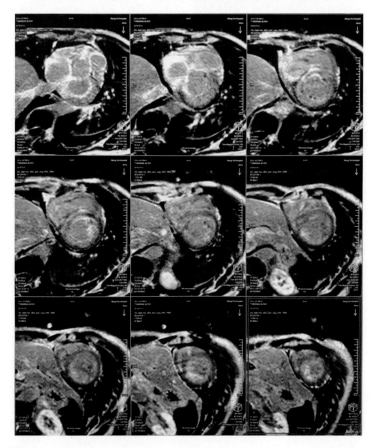

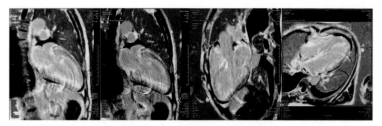

图 9－11　延时钆增强(LGE)MRI

组织学特征:LGE,双心室心内膜下弥漫环形强化,房间隔及左心房壁强化

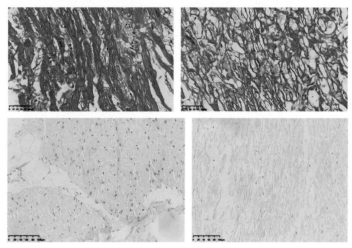

图 9－12　刚果红染色

示弱阳性

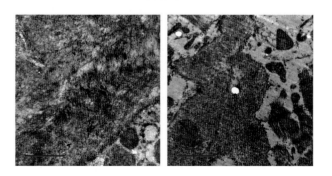

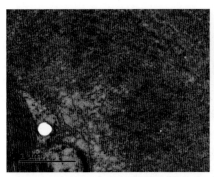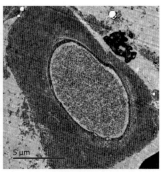

图 9-13　超微电镜

示心肌纤维水样变性及肌丝坏死,可见淀粉样物质沉积

受检者:

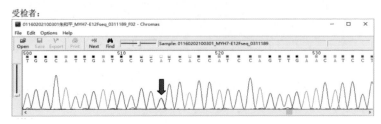

A. *MYH7* 基因 c. 1 322G>A(p. T441M)杂合突变

受检者:

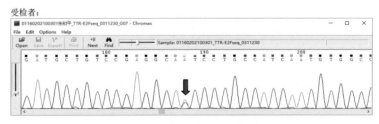

B. *TTR* 基因 c. 128G>A(p. S43N)杂合突变

图 9-14　基因检测结果

表 9-1　患者及患者亲属基因检测结果

基因	核苷酸改变	NM 号	纯合/杂合	氨基酸改变	MAF	致病性分析	疾病表型	遗传方式	突变来源
MYH7	c.1322G>A	NM_000257.2	杂合	p.T441M	N/A	致病性突变	肥厚型心肌病1型	AD	受检者、受检者儿子、受检者妹妹均携带,妹妹之子不携带
TTR	c.128G>A	NM_0003713.1	杂合	p.S43N	N/A	致病性突变	遗传性甲状腺素转运蛋白相关淀粉样变性	AD	受检者、受检者儿子、受检者妹妹、妹妹之子均携带

【最终诊断】心肌淀粉样变合并肥厚型心肌病可能,心功能Ⅲ级,右侧胸腔积液,高度房室传导阻滞。

【治疗策略及随访】

1. 对症支持治疗

呋塞米 20 mg,隔日 1 次;门冬氨酸钾镁 0.596 g,每日 3 次;螺内酯 20 mg,每日 1 次。建议行永久起搏器植入(患者因经济原因拒绝)。

2. 随访

2016 年 4 月患者反复晕厥 4 次,当地医院心电图提示高度房室传导阻滞(未收集到相关心电图),植入永久起搏器。2017年 12 月、2018 年 5 月患者反复出现气促、双下肢水肿,予以心力衰竭对症支持治疗后缓解。2018 年 10 月患者再次因气促等心力衰竭症状入院,此次抗心力衰竭治疗效果不佳,最终因抢救无效离世。

患者妹妹于 2016 年下半年猝死。

3. 超声心动图测量数值对比

见表 9-2。

表 9-2　超声心动图测量数值对比

时间	LA(mm)	IVS(mm)	LVPW(mm)	EF(%)
2015 年 11 月	36	14	13	60
2016 年 1 月	45	16.4	18	61
2017 年 12 月	44	23.7	16.4	51

三 学 习 讨 论

肥厚型心肌病是一种以心肌肥厚为特征的心肌疾病，主要表现为左心室壁增厚，指二维超声心动图测量的室间隔或左心室壁厚度≥15 mm，或者有明确家族史者厚度≥13 mm，通常不伴有左心室腔的扩大，需排除负荷增加如高血压、主动脉瓣狭窄和先天性主动脉瓣下隔膜等引起的左心室壁增厚。绝大部分肥厚型心肌病呈常染色体显性遗传，约 60% 的成年患者可检测到明确的致病基因突变。目前分子遗传学研究证实 40%～60% 为编码肌小节结构蛋白的基因突变。已发现 27 个致病基因与其相关，这些基因编码粗丝、细肌丝、Z 盘结构蛋白或钙调控相关蛋白。临床诊断的肥厚型心肌病中，5%～10% 是由其他遗传性或非遗传性疾病引起，包括糖原贮积病、线粒体疾病等。另有 25%～30% 为不明原因的心肌肥厚。值得注意的是，近年来研究发现约 7% 的肥厚型心肌病患者存在多基因或复合突变,发病可能较单基因突变者更早,临床表现更重,预后更差(图9-15)。

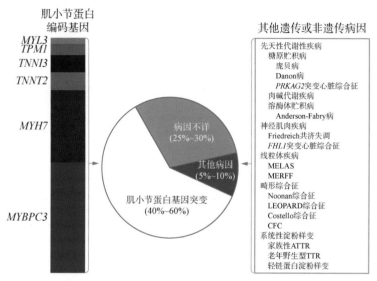

图9-15 肥厚型心肌病病因及所占比例示意图

本例患者同时存在肌小节蛋白编码基因 *MYH7* 及转甲状腺素蛋白(transthyretin,TTR)编码基因突变,属于多基因或复合突变类型。TTR由肝脏合成并分泌,参与甲状腺素及视黄醇结合蛋白的转运,其基因突变可致蛋白质不稳定、错误折叠,细胞外淀粉样物质在多个组织器官沉积,导致转甲状腺素蛋白相关淀粉样变(transthyretin-related amyloidosis,ATTR)。淀粉样物质沉积在心肌内,临床常表现为限制型心肌病或难治性心力衰竭,伴或不伴各种类型的传导阻滞。包括两种分型:野生性老年型ATTR(ATTRwt)相关心肌淀粉样变(多见于70岁以上男性）、家族性突变型 ATTR(ATTRm)相关心肌淀粉样变。相关患者除了超声心动图提示心肌肥厚外，心脏 MRI 检查中内膜下或心肌弥漫性钆延迟强化是典型特征；心肌活检提示刚果红染色阳性。对于本例患者，同时具有 ATTR 相关心肌淀粉样变的基因突变及表型。我们检索了相关文献，一篇纳入 330 例肥厚型心肌病研究发现，18 例患者具有多个致病基因突变，比例为 5.5%，其中包括 5 例 *MYH7* 和 *MYBPC3* 基因突变，1 例 *MYH7* 和 *TPM1* 基因突变，1 例 *MYH7* 和 α - *actin* 基因突变（图 9-16）。

Table 4　Eighteen probands with double/compound mutations with or without conventional HCM risk markers

S. no.	Mutations	NYHA class	Age/gender	Risk factors	Outcome
1	TNNI3 Arg162Trp + TNNI3 Arg162Trp*	2	17/F	Family history of SCD	Alive with ICD
2	MYBPC3 Ala774Thr + ACTC1 Ala323Val	1	18/M	Family history of SCD	Alive without events; ICD
3	MYH7 Arg719Gln + MYBPC Arg273His	1	21/M	Family history of SCD; massive LVH	Alive with ICD
4	MYBPC3 Cys788Ter + MYH7 Ser866Tyr	1	29/M	Massive LVH	Alive with ICD
5	MYH7 Arg143Trp + TPM1 IVS2+3 A>G	1	32/M	Family history of SCD	Alive with ICD
6	MYBPC3 Arg943Tert + TNNI3Ser166Phe	1	32/M	None	RCA
7	MYBPC3 Asp745Gly + MYBPC3 Pro873His	2	35/M	Unexplained syncope; massive LVH	Alive with ICD shock
8	MYBPC3 Gln998 Glu + TNNI3 Arg145Trp	1	39/M	None	RCA
9	MYH7 Arg719Gln + MYBPC3 Arg273His	3	41/F	Unexplained syncope; family history of SCD; progression to NYHA FCIII	Alive with ICD and heart transplant
10	MYBPC3 Glu542Gln + MYBPC3 Ala851Val	2	41/M	Unexplained syncope; massive LVH; NSVT on Holter	Alive with ICD
11	MYBPC3 Asp745Gly + MYBPC3 Pro873His	1	46/M	None	Alive without events
12	MYBPC3 Arg502Trp + TNNI3 Leu167Pro	1	46/M	None	Alive without events
13	MYBPC3 Glu1265Val + MYBPC3 Cys1266Arg	3	46/M	NSVT on Holter; ↓ ex-BP	Alive; listed for heart transplant
14	MYBPC3 Val321Met + MYH7 Val411Ile	1	48/M	None	Alive without events
15	MYH7 Arg845Gly + MYH7 Thr1929Met	1	49/M	Family history of SCD	Alive with ICD
16	MYBPC3 Thr1109Ile + TNNI3 Leu198Val	2	54/F	None	Alive without events
17	MYH7 Arg1832Cys + MYBPC3 c.2490dupT	1	54/M	Mother with HCM and heart transplant	Alive; evolution to systolic dysfunction; ICD
18	MYBPC3 Arg326Gln + MYBPC3 Gln 1233Ter	1	57/F	None	SCD

ACTC = alpha-actin; ↓ Ex-BP = decreased blood pressure with exercise; FC = functional class; F = female; HCM = hypertrophic cardiomyopathy; ICD = implantable cardioverter-defibrillator; LVH = left ventricular hypertrophy; M = male; MYBPC = myosin-binding protein C; MYH7 = beta-myosin heavy chain; NVST = nonsustained ventricular tachycardia; NYHA = New York Heart Association; RCA = resuscitated cardiac arrest; SCD = sudden cardiac death; TNNI3 = troponin-I.
*The mode of inheritance in this family is likely to be autosomal recessive, with the parents of the affected children and second cousins harboring the same TNNI3 mutation, but without evidence of clinical disease at age more than 50 years.

图 9-16　肥厚型心肌病多基因突变患者

基因相关的肥厚型心肌病暂无针对病因的有效治疗方法，以对症支持治疗为主，治疗目标是改善左心室舒张功能、减轻左心室流出道梗阻、缓解症状、预防猝死。本例患者无左心室流出道梗阻,因此未进行室间隔心肌切除或消融等特殊治疗。2016年患者植入起搏器后,加用小剂量美托洛尔预防猝死。因患者血压偏低,未使用血管紧张素转化酶抑制剂(ACEI)或血管紧张素Ⅱ受体阻滞剂(ARB)。国外有研究报道,氯苯唑酸能够结合TTR从而稳定其四聚体,RNA干扰药物帕替司兰(patisiran)能够影响异常TTR的RNA转录,均可作为ATTR相关心肌淀粉样变的治疗药物。但多用于成人ATTR引起的多发神经病变,且国内尚未有相关研究报道。

四 点 评

绝大部分肥厚型心肌病为常染色体显性遗传,大约60%的成年常染色体显性遗传性疾病(HCM)患者可检测到明确的致病基因突变,5%~10%由其他遗传性或非遗传性疾病引起,包括先天性代谢性疾病、线粒体疾病、系统性淀粉样变等,这类疾病临床罕见或少见,还有25%~30%原因不明。该患者心肌活检光镜下可见刚果红染色弱阳性,电镜下可见心肌纤维水样变性及肌丝坏死及淀粉样物质沉积,心肌淀粉样变性诊断明确。后对该患者进行基因检测,发现其同时存在肌小节蛋白编码基因MYH7及TTR编码基因突变,对其家系其他成员进行检测,也有MYH 7基因突变,故诊断为甲状腺素蛋白心肌淀粉样变性合并原发肥厚型心肌病。提示:临床如遇有心肌异常肥厚的患者,找到病因是关键,基因学证据在本例疾病诊断中起到关键作用。

主要参考文献

1. 中华医学会心血管病学分会中国成人肥厚型心肌病诊断与治疗指南
   编写组.中国成人肥厚型心肌病诊断与治疗指南[J].中华心血管病杂
   志,2017,45(12):1015 - 1032.

2. 中国医师协会心力衰竭专业委员会.中国肥厚型心肌病管理指南
   (2017)[J].中华心力衰竭和心肌病杂志,2017,1(2):65 - 86.

3. DONNELLY J P, HANNA M. Cardiac amyloidosis：an update on
   diagnosis and treatment [J]. Cleve Clin J Med, 2017,84(12 Suppl 3)：
   12 - 26.

4. MARON B J, MARON M S, SEMSARIAN C. Double or compound
   sarcomere mutations in hypertrophic cardiomyopathy：a potential link
   to sudden death in the absence of conventional risk factors [J]. Heart
   Rhythm，2012,9(1):57 - 63.

10

追凶肥厚型心肌病

西安交通大学医学院第一附属医院
专培医师:罗永百　张　勇　殷艳蓉
指导医师:田　刚
2019 年 7 月 31 日

一 病 史 资 料

【患者】男性,44 岁,农民。

【主诉】劳力性胸痛伴气短 1 年余。

【现病史】1 年前始出现胸痛,呈闷痛,位于心前区,巴掌大小,多发生于快步行走或体力活动时,每次持续十几分钟,伴气短、心悸,休息可缓解。曾行冠状动脉造影检查未见异常。近 1 年来活动耐量明显下降,逐渐出现一般活动即感乏力,并间断午后出现双下肢膝关节以下对称凹陷性水肿,夜间不能平卧。外院查超声心动图提示"肥厚型心肌病",为进一步治疗来我院,门诊行超声心动图检查提示为"肥厚型心肌病",遂收住入院。发病以来,精神差,夜尿增多,4～8 次/晚,体重无明显变化。

【既往史】2 年前发现血压升高,最高 200/120 mmHg,服用卡托普利、硝苯地平治疗,血压波动于 160～170/100～110 mmHg。1 年前发现空腹血糖 6.9 mmol/L。

【个人史】吸烟 20 年,20 支/日,无嗜酒史。

【家族史】家族中无类似及猝死病例。

【入院查体】体温 36.3℃,呼吸 18 次/分,脉率 68 次/分,血压 150/90 mmHg(四肢血压对称),体重指数 28。神志清,精神可,颜面部潮红,颈静脉无怒张,颈部未闻及血管杂音。双肺呼吸音清,未闻及干、湿性啰音。心尖搏动位于左侧第 5 肋间锁骨中线外侧 3 cm 处,心尖部抬举样搏动,心浊音界向左下扩大。心率 78 次/分,心律绝对不齐,S_1 强弱不等,心尖部可闻及 3/6 级收缩期吹风样杂音。双侧桡动脉搏动一致、有力,脉搏短绌。脐周及上腹部均未闻及血管杂音。双下肢踝部对称凹陷性水肿,双侧足背动脉搏动一致。

【辅助检查】

1. 实验室检查

(1) 血常规:红细胞 4.22×10^{12}/L,血红蛋白 124 g/L,血细胞比容 38.1%。

(2) 尿常规:尿蛋白(＋＋),24 小时尿蛋白定量 1.76 g/24 h。

(3) 肾功能:尿素氮 10.78 mmol/L,肌酐 119.87 μmol/L,胱抑素 1.69 mg/L,尿酸 302.9 μmol/L。

(4) 电解质:入院后查血钾偏低(3.59 mmol/L),给予利尿治疗后最低 3.1 mmol/L,测 24 小时尿钾 336 mmol/24 h(参考值 25～125 mmol/24 h)，予以补钾处理后恢复（图 10‐1）。

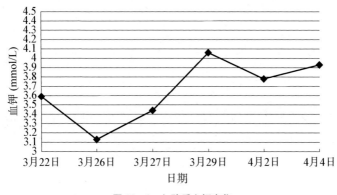

图 10‐1 入院后血钾变化

（5）肝功能：总蛋白 50.6 g/L，白蛋白 31 g/L，球蛋白 19.6 g/L。

（6）血脂：总胆固醇 5.29 mmol/L，低密度脂蛋白胆固醇 3.35 mmol/L。

（7）血糖：糖化血红蛋白 7.8％↑，餐前血糖波动在 5.7～13.4 mmol/L，餐后 2 小时血糖波动在 10.2～14.0 mmol/L。

（8）氨基末端脑钠肽前体：17 757 ng/L↑。

2. 心电图

见图 10‐2。

3. 胸部正位 X 线片

见图 10‐3。

4. 超声心动图

超声心动图示升主动脉内径增宽（36 mm），左心房增大（前后径 37 mm），左心室壁普遍增厚，以室间隔为著，最厚处位于室间隔基底段，达 26 mm，回声粗糙呈斑点样改变，心肌排列顺序

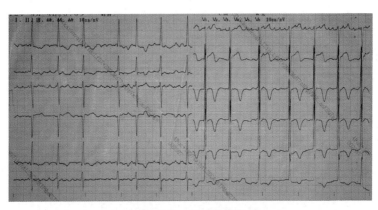

图 10-2 入院后心电图

示心房颤动,同时伴有左心室高电压及多导联 T 波倒置表现

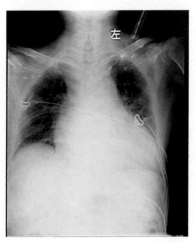

图 10-3 胸部正位片

示双肺纹理清晰,纵隔影增宽,心影向左下扩大,可见双房影;心胸比例 0.8

紊乱。室间隔运动幅度及收缩期增厚率明显减低,后壁运动幅
度代偿性增强。左心室后壁厚度为 13 mm。二尖瓣关闭欠佳,
可见少量反流(反流面积 2.9 mm^2),左心室流出道静息状态下

血流速度轻度增快,左心室流出道(LVOT)峰值流速 146 cm/s,
最大压差 29 mmHg(图 10 - 4、10 - 5)。

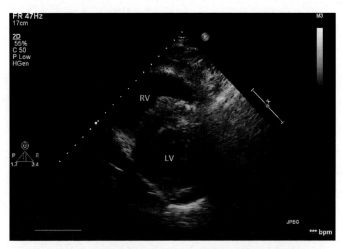

图 10 - 4　胸骨旁乳头肌水平左心室短轴切面超声心动图

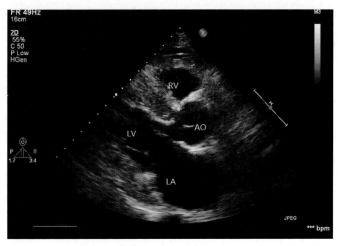

图 10 - 5　胸骨旁左心室长轴切面超声心动图

【病史特点】中年男性，劳力性胸痛伴气短 1 年余，曾考虑为冠心病并行冠脉造影未见明显异常。近来症状加重，同时伴有夜间胸闷、气短、不能平卧等表现。外院行超声心动图检查后考虑为肥厚型心肌病。入院查体示心浊音界向左下扩大，心尖部可触及抬举样搏动，心尖部可闻及 3/6 级收缩期杂音。入院后心电图提示为心房颤动，左心室高电压表现；超声心动图提示左心室呈不均匀性肥厚，最厚部位于室间隔基底段，舒张期室间隔及左心室后壁厚度比值＞1.3∶1。同时该患者氨基末端脑钠肽前体也明显升高。因此初步考虑其胸痛、胸闷等症状与心肌肥厚相关，夜间呼吸困难表现考虑为舒张功能不全所致。

【初步诊断及治疗】

1. 初步诊断

①肥厚型心肌病，心律失常，心房颤动，心功能Ⅲ级，客观评定 D；②高血压（3 级，很高危）；③2 型糖尿病；④异常脂蛋白血症，低蛋白血症，低钾血症。

2. 初步治疗方案

入院后予以地尔硫䓬 30 mg，每日 3 次；酒石酸美托洛尔 25 mg，每日 2 次；间断给予静脉呋塞米治疗后患者胸闷症状得到一定程度缓解，夜间可平卧位休息，但血压仍控制不佳，在联合应用地尔硫䓬、苯磺酸氨氯地平、酒石酸美托洛尔及氢氯噻嗪的情况下仍波动在 150～160/90～100 mmHg 之间。

二 诊 疗 思 路

回顾病史后发现该患者平时血压水平较高，使用两联药物治疗下血压控制不佳,虽超声心动图多次提示为非均匀性肥厚,但结合患者的血压特点,考虑不除外有血压增高所致肥厚可能。同时进一步回顾患者近年照片表现后发现,逐渐出现多血质及满月脸表现(图 10-6),仔细查体后发现该患者存在向心性肥胖、四肢肌肉萎缩及皮肤菲薄表现(图 10-7)。入院后检查也提示存在糖脂代谢及电解质异常,考虑不除外合并有代谢综合征或者继发性高血压表现。遂行继发性高血压排查。

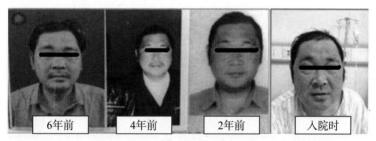

| 6年前 | 4年前 | 2年前 | 入院时 |

图 10-6 患者近年来颜面部变化

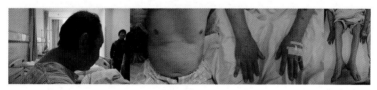

A. 水牛肩　　　B. 腹部脂肪堆积　C. 皮肤菲薄　D. 双下肢肌肉萎缩
图 10-7 查体发现

停用相关降压药物后进行继发性高血压原因筛查,结果提示血管紧张素Ⅰ、Ⅱ轻度升高,醛固酮正常,尿儿茶酚胺代谢产物检查未见明显异常。双肾超声提示肾脏大小正常,实质光点回声增多,双肾血流灌注欠佳,肾动脉流速正常。血皮质醇测

定:上午 8 点为 583 nmol/L(参考值 140～630 nmol/L),下午 4
点为 640 nmol/L(参考值 85～275 nmol/L);晚上 12 点为
363 nmol/L(参考值 55～165 nmol/L)。小剂量地塞米松抑制
试验均未被抑制,双肾及肾上腺 CT:左侧肾上腺结节(图 10 -
8),进行头颅 MRI 检查未见垂体瘤表现,促肾上腺皮质激素
(ACTH)测定＜1.00 ng/L(参考值 25～100 ng/L),考虑为左侧
肾上腺腺瘤库欣综合征。

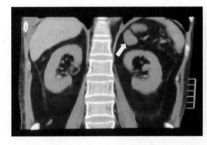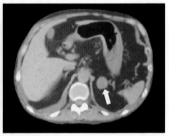

图 10 - 8 肾上腺 CT 平扫

箭头所示为增生的肾上腺

【修正诊断】①左侧肾上腺腺瘤;②皮质醇增多症;③继
发性高血压。

【进一步治疗】由于肾上腺腺瘤长期分泌过量皮质醇,负反
馈调节使得垂体分泌 ACTH 被抑制,对侧肾上腺或肿瘤侧肾上
腺残存腺体组织往往出现萎缩,因此在手术切除后会发生急性
皮质醇分泌减少。为增强手术的耐受性及防止皮质醇危象的发
生,必须给予较充分的术前准备。①术前 1～2 天给予醋酸可的
松 50 mg,每日 4 次。在术中切除肿瘤前,静脉滴注氢化可的松
100～200 mg 以维持其基础所需量,并以此静脉注射量延续至

手术全过程。②供给充分能量或由静脉补充足够的蛋白质。③由于体内钠潴留的程度不同,术前一般不需补充晶体液。心脏负荷过重者,可适当给予利尿剂。

手术过程及病理:外科手术切除一约 25 mm×25 mm×22 mm 大小的肾上腺包块。术后病理示左侧肾上腺皮质腺瘤(图 10-9)。术后 4 天未使用胰岛素情况下血糖仍正常,在服用培哚普利 4 mg/d、酒石酸美托洛尔 25 mg/d 的情况下血压维持在 100~118/70~86 mmHg。继续给予血管紧张素转化酶抑制剂及 β 受体阻滞剂抑制心肌重构,他汀类药物调脂治疗。

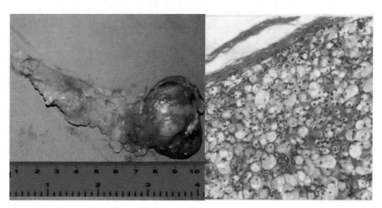

图 10-9　术中切除标本及病理结果

【随访】术后 3 个月复查时患者心悸、气短、胸痛明显缓解,活动耐量较前提升;血压在联用培哚普利及酒石酸美托洛尔的情况下控制正常,血糖、血脂、血钾均控制正常;复查超声心动图示室间隔厚度降低,最厚部位从 26 mm 降为 18 mm,游离壁为 12 mm,室间隔与游离壁的比值为 1.5。

【最终诊断】①左侧肾上腺腺瘤;②皮质醇增多症;③继

发性高血压；④继发性肥厚型心肌病。

三 学习讨论

库欣综合征又称皮质醇增多症，1912 年由库欣（Cushing）首先报道。库欣综合征是由多种病因引起的以高皮质醇血症为特征的临床综合征，主要表现为满月脸、多血质外貌、向心性肥胖、痤疮、紫纹、高血压、继发性糖尿病和骨质疏松等。按其病因和垂体、肾上腺的病理改变不同可分成下列 4 种：①医源性皮质醇症。长期大量使用糖皮质激素治疗某些疾病可出现皮质醇增多症的临床表现，停药后可逐渐复原。②垂体性双侧肾上腺皮质增生。由于垂体或下丘脑分泌过量 ACTH 过多引起双侧肾上腺皮质增生，多见于垂体肿瘤，但临床上可查到明确肿瘤的仅有 10% 左右。③垂体外病变引起的双侧肾上腺皮质增生。支气管肺癌（尤其是燕麦细胞癌）、甲状腺癌、胸腺癌、鼻咽癌及起源于神经脊组织的肿瘤有时可分泌一种类似 ACTH 的物质，具有类似 ACTH 的生物效应，从而引起双侧肾上腺皮质增生，故称异源性 ACTH 综合征。④肾上腺皮质肿瘤。大多为良性的肾上腺皮质腺瘤，少数为恶性的腺癌。

1. 临床表现

长期高皮质醇血症对蛋白质、糖、脂肪和水盐代谢都有严重影响，对其他内分泌系统也有作用，因而出现全身性复杂的临床综合征。

（1）脂肪代谢紊乱和脂肪分布异常：90% 以上的库欣综合征患者会出现轻至中度肥胖，而且是向心性肥胖，表现为满月脸、水牛背、锁骨上窝脂肪垫、胸腹部脂肪堆积明显,但四肢较细,臀部脂肪也不多。

(2)糖代谢异常:高皮质醇血症使糖原异生作用加强,还可对抗胰岛素的作用,使细胞对葡萄糖的利用减少。因此库欣综合征中约有 50% 有糖耐量减低,约 20% 有显性糖尿病。

(3)蛋白质代谢紊乱:皮质醇使蛋白质分解加速,合成受抑制,因而机体长期处于负氮平衡状态。其结果:皮下胶原纤维减少而使皮肤变薄;由于毛细血管脆性增加而很易出现瘀斑;皮肤宽大紫纹,典型者如火焰状;伤口不易愈合;严重骨质疏松,易于出现病理性骨折等。

(4)水、盐代谢紊乱:在 ACTH 依赖性库欣综合征患者中,肾上腺皮质不仅分泌过多皮质醇,还分泌如去氧皮质酮(DOC)、皮质酮和 18 -羟去氧皮质酮等盐皮质激素,从而使得肾小管对 Na^+ 的重吸收增加,作为交换,通过肾小管排泄的 K^+ 和 H^+ 就相应增加,其结果是体内总钠高,血容量增加,表现为水肿和高血压,另一方面会出现低血钾、碱中毒。因此在各种病因的库欣综合征中,异位 ACTH 综合征的水、盐代谢紊乱最为严重,库欣病次之,肾上腺腺瘤最轻。由于水、盐代谢紊乱,因此库欣综合征患者多合并有高血压,发生率约为 80%,轻、中度多见,少数也可超过 200/120 mmHg。

(5)生长发育障碍:由于过量皮质醇会抑制生长激素的分泌及其作用,抑制性腺发育,因而对生长发育会有严重影响。

(6)性腺功能紊乱:皮质醇对垂体促性腺激素和性腺有双重抑制作用。因而男性常有阳痿、性欲低下,女性月经紊乱、性欲低下和不育。此外,肾上腺分泌的雄性激素可使女性患者出现多毛、痤疮等表现,甚至在部分肾上腺皮质癌,女性患者还可出现男性化的表现。

(7)精神症状:多数患者有精神症状,但一般较轻,表现为欣快感、失眠、注意力不集中、情绪不稳定,少数患者会出现类似躁狂忧郁或精神分裂症样的表现。

(8)易感染:库欣综合征患者免疫功能受到抑制,易有各种感染,如皮肤毛囊炎、牙周炎、泌尿系感染、甲癣及体癣等。

(9)高尿钙和肾结石:同时皮质醇可促进骨钙动员,而小肠对钙的吸收受影响,使骨质疏松加重,血钙升高,尿钙排泄率明显增加,有10%~20%的库欣综合征患者有泌尿系结石。

2. 诊断

主要分3个方面,即确定疾病诊断、病因诊断和定位诊断。

(1)确定疾病诊断:主要依据典型的临床症状、体征及实验室检查。主要实验室检查方法包括血浆总皮质醇及ACTH节律的测定。正常人血浆总皮质醇存在昼夜节律,午夜最低,清晨6~8时最高,而皮质醇增多症患者节律紊乱。此外,24小时尿游离皮质醇测定等检查可定量反应肾上腺皮质激素总的日分泌量,有助于病情程度的判定。小剂量地塞米松抑制试验有助于区别单纯性肥胖及皮质醇增多症,是库欣综合征的确诊试验。

(2)病因诊断:即区别由肾上腺皮质腺瘤、腺癌、垂体肿瘤引起的皮质增生、非垂体肿瘤或异源性ACTH分泌肿瘤引起的皮质增生。①大剂量地塞米松抑制试验:80%的垂体性库欣综合征患者可以被抑制,而肾上腺肿瘤(腺瘤或腺癌)全部不被抑制。异位ACTH综合征中的大多数应不被抑制,但有些患者尤其是支气管类癌引起者可以被抑制。②血ACTH测定:血浆

ACTH 水平的测定对于鉴别 ACTH 依赖性和非依赖性有重要价值。在 ACTH 依赖性的两种病因(库欣病和异位 ACTH 综合征)中,血浆 ACTH 水平有很大的重叠,因而无法把两者分开。如果血浆 ACTH 水平>400 ng/L,则应更多考虑异位 ACTH 综合征的可能。③促肾上腺皮质释放激素(CRH)兴奋试验:根据国外文献报道,本试验对鉴别 ACTH 依赖性库欣综合征有很好的价值。④双侧岩下静脉窦插管同时取血,并与同时抽取的外周静脉血一起测血浆 ACTH 水平,有利于垂体性库欣综合征与异位 ACTH 综合征的鉴别。如果在取血前静脉注射 CRH,则诊断意义更大。

(3) 定位诊断:主要是肾上腺皮质肿瘤的定位,以利手术切除。主要定位手段包括:①肾上腺 B 超,发现肾上腺增生或肿瘤,但只作为辅助方法。②垂体和肾上腺 CT 及 MRI 检查。因为肾上腺腺瘤的直径往往>2 cm,因此 CT 检查较为敏感,已作为常规手段。而垂体部位的病变,由于部分垂体微腺瘤直径可能<10 mm,而 CT 扫描层宽约 10 mm,因此 MRI 是首选方法,同时可较好地分辨下丘脑垂体及鞍旁结构(海绵窦、垂体柄和视交叉)。

3. 治疗

对于有明确垂体瘤、肾上腺皮质腺瘤患者,目前首选手术治疗。异位 ACTH 综合征患者治疗的关键是找到肿瘤。肿瘤完整切除最为理想。对于肿瘤比较大、切除困难及淋巴结转移者,也应尽量切除病灶,加上局部放射治疗,还可延长生存期,对于恶性程度极高的小细胞性肺癌,其预后很差,如能减少高皮质醇血症引起的严重电解质紊乱(如低血钾),可延长患者的生存期。

四 点 评

本例患者为中年男性，以劳力性胸闷、胸痛入院，外院及本院超声心动图均提示为肥厚型心肌病，但该患者入院后发现血压难以控制，同时有满月脸、水牛背、多血质面容、向心性肥胖，同时存在糖、脂代谢紊乱及低钾血症，因此考虑可能有继发性高血压可能。进一步检查发现患者虽有血管紧张素Ⅰ、Ⅱ的轻度升高，但醛固酮水平无增高，考虑非原发性醛固酮增多症。而该患者清晨血皮质醇未见明显升高，但下午及夜间血皮质醇升高且节律消失，小剂量地塞米松实验不被抑制且肾上腺CT检查发现左侧肾上腺结节，考虑存在皮质醇增多症，而ACTH明显受抑制，同时垂体未见明显异常，考虑非ACTH依赖性。本例患者经手术治疗后，血压、血脂、血糖均恢复正常，同时术后病理显示为肾上腺皮质腺瘤，故确诊为皮质醇增多症。该患者心肌明显非对称性肥厚，与肥厚型心肌病改变仅从形态学上难以区分，但随访发现，随着术后血压的控制，心肌厚度较前明显减少，提示该患者心肌肥厚的原因可能系长期水钠潴留及血压升高导致心脏的形态改变，而由于相对性缺血及糖、脂代谢异常进一步加重心肌损害。本例患者早期内分泌紊乱所致的肥胖、多血质外貌等临床表现不突出，对高血压升高的继发病因未引起足够重视，造成误诊。目前对于肥厚型心肌病尚缺乏特异性治疗方法，但继发性心肌改变，可通过去除致病因素得以治疗。因此，临床上诊断肥厚型心肌病时应慎重排查继发性心肌改变，对任何与肥厚型心肌病不相符的临床线索，如高血压，均应重视,认真筛查。对于有继发高血压怀疑线索者,应高度怀疑继发性高血压,进一步深入询问病史和检查,这对治疗和预后至关重要。

主要参考文献

1. NIEMAN L K, BILLER B M K, FINDLING J W, et al. The diagnosis of Cushing's syndrome: an endocrine society clinical practice guideline [J]. Clin Endocr Metab, 2008,93(5):1526－1540.

2. PIVONELLO R, ISIDORI A M, de MARTINO M C, et al. Complications of Cushing's syndrome: state of the art [J]. Lancet Diabetes Endo, 2016,4(7):611－629.

3. 余振球. 库欣综合征与高血压[J]. 中国社区医师,2009,(5):23－24.

4. COLAO A, BOSCARO M, FERONE D, et al. Managing Cushing's disease: the state of the art [J]. Endocrine, 2014,47(1):9－20.

11

反复大量心包积液一例

南昌大学第一附属医院

专培医师:朱建兵

指导医师:郑泽琪

2019 年 5 月 15 日

■ 病 史 资 料

【患者】女性,42 岁。因"反复胸闷气促 8 月余"于 2015 年 7 月 17 日入住南昌大学第一附属医院心血管内科治疗。

【现病史】患者 2014 年 11 月无明显诱因反复出现胸闷、气促,夜间仰卧位时感觉明显,与活动无明显相关,无心悸、头晕、乏力等不适,未给予正规治疗。2015 年 7 月患者上述症状反复出现,伴有右侧胸背部痛,为持续性隐痛,与活动和呼吸无明显相关,无其他部位放射痛,无咳嗽、咳痰,无发热、乏力等。遂至当地医院,行肺部 CT 检查,示右侧少量胸腔积液、大量心包积液。患者自患病以来,精神可,睡眠差,食欲欠佳,大、小便正常,近期体重无明显改变。

【既往史】平素健康状况一般,2005 年行"剖宫产"手术;2014 年外伤后右下肢骨折,未行手术治疗;既往"乙肝大三阳"病史半年,未服用抗病毒药物治疗;有青霉素过敏史;否认结核病、冠心病、高血压、糖尿病及其他传染病病史,否认输血史。有预防接种史,具体不详。

【查体】体温 36.5℃,脉率 78 次/分,呼吸 20 次/分,血压 105/66 mmHg,神志清楚。皮肤、黏膜未见黄染及出血点,浅表淋巴结未触及肿大,颈静脉无怒张。两肺呼吸音稍粗,未闻及明显干、湿性啰音。心浊音界明显扩大;第一心音低钝,心音遥远,心率 78 次/分,律齐,未闻及杂音,未闻及心包摩擦音。腹软,无压痛、反跳痛,肝、脾肋下未触及。双下肢无水肿,足背动脉搏动正常,四肢肌力正常,肌张力正常,四肢腱反射正常,双侧巴宾斯基征阴性;颈项无抵抗,克尼格征阴性。

【实验室检查】

(1) T-spot 试验阳性,多次痰涂片抗酸染色未找到抗酸杆菌,血液结核分枝杆菌抗体阴性。

(2) 心包积液常规:黄色,清亮透明,无凝块,李凡他试验阴性,有核细胞数 130 个/μl,中性分叶核粒细胞 0.30,淋巴细胞 0.70。

(3) 心包积液生化:总蛋白 60.6 g/L,白蛋白 31.2 g/L,球蛋白 29.4 g/L,葡萄糖 7.17 mmol/L,乳酸脱氢酶 100 U/L,$[K^+]$3.10 mmol/L,$[Na^+]$138 mmol/L,$[Cl^-]$108 mmol/L,$[Ca^{2+}]$1.98 mmol/L,腺苷酸脱氨酶 12 U/L。

(4) 心包积液脱落细胞学未见肿瘤细胞,乙肝 5 项为大三阳,乙肝表面抗原定量为 56.180 IU/ml,免疫球蛋白 G 23.20 g/L,免疫球蛋白 A、免疫球蛋白 M 正常,补体 C3、补体 C4 正常,红细胞沉降率正常,血常规、血生化、甲状腺功能、ANA 谱 3～14 项(印迹法)、风湿 4 项(红细胞沉降率、抗"O"、类风湿因子、C 反应蛋白)、肿瘤标志物以及 HIV、梅毒、丙肝相关指标未见明显异常。

【辅助检查】

1. 超声心动图

超声心动图(2015 年 7 月 18 日)示:①心包积液(大量);②左心房增大,左室射血分数 75%。

2. 左右胸腔超声

左右胸腔超声(2015 年 7 月 23 日)示:①心包积液;②双侧胸腔积液。

3. 胸部 CT

胸部 CT(2015 年 7 月 25 日)示:①左肺下叶、舌叶及右肺中叶密度增高影,考虑为慢性感染;②心包大量积液;③左侧胸腔少量积液(图 11‐1)。

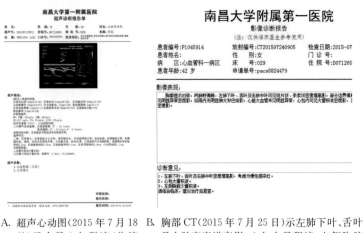

A. 超声心动图(2015 年 7 月 18 日)示大量心包积液(收缩期左心室后壁无回声区深约 5.2cm)

B. 胸部 CT(2015 年 7 月 25 日)示左肺下叶、舌叶及右肺密度增高影,心包大量积液,左侧胸腔少量积液

图 11‐1　入院超声心动图及胸部 CT 检查结果(2015 年 7 月)

诊 疗 思 路

【诊断】①患者实验室检查和 T－spot 阳性；②心包积液常规和生化提示淋巴细胞百分比例增高；③心包积液脱落细胞学未见恶性肿瘤细胞。综合考虑诊断为结核性心包积液可能性大。

【治疗过程】

1. 入院治疗

入院给予利尿、对症处理等,反复抽取心包积液(共1 700 ml),2015 年 7 月 22 日给予诊断性"三联"(异烟肼＋利福平＋乙胺丁醇)抗结核治疗。

2. 2015 年 11 月 4 日和 2016 年 10 月 8 日来院治疗

患者因反复感胸闷、气促于 2015 年 11 月 4 日和 2016 年 10 月 8 日两次来我院治疗。入院查体均可触及浅表淋巴结肿大,余症状和体征与 2015 年 7 月变化不大。

(1) 实验室检查:2015 年 11 月 4 日 CA 125 47.99 U/ml(正常范围＜24 U/ml);2016 年 10 月 8 日游离三碘甲状腺原胺酸(FT3)1.98 ng/L(正常范围 1.1～6.8 ng/L)、促甲状腺激素(sTSH)5.510 mIU/L(正常范围 0.27～4.2 mIU/L)、CA 125 202.6 U/ml(正常范围＜24 U/ml)、细胞角蛋白 19 片段 39.72 μg/L(正常范围＜33 μg/L);余检查结果与前相比无明显改变。心包积液、胸腔积液常规和生化淋巴细胞百分比增高,多次脱落细胞学检查未见肿瘤细胞。

(2) 超声心动图:均提示大量心包积液。

(3) 浅表淋巴结彩超:①双侧耳前、颌下、双侧颈部、双侧锁骨上窝低回声，考虑肿大淋巴结。②双侧腋窝及腹股沟低回声团，考虑稍肿大淋巴结（图 11－2）。

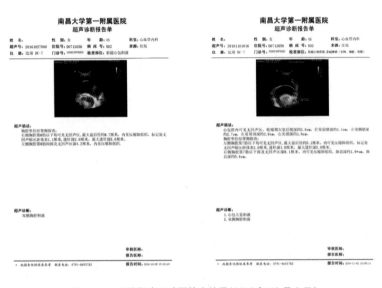

图 11－2　入院超声心动图检查结果（2016 年 10 月 9 日）
彩超示大量心包积液；双侧胸腔积液

（4）腹部超声：①腹盆腔积液；②肝、胆、脾、胰未见明显异常。

（5）肺部 CT：①右肺中上叶及左肺上叶多发慢性感染灶；②心包大量积液；③双侧胸腔积液并右下局限性膨胀不全；④纵隔内（以上纵隔为主）多发结节状，肿大淋巴结可能；⑤双侧腋窝多发肿大淋巴结（图 11－3、11－4）。

（6）治疗：给予抽取心包积液（2015 年 11 月共抽取 1 100 ml、2016 年 10 月共抽取 1 000 ml）和胸腔积液（2016 年 10 月共抽取 800 ml）和抗结核等对症支持治疗。

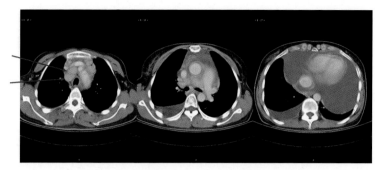

图 11-3　入院胸部 CT 检查结果(2015 年 11 月 6 日)

胸部 CT 示：①右肺中上叶及左肺上叶多发慢性感染灶；②心包大量积液；③双侧胸腔积液并右下局限性膨胀不全；④纵隔内(以上纵隔为主)多发结节状,肿大淋巴结可能；⑤双侧腋窝多发肿大淋巴结

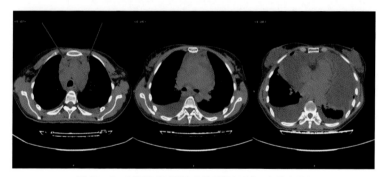

图 11-4　入院胸部 CT 检查结果(2016 年 10 月 9 日)

胸部 CT 示：①右肺中上叶及左肺上叶多发慢性感染灶；②心包大量积液；③双侧胸腔积液并右下局限性膨胀不全；④纵隔内(以上纵隔为主)多发结节状,肿大淋巴结可能

3. 2017 年 3 月来院治疗

2017 年 3 月患者反复出现大量心包积液,近 2 个月无明显诱因出现双下肢无力,远端较为明显,无力症状逐渐发展至双上肢,持重物无力,抬举尚可过肩,感四肢麻木以末梢为主,有袜套样感觉,遂至医院就诊。考虑患者：①反复出现大量心包积液,

抗结核治疗无效。②浅表淋巴结彩超提示双侧耳前、颌下、双侧颈部、双侧锁骨上窝低回声,考虑肿大淋巴结;双侧腋窝及腹股沟低回声团,考虑稍肿大淋巴结。③逐渐出现周围神经病变等症状。故行血清免疫学、浅表淋巴结活检、骨髓活检、肌电图等检查以明确病因。

(1) 实验室检查:

1) 血清免疫固定电泳:IgG‑λ型M蛋白,M蛋白浓度18.3g/L。

2) 外周血涂片示:红细胞形态大致正常,呈"缗钱"状排列;白细胞形态大致正常,血小板数量和形态大致正常。

3) 颈部淋巴结活检病理示:卡斯尔曼(Castleman)病,浆细胞系。

4) 骨髓细胞涂片示:增生活跃,浆细胞比例增高占5.5%,形态大致正常。活检(髂骨)示骨髓组织中造血组织与脂肪组织比例大致正常、造血组织中粒红系比例大致正常,可见散在浆细胞浸润、巨核细胞。

(2) 辅助检查:

1) 肌电图:示上下肢周围神经损害。

2) 长骨及扁骨X线平片:示双侧股骨骨质密度略减低,右侧肱骨骨质未见明显异常,左侧股骨头下可疑小片骨质密度略减低区,颅骨未见明显骨质破坏征象,枕骨后隆突骨性突起。

3) 超声心动图:示心包大量积液,轻度肺动脉高压,主肺动脉增宽。

(3) 诊断:POMES综合征。

(4) 治疗:2017年4月20日住院行RD方案(来那度胺

25 mg,第 1～21 天;地塞米松 40 mg,第 1、8、15、22 天)化疗 1 个周期。后患者定期来医院复查,后续完成 8 个疗程 RD 方案化疗,多次复查均提示疾病稳定,但心包积液始终存在(图 11-5、11-6)。

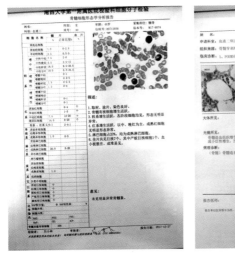 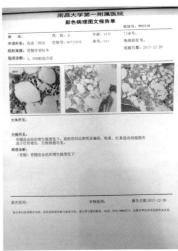

图 11-5　入院随访骨穿结果(2017 年 12 月 27 日)

骨穿未见明显异常骨髓象,骨髓活检示骨髓造血组织增生极度低下

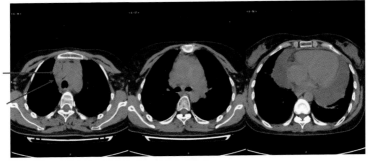

图 11-6　入院随访胸部 CT 结果(2017 年 12 月 26 日)

胸部 CT 示:①两肺异常密度影,考虑为慢性感染;②心包大量积液;③纵隔内多发结节状影,肿大淋巴结可能;④双侧腋窝多发肿大淋巴结

三 学习讨论

POEMS综合征临床症状复杂多样,其典型突出表现是慢性、多发性感觉运动神经元性周围神经病,容易造成误诊和漏诊。本文病例以"反复大量心包积液"为突出表现,故前期诊断为结核性心包积液,经过长期抗结核治疗后无效,症状仍反复,其后出现多发神经病变、颈部淋巴结肿大等症状,疑似POEMS综合征,进一步检查才确诊。POEMS综合征可有以下7项表现:

(1) 多发性神经病变,类似吉兰·巴雷综合征,可有视神经盘水肿,脑脊液压力升高、蛋白增高、细胞数正常。

(2) 脏器肿大(主要为肝、脾、肾)及淋巴结肿大,但肝功能正常,肝活检无淀粉样变及血色病的表现,淋巴结活检均为反应性增生。

(3) 内分泌功能障碍,最突出为性功能减退和糖尿病,而泌乳素增高发生率也较高,男性患者可出现乳房发育和阳痿,女性患者可出现闭经、痛性乳房增大和溢乳、性腺萎缩和功能减退。

(4) 骨髓中浆细胞增生伴血清M蛋白增多,外周血出现M蛋白,IgG增多常见,其次为IgA,IgM增多比较少见,如伴发非分泌型骨髓瘤则可无M蛋白。

(5) 皮肤的改变,表现为皮肤色素沉着,皮肤粗糙、增厚,可类似黑棘皮病,多毛亦比较突出,以颊、四肢皮肤较明显,毛色黑而长,但皮肤活组织检查无黑棘皮病特点,只呈现局灶性血管周围炎症,以淋巴细胞浸润为主,无中性粒细胞浸润,无纤维蛋白性坏死,亦无免疫球蛋白沉积。

(6) 水肿(包括双下肢水肿)、腹水、胸腔积液等。

(7) 其他表现:有发热、杵状指、肌肉无力和萎缩、肺不张,肾衰竭等,还可有红细胞增多症、贫血及血小板增多,红细胞沉降率增快,抗核抗体阳性、类风湿因子阳性,C 反应蛋白、补体增高,球蛋白增高或减低。

该综合征的诊断标准是:具备上述前 5 项为典型病变,而非典型病变至少应具备多发性神经病变和异常球蛋白 2 项,再加其余 5 项中 1 项以上,也可诊断为本综合征。本文所报道该病例具有:①多发神经病变;②淋巴结肿大;③异常球蛋白;④反复出现心包积液、胸腔积液。符合 POEMS 综合征的诊断。

四 点 评

心包积液是心血管疾病常见的临床表现,其病因诊断直接影响患者的疗效及预后。心包积液的病因很多,且往往缺乏特异性临床表现,其明确诊断受检查条件、检查手段、诊断思路等影响较大,误诊率较高。近年来心包积液最常见病因依次为肿瘤性、结核性、非特异性、心力衰竭。分析本次病例诊断困难原因主要为:①POEMS 综合征临床较少见,以反复心包积液为突出表现更为罕见,在认识上未能引起临床医师的足够重视;②POEMS 综合征病情复杂,呈慢性过程,并涉及多个系统,临床症状渐次出现,客观上影响了正确诊断;③综合性医院分科较细,对该综合征往往缺乏全面考虑,片面局限于本科疾病来确立诊断;④诊治过程中未重视患者浅表淋巴结肿大,未尽早给予更全面和系统的检查；⑤诊断上未能遵循一元论的原则，满足于首发症状而忽视续发症状，重视了主要症状而忽视次要症状，注意了全身症状而忽视了局部表现，满足于某一项实验室阳性检查结果而过早地下结论；⑥未能获得全面临床资料，遗漏了有价值的诊断证据；⑦大部分患者初诊后未能进行定期随访，无动态的病情观察资料。

　　心包积液属于浆膜腔积液的一种，不同类型的浆膜腔积液病因不同，而积液常规、生化等检验结果往往是临床容易获得的一手资料，因此熟练掌握从浆膜腔积液的不同类型推理病因，非常有助于临床医师找出正确的临床诊断方向。比如本病例初期就已经获得了心包积液的检验结果，生化显示积液处于渗出液和漏出液之间，并且球蛋白含量显著升高，应该考虑到 M 蛋白血症的可能性，并进一步完善免疫固定电泳、血液系统检查。由此可见，诊断学基础知识非常重要，尤其对于专培医师们，扎实的基础、细致的分析，可以弥补尚不丰富的临床经验，做出正确的诊疗。

主要参考文献

1. DISPENZIERI A. POEMS syndrome：2017 update on diagnosis, risk stratification, and management ［J］. Am J Hematol, 2017, 92：814 - 829.

2. DISPENZIERI A, KOURELIS T, BUADI F. POEMS syndrome： diagnosis and investigative work-up ［J］. Hematol Oncol Clin North Am, 2018, 32：119 - 139.

12

不畏浮云遮望眼,抽丝剥茧见真凶

同济大学附属东方医院

专培医师:万　青　黄尚玮

指导医师:郭　蔚　李　莹　蓝海峰

2019 年 6 月 26 日

■ 病 史 资 料

【患者】女性,59 岁。

【主诉】胸闷、气促 2 天伴晕厥 1 次。

【现病史】患者入院前一天 8:00 左右外出手提重物时突发胸闷、气促,伴头晕、心悸、大汗、乏力、恶心、呕吐,呕吐物为胃内容物,含服 2 粒麝香保心丸后,自觉症状减轻,未重视。当天再次出现胸闷、气促、乏力、头晕,至我院急诊就诊。17:30 左右查心电图(2019 年 2 月 1 日):窦性心律,ST 段异常,T 波改变;心肌损伤标志物(2019 年 2 月 1 日 17:22):肌酸激酶同工酶(CK-MB)1.960μg/L,血清肌钙蛋白 T(cTnT)0.046μg/L,肌红蛋白

(MYO)21.230 μg/L；D-二聚体（2019 年 2 月 1 日 17:22）7.36 mg/L↑；血常规（2019 年 2 月 1 日 17:22）：白细胞 15.68×10^9/L，中性粒细胞占比 0.748，红细胞 2.78×10^{12}/L，血红蛋白92 g/L↓，血细胞比容 26.8%，血小板 334×10^9/L；查血气分析（2019 年 2 月 1 日 17:22）：pH 值 7.4，PCO_2 31.8 mmHg↓，PO_2 51.3 mmHg↓，SaO_2 84.3%↓。

【既往史】否认高血压、糖尿病、慢性支气管炎、脑血管疾病、哮喘、青光眼等疾病。

【入院查体】神清，血压左上肢 120/68 mmHg、右上肢 113/63 mmHg，呼吸稍促（23 次/分）；对答切题，查体合作；颈软，颈静脉无怒张，双肺呼吸音略粗，未闻及明显干、湿性啰音；心率90 次/分，律齐，P_2 稍亢进，无杂音；腹平软，无压痛及反跳痛，肝、脾肋下未及；双下肢无水肿，四肢肌张力正常，四肢肌力 Ⅴ级，双侧巴氏征阴性。

【辅助检查】急诊入院心电图（2019 年 2 月 1 日），见图 12-1。

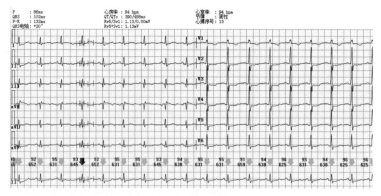

图 12-1　急诊入院心电图（2019 年 2 月 1 日）

【急诊病情变化】夜间 23:30 左右患者如厕时突发晕厥 1 次,当时乏力、出冷汗,即刻血压 80~90/55~60 mmHg,心率 100~130 次/分,窦性心律,面罩吸氧情况下 SpO_2 85%~90%。当时查体发现双肺呼吸音粗,未闻及明显干、湿性啰音,可及 P_2 亢进。

1. 晕厥后复查心电图(2019 年 2 月 2 日)

见图 12-2。

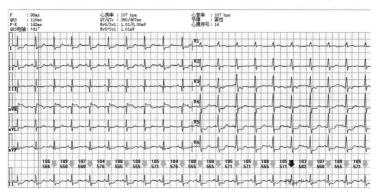

图 12-2 晕厥后心电图(2019 年 2 月 2 日)

2. 晕厥后生化指标复查(2019 年 2 月 1 日 23:47)

(1) 心肌损伤标志物:CK-MB 3.76 μg/L↑,cTnT 1.75 μg/L↑,MYO 47.28 μg/L↑。

(2) 血常规:白细胞 16.84×10^9/L,中性粒细胞占比 0.622,红细胞 2.53×10^{12}/L,血红蛋白 83 g/L↓,血细胞比容 0.243,血小板 312×10^9/L。

(3) D-二聚体:6.48 mg/L↑。

(4) 血气分析:pH 值 7.37,PCO_2 33.9 mmHg,PO_2 55.3 mmHg↓,SaO_2 86.8%↓,碱剩余(BE)−5.2 mmol/L。

(5) 肝、肾功能:谷丙转氨酶 32.7 U/L,余未见明显异常。

3. 晕厥后急诊肺动脉 CT 造影(CTPA)

CTPA 示成像质量欠佳,但主肺动脉、左右肺动脉未见明显充盈缺损(图 12-3)。

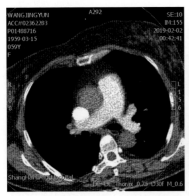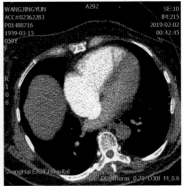

图 12-3　急诊肺动脉 CT(2019 年 2 月 1 日)

【入院转冠心病监护病房(CCU)途中】患者突发意识丧失,心电监测提示心率进行性下降,最慢至 30 次/分左右,为交界性逸搏心律,无自主呼吸,血压及血氧饱和度测不出。立即予以持续胸外按压,肾上腺素、去甲肾上腺素、多巴胺静脉推注,请麻醉科气管插管辅助呼吸通气。心率维持在 40 次/分,仍为交界性逸搏心律,血压为 60/11 mmHg,在插管情况下,血氧维持在 80%～85%。

▨ 诊 疗 思 路

患者为中年女性,胸闷、气促 2 天伴晕厥 1 次。既往无明显心血管疾病危险因素。入院查心肌损伤标志物升高、D-二聚体明显升高、氧饱和度明显下降。晕厥后心率加快、氧饱和度仍明显减低、血压下降,听诊双肺呼吸音粗,未闻及明显干、湿性啰音,可及 P_2 亢进。心电图见下壁及侧壁导联 ST 段压低明显,Ⅲ导联见 Q 波。转运 CCU 途中出现心源性休克。该患者晕厥及心源性休克,病因主要考虑急性冠脉综合征(ACS)或急性肺栓塞。结合患者无明显胸痛,前期症状为胸闷、气促为主,既往无明显心血管疾病危险因素;晕厥后出现心率快、血压低、血氧饱和度低,D-二聚体明显升高,肌钙蛋白升高。进一步完善急诊 CTPA 虽未见段以上肺动脉内充盈缺损,但仔细读片,可见肺动脉主干增宽、外周血管床显影减少、右心室内径增大,故首先考虑急性肺栓塞。且该患者出现低血压及休克表现,影像学见右心室负荷加重,心肌损伤标志物升高,故该患者威尔斯(Wells)评分为高危。

【诊断】①急性肺栓塞(高危);②心源性休克(心肺复苏后);③中度贫血。

高危急性肺栓塞的治疗应以再灌注为首选方案。故在血管活性药物及呼吸机支持下,紧急予以阿替普酶 50 mg,静脉 1 小时泵入。查氨基末端脑钠肽前体:3 157 ng/L;超声心动图见右心房室增大(RVEDD 41 mm,RA 41 mm×52 mm),三尖瓣少中量反流,肺动脉收缩压 40 mmHg,未见明显心包积液,左心室收缩功能正常,左室射血分数 60%(图 12-4)。再次证实右心室负荷加重表现。双下肢血管超声未见明显异常。

溶栓后患者心率逐渐减慢至正常范围、氧饱和度恢复正常并成功脱机,D-二聚体快速升高至顶峰后逐渐下降,心肌损伤

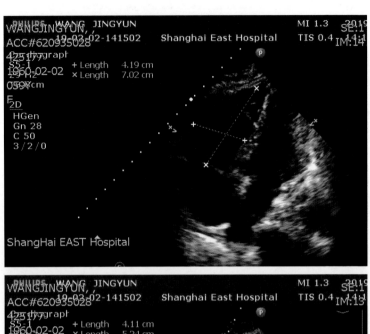

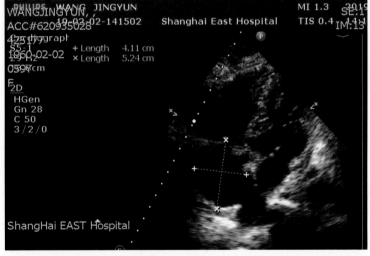

图12-4 超声心动图

志物有所下降,复查心电图见 ST 段回升(图 12 - 5),复查
CTPA 见右心室超负荷改善、外周血管床显影增加(图 12 - 6)。

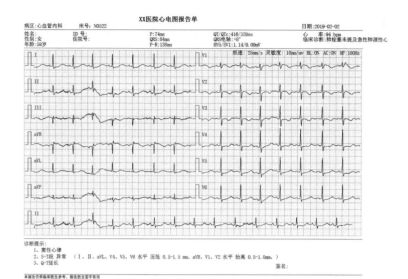

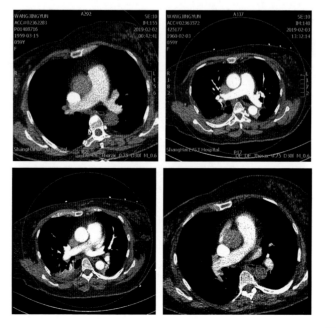

图 12-5 溶栓后心电图

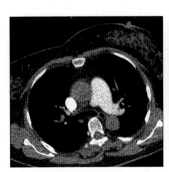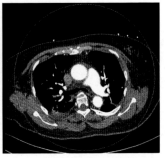

A. 溶栓前　　　　　　　　　　　　B. 溶栓后

图 12 - 6　溶栓前后 CTPA 对比(肺动脉主干及左右分支)

继续予以低分子肝素抗凝,去甲肾上腺素、多巴胺维持血压,泮托拉唑抑酸护胃治疗。

【病情演变】患者溶栓后上述诸多指标明显好转,唯独血流动力学不稳定,需要大量血管活性药物维持血压。回顾病史见患者入院后 4 天内血红蛋白从 92 g/L 进行性下降至 57 g/L。于是进行性贫血又成为当前主要矛盾。由于患者为溶栓后,首先考虑有无急性出血。但仔细询问病史、体格检查,完善肿瘤标志物、免疫指标、粪便隐血、尿隐血等检查,行全身 CT 检查,均未见明显出血征象。且该患者无黄疸、腰痛、酱油色尿等表现。但进一步完善贫血相关检查(2019 年 2 月 4 日),见该患者直接和间接抗人球蛋白试验(Coomb 试验)均为阳性,网织红细胞比例 9.7%,网织红细胞绝对计数 0.186 × 10^{12}/L,铁蛋白 5 225.00 μg/L,总胆红素 40.90 μmol/L,间接胆红素 28.70 μmol/L,乳酸脱氢酶(LDH)4 334.4 U/L。联系血液科会诊,血液科考虑为自身免疫性溶血性贫血。

【最终诊断】①自身免疫性溶血性贫血;②急性肺栓塞(高危);③心源性休克(心肺复苏后)。

【治疗】给予激素、丙球蛋白冲击治疗,以及联合输血补液治疗,继以甲泼尼龙口服治疗;低分子量肝素抗凝;比阿培南抗感染(患者入院后出现低热,体温 37.4℃,白细胞明显升高);抑酸护胃、护肝等对症支持治疗。并在血红蛋白最低时予以输注洗涤红细胞及血浆治疗。治疗过程中患者血红蛋白变化见图12-7。

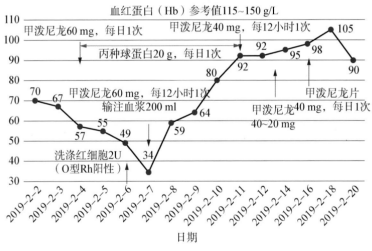

图12-7 治疗过程中血红蛋白变化

复查化验指标(2019年2月20日):

(1) 血常规:白细胞 $5.68×10^9$/L,中性粒细胞占比 0.413,红细胞 $2.28×10^{12}$/L,血红蛋白 90 g/L,血细胞比容 27.9%,平均红细胞体积(MCV)122.4 fL,平均血红蛋白浓度(MCHC)323 g/L,平均红细胞血红蛋白含量(MCH)39.5 pg,血小板

$184 \times 10^9 / L$。

（2）弥散性血管内凝血（DIC）指标：凝血酶原时间（PT）16.3 秒，活化部分凝血活酶时间（APTT）34.4 秒，纤维蛋白原（FIB）含量 1.76 g/L，纤维蛋白降解产物（FDP）3.4 μg/ml，D-二聚体 0.73 mg/L。

（3）肝功能指标：总蛋白（TP）67 g/L，白蛋白（ALB）37 g/L，总胆红素 16.3 μmol/L，间接胆红素 10.2 μmol/L，直接胆红素 6.1 μmol/L，谷草转氨酶 103 U/L，谷丙转氨酶 43 U/L，谷氨酰转肽酶（γ-GT）45 U/L，乳酸脱氢酶 665 U/L。

（4）心肌损伤标志物、电解质、肾功能指标未见明显异常。

【出院治疗方案】①华法林 2.5 mg/片，每次 1 片，每天 1 次，口服；②甲泼尼龙 4 mg/片，每次 10 片，每天 1 次，口服；③泮托拉唑钠肠溶片 40 mg/片，每次 1 片，每天 1 次，口服；④多烯磷脂酰胆碱胶囊 228 mg/粒，每次 2 粒，每天 3 次，口服。

【随访】随访至目前共 4 月余。患者未再出现临床症状，超声心动图未见异常，D-二聚体正常，甲泼尼龙片已减量至 4 mg/d，血红蛋白 141 g/L，华法林抗凝治疗中。

三 学习讨论

肺栓塞患者最常见的 4 种症状：突发性呼吸困难、胸痛、眩晕或晕厥、咯血。但有时无特征性临床表现，晕厥为唯一症状。结合症状、体征、危险因素进行 Wells 评分或改良日内瓦（Genava）评分评估肺栓塞可能性。进一步完善血气分析、D-二聚体、心电图、超声心动图、下肢血管超声、CTPA、肺通气灌注显像协助诊断。但应强调的是，对于高危肺栓塞患者强调快速诊断，不应为完善各项检查而耽误时间，要把握抢救的黄金1小时。该例患者胸闷、气促后出现晕厥及休克，根据指南推荐采取以下诊断流程（图12-8）。

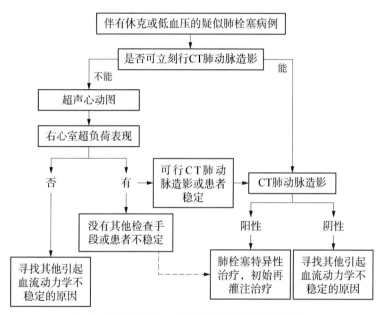

图8 伴有休克或低血压的疑似肺栓塞病例处理流程

应注意的是，CTPA对段以上肺动脉分支栓塞诊断敏感度较高，若栓塞发生于血管管径较细的亚段及以下肺动脉，肉眼判断有一定困难。该患者CTPA虽未见明显充盈缺损，但可见外周血管床显影减少，右心室内径增大。结合临床症状、体征、血气分析氧饱和度下降，D-二聚体升高，肌钙蛋白升高，心电图及超声心动图表现首先考虑肺栓塞。且该患者急性肺栓塞风险分层为高危组(表 12 - 1),应及时予以再灌注治疗。

表 12 - 1　急性肺栓塞早期死亡风险分层

早期死亡风险		风险指标和评分			
		休克或低血压	PESI 分级Ⅲ～Ⅴ或 sPESI>1	影像学提示右心室功能不全	心脏实验室生物标志物
高		＋	(＋)	＋	(＋)
中	中至高	－	＋	双阳性	
	中至低	－	－	一个(或没有)阳性	
低		－	－	选择性检查:若检查,双阴性	

　　肺栓塞或深静脉血栓形成背后通常存在潜在病因,自身免疫性疾病就是其中之一(表 12 - 2)。该例患者溶栓后出现进行性贫血,通过完善各项检查,诊断为自身免疫性溶血性贫血。

表 12 - 2　深静脉血栓危险因素

低危因素(OR<2)	中危因素(OR2～9)
卧床休息>3 天	膝关节镜手术
糖尿病	自身免疫性疾病
高血压	输血
长时间坐位(例如:长时间的汽车或飞机旅行)	中心静脉置管
年龄增长	化疗
腹腔镜手术(例如:腹腔镜下胆囊切除术)	充血性心力衰竭或呼吸衰竭
肥胖	促红细胞生成素剂
妊娠	激素替代治疗(按配方而定)
静脉曲张	体外受精
高危因素(OR>10)	感染(特别是呼吸系统、泌尿系统感染或 HIV 感染)
下肢骨折	
3 个月内因心力衰竭、心房颤动或心房扑动入院	炎症性肠道疾病
	癌症(高危转移性疾病)

（续表）

髋关节或膝关节置换术	口服避孕药
严重创伤	卒中瘫痪
3个月内发生心肌梗死	产后
既往VTE	浅静脉血栓
脊髓损伤	血栓形成倾向

　　自身免疫性溶血性贫血（AIHA）是由于机体免疫功能紊乱,产生自身抗体,导致红细胞破坏加速（溶血）超过骨髓代偿时发生的贫血。可分为温抗体型和冷抗体型以及混合型,以温抗体型为多见。年发病率0.8/10万~3/10万。AIHA可以通过触发一系列免疫与炎症反应,促进血流瘀滞、血管内皮损伤,出现血液高凝状态,导致深静脉血栓形成而引起肺栓塞（图12-9）。

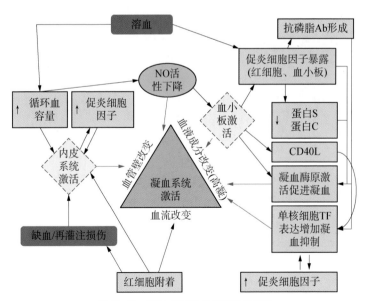

图12-9　AIHA与静脉血栓栓塞的关系

四 点 评

本病例是自身免疫性溶血性贫血所导致的高危急性肺栓塞。通过本病例的讨论，主要强调以下几个重点内容：

（1）临床上很多肺栓塞患者无特异性症状，需要详细询问病史、体格检查，并结合诸多辅助检查方可确诊。应当强调的是，对于高危肺栓塞患者，不应为完善检查而延误临床治疗，快速准确判断、即时处理对患者预后有极大提升。

（2）CTPA是诊断肺栓塞的重要检查，对段以上肺动脉栓塞诊断敏感性较高。但在未见到段上肺动脉明显充盈缺损时，亚段肺栓塞的影像学表现不应忽视。

（3）肺栓塞背后往往存在潜在病因，针对病因的治疗同样可以改善患者预后。

主要参考文献

1. KONSTANTINIDES S V, TORBICKI A, AGNELLI G, et al. 2014 ESC guidelines on the diagnosis and management of acute pulmonary embolism [J]. Eur Heart J, 2014, 35(43):3033 - 3069.

2. 中华医学会呼吸病学分会.肺血栓栓塞症诊治与预防指南[J]. 中华医学杂志,2018,98(14):1060 - 1087.

3. ATAGA KI. Hypercoagulability and thrombotic complications in hemolytic anemias [J]. Haematologica, 2009, 94(11):1481 - 1484.

13

按"图"索"骥"：气短的缘由

河北省人民医院

专培医师：张丽娜

指导医师：李树仁

2019 年 10 月 16 日

■ 病 史 资 料

【患者】女性,67 岁。

【主诉】间断气短 2 年余,加重半年。

【现病史】患者于 2 年余前活动时出现气短,伴心悸、乏力,无胸痛、发热、咳嗽、咯痰、意识障碍、夜间憋醒,休息后症状可逐渐缓解。就诊于当地诊所,给予中药治疗,规律口服 3 个月,症状稍减轻。半年前活动时再次出现上述症状,间断双下肢水肿,活动耐力明显减低,轻微活动即出现气短、心悸症状。就诊于当地医院,完善超声心动图等检查(自诉异常,具体不详),给予丹参片治疗,症状仍间断发生。现为进一步诊治,门诊以"气短待查"收入我科。

患者自发病以来,精神、饮食、睡眠欠佳,大、小便正常,体重较前减轻 5 kg。

【既往史】右眼受伤后向右偏斜 40 余年,双下肢静脉曲张病史 20 余年。20 余年前行左侧大隐静脉高位结扎术,4 年前行右侧大隐静脉高位结扎术,遗留右下肢静脉炎,陈旧性脑梗死病史 5 年,未规律服用药物,未遗留后遗症。

【个人史】原籍出生长大,无外地居住史,无疫区居住史,无疫水、疫源接触史。

【婚育史】23 岁结婚,育有 1 子 1 女,配偶及子女体健。

【家族史】父母身体健康,家族中无相关疾病记载,无传染病及遗传病等病史。

【体格检查】体温 36.5℃,脉率 75 次/分,呼吸 19 次/分,血压 174/89 mmHg;慢性病容,查体合作;双肺呼吸音粗,未闻及明显干、湿性啰音及胸膜摩擦音;心率 75 次/分,心律齐,心音低,$A_2 < P_2$,心脏各瓣膜听诊区未闻及明显杂音;全腹软,无压痛、反跳痛及肌紧张,肝、脾肋下未及,墨菲(Murphy)征阴性,肝区及双肾区无叩击痛,肠鸣音正常存在;双下肢无水肿,膝关节以远皮肤增厚、变硬,右下肢可见 10 cm×20 cm 色素沉着,双下肢分别有大小不等 3 个手术瘢痕。

【辅助检查】

1. 化验

(1) 血液分析:白细胞 3.86×10^9/L,红细胞 5.25×10^{12}/L↑,血红蛋白 155 g/L↑,血细胞比容 0.46L/L↑,血小板 105×10^9/L↓。

（2）氨基末端脑钠肽前体:6 813 ng/L↑。

（3）未吸氧状态下动脉血气分析:pH 值 7.43,二氧化碳分压 37.3 mmHg,氧分压 58.6 mmHg↓,氧饱和度 91.3%,实际碳酸盐 24.4 mmol/L,标准碳酸盐 24.7 mmol/L,全血剩余碱 0.44 mmol/L,缓冲碱 48.6 mmol/L,乳酸 1.5 mmol/L,动脉肺泡氧分压比 54.7 mmHg↑,阴离子间隙 9.3 mmol/L。

（4）生化:总蛋白 73.2 g/L,总胆红素 38.3 μmol/L↑,直接胆红素 10.9 μmol/L,间接胆红素 27.4 μmol/L,谷丙转氨酶 16.8 U/L,谷草转氨酶 26.9 U/L,尿素 4.41 mmol/L,肌酐 63.4 μmol/L,尿酸 376.06 μmol/L↑,总胆固醇 3.04 mmol/L,三酰甘油 0.43 mmol/L↓,高密度脂蛋白胆固醇 0.72 mmol/L↓,低密度脂蛋白胆固醇 2.16 mmol/L,极低密度脂蛋白胆固醇 0.16 mmol/L,碱性磷酸酶 129.5 IU/L↑,肌酸激酶 42.7 IU/L,肌酸激酶同工酶 14.9 IU/L,空腹血糖 4.38 mmol/L。

（5）血同型半胱氨酸:17.6 μmol/L。

（6）甲状腺功能、血浆 D-二聚体、降钙素原、凝血功能、电解质、肌钙蛋白、尿液分析、粪便分析结果未见明显异常。

2. 检查

（1）入院心电图:示窦性心律,电轴右偏,顺钟向转位,异常心电图(图 13-1);复查心电图:窦性心律,电轴右偏,顺钟向转位,非特异性 ST-T 段异常,异常心电图(图 13-2)。

（2）超声心动图:示主动脉内径(AO)27 mm,左心房内径(LA)40 mm,室间隔厚度(IVS)8 mm,左心室后壁厚度(LVPW)9 mm,右心房内径(RA)57 mm,右心室内径(RV)43 mm,左心室收缩末期内径(LVESD)29 mm,左心室舒张末期

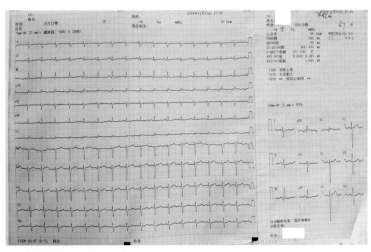

图 13-1　入院心电图

示窦性心律，电轴右偏，顺钟向转位，异常心电图

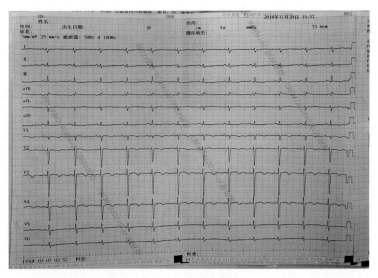

图 13-2　复查心电图

示窦性心律，电轴右偏，顺钟向转位，非特异性 ST-T 段异常，异常心电图

内径(LVEDD)43 mm,左室射血分数(LVEF)59%,左心室短轴
缩短率(FS)31%,左心房、右心扩张,左心室受压,呈"D"字征,
左心室舒张功能减低,主肺动脉扩张,左肺动脉宽约 22 mm,右
肺动脉宽约 23 mm,肺动脉收缩压(PASP)115 mmHg↑,主动
脉瓣钙化伴中量反流,三尖瓣大量反流,二尖瓣后叶瓣环钙化伴
少量反流,心包积液(图 13-3)。

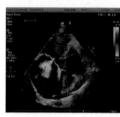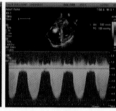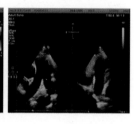

图3　超声心动图

示左心房、右心扩张,左心室受压,呈"D"字征,左心室舒张功能减低,主肺动脉
扩张,左肺动脉宽约 22 mm,右肺动脉宽约 23 mm,PASP 115 mmHg,主动脉瓣钙化
伴中量反流,三尖瓣大量反流,二尖瓣后叶瓣环钙化伴少量反流,心包积液

(3) 胸腔彩超:示双侧胸腔未见明显积液。

(4) 颈动脉彩超:示左侧颈动脉球部斑块形成(狭窄率<
50%),双侧颈总动脉未见明显异常,右侧颈动脉球部未见明显
异常,双侧颈内动脉及双侧颈外动脉未见明显异常,双侧椎动脉
未见明显异常。

(5) 下肢静脉彩超:示双侧小腿肌间静脉扩张,双侧股静
脉、双侧腘静脉未见明显异常,双侧胫前静脉、双侧胫后静脉未
见明显异常。

(6) 胸部 CT:示双肺多发微小结节;右肺上叶部分小叶间
隔稍厚;右肺中叶小钙化灶。右肺门肿大淋巴结。心影增大,心

包积液。食管扩张积液。双侧胸膜局部增厚伴钙化。右侧膈肌抬高,双侧腋窝多发小淋巴结。胆囊小结石。

(7)冠脉CTA:示LAD近段钙化斑块,局部管腔轻度狭窄;LM、CX及RCA未见明显异常;左心室心尖局部壁较薄。

(8)肺动脉CTA:示主肺动脉及左右肺动脉干增粗,未见栓塞。

(9)肺通气/灌注:示右肺上叶后段局限性血流灌注减低,考虑亚肺段栓塞可能性大,胸膜局限性增厚伴钙化,双肺多发微小结节,右肺门肿大淋巴结,心影增大,心包积液(图13-4)。

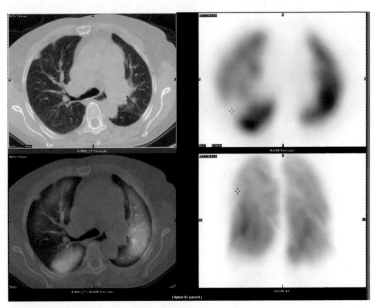

图13-4 肺通气/灌注

示右肺上叶后段局限性血流灌注减低,考虑亚肺段栓塞可能性大,胸膜局限性增厚伴钙化,双肺多发微小结节,右肺门肿大淋巴结,心影增大,心包积液

（10）肺功能：示限制型肺通气功能轻度障碍，小气道功能中度降低，肺总量减低，残总比正常，肺换气功能重度障碍；支气管舒张试验：舒张后第 1 秒用力呼气容积（FEV1）增加 5%，差值＜0.2 L（图 13 - 5）。

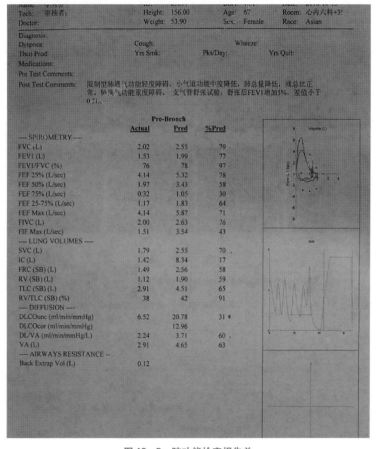

图 13 - 5　肺功能检查报告单

示限制型肺通气功能轻度障碍，小气道功能中度降低，肺总量减低，残总比正常，肺换气功能重度障碍，支气管舒张试验：舒张后 FEV1 增加 5%，差值＜0.2 L

■ 诊 疗 思 路

【病史特点】老年女性,慢性病程,主要症状为活动时呼吸困难,活动耐力减低,下肢水肿,体重减轻,下肢静脉曲张、陈旧性脑梗死病史。体格检查提示血压升高、肺动脉瓣听诊区心音亢进,下肢皮肤改变。辅助检查提示:脑钠肽(BNP)、尿酸、同型半胱氨酸升高,氧分压低;心电图、超声心动图提示右心增大、肺动脉压力增高、肺动脉增宽,但主肺动脉及左、右肺动脉干未见明显栓塞,合并颈动脉粥样硬化;冠脉 CTA 提示左前降支局部轻度狭窄;肺功能提示限制型肺通气功能轻度障碍,肺换气功能重度障碍,支气管舒张试验阴性。

【呼吸困难的鉴别】

1. 心源性呼吸困难

心源性呼吸困难主要见于急性肺水肿、心力衰竭、心包积液。该患者慢性病程,不考虑急性肺水肿。患者心包积液的存在可加重呼吸困难,但不是主要致病原因;BNP 升高,左室射血分数 59%,右心增大,考虑右心衰竭为主;超声心动图不支持肺动脉狭窄、先天性心脏病,考虑肺源性心脏病导致右心衰竭。

2. 肺源性呼吸困难

肺源性心脏病的病因包括支气管、肺疾病(如慢性阻塞性肺疾病、支气管哮喘、支气管扩张、肺结核、间质性肺疾病等)、胸廓运动障碍性疾病(该患者不考虑)、肺血管疾病(特发性肺动脉高压、慢性栓塞性肺动脉高压、肺小动脉炎)、其他(睡眠呼吸暂停低通气综合征,该患者不考虑)。该患者肺功能、胸部 CT、病史不支持慢性阻塞性肺疾病、支气管哮喘、支气管扩张、肺结核。肺功能提示限制性肺通气功能轻度障碍，肺换气功能重度障碍，普通胸部 CT 无法除外间质性肺疾病，需要进一步行高分辨率 CT 检查。患者体格检查、超声心动图均提示肺高血压，考虑肺高血压为主要病因，需进一步明确肺高血压病因。另外，患者高龄，体重减低，不除外肿瘤可能，需进一步行肿瘤标志物检查，必要时行内镜检查。

3. 中毒性呼吸困难

中毒性呼吸困难包括酸中毒、化学物质及药物中毒等。该患者 pH 值 7.43，虽然有服用中药史，但肝、肾功能等正常，无其他化学物质接触史，故不考虑上述疾病。

4. 血源性呼吸困难

重症贫血、大出血或休克时，可因缺血、血氧不足刺激呼吸中枢，引起呼吸困难。该患者血红蛋白、血压不低，反而高于正常范围，不考虑上述疾病。

5. 神经精神性与肌病性呼吸困难

重症脑部疾病直接累及呼吸中枢，可引起呼吸困难，如中枢神经性换气过度，另外癔症、高通气综合征、重症肌无力也可引起呼吸困难。该患者意识清楚，呼吸频率及四肢肌力正常，不考虑上述疾病。

【入院后进一步完善检查】

（1）补充体格检查：右眼向右偏斜，鼻部变尖，多发龋齿，多义齿，颜面部散在米粒大小充血性皮疹，压之褪色，背部可见色素沉着，双手近端指骨间关节以远皮肤增厚、紧绷，皮纹消失，紧贴于皮下组织，不能提起，呈蜡样光泽，右手中指及左手示指、中指指尖凹陷性瘢痕,左手环指指尖可见散在淤血点。膝关节以远皮肤增厚、变硬、紧绷,右侧下肢可见色素沉着,右足第 2 趾趾尖可见凹陷性瘢痕,双下肢无水肿,四肢肌力正常。

(2) 补充既往史:雷诺病史,自服中药,自诉已治愈。

(3) 自身免疫指标:抗核抗体阳性(1∶3 200);抗核抗体核型为着丝点型;抗 Ro - 52、抗着丝点 B 蛋白抗体阳性;免疫球蛋白 G16.85 g/L;抗凝血酶 53.1%;抗磷脂抗体:抗 β_2 - GP1 抗体(酶免法):25.1RU/ml;狼疮抗凝物、血管炎筛查、抗核抗体谱、红细胞沉降率、C 反应蛋白未见明显异常。

(4) 肿瘤标志物:糖类抗原(CA)199:42.740 U/ml;铁蛋白:189.000 μg/L。

(5) 肝炎、梅毒、HIV 抗体:阴性。

(6) 右心导管检查术:各部位取血和测压,上腔静脉压(SVC)15/7/10 mmHg,右心房压(RAP)14/5/9 mmHg,右心室压(RVP)92/- 2/12 mmHg,肺动脉压(PAP)103/44/65 mmHg;血氧饱和度:上腔静脉(SVC)71.3%,下腔静脉(IVC)72.5%,右心房(RA)68.7%,右心室(RV)69.6%,肺动脉(PA)69.7,桡动脉 94.9%。

(7) 肺动脉造影:左、右肺动脉干扩张,远端纤细,未见明确狭窄、充盈缺损或闭塞性病变,未见远端血流节段性灌注减低、缺失,血流灌注速度可(图 13 - 6)。

(8) 上消化道造影:贲门失迟缓症可能性大,贲门占位病变待除外,建议复查或进一步检查;胃炎。进一步行胃镜检查示:①食管瘀斑;②贲门炎;③慢性非萎缩性胃炎。

(9) 眼科会诊意见:干眼症。

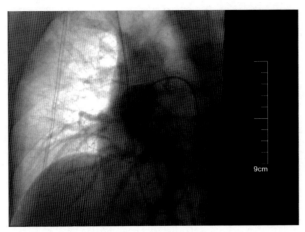

图 13-6 肺动脉造影

示左、右肺动脉干扩张,远端纤细,未见明确狭窄、充盈缺损或闭塞性病变,未见远端血流节段性灌注减低、缺失,血流灌注速度可

(10) 皮肤科会诊:皮肤淀粉样变。

【肺高血压病因鉴别】根据肺高血压诊断流程图(图 13-7),该患者存在严重肺高血压/右心衰竭征象,肺动脉造影未见血管狭窄,右心导管检查提示肺动脉高压,超声心动图排除先天性心脏病,胃镜检查未发现食管静脉曲张,肝功能正常,无门静脉高压证据,患者未到过血吸虫疫区,无相关药物、毒物接触史,HIV 抗体阴性,患者既往有雷诺病史,自身免疫指标异常,合并眼睛、皮肤、心脏、消化道、肺部多系统疾病,考虑结缔组织疾病导致肺动脉高压。

【最终诊断】①系统性硬化症;全身性钙质沉着综合征[CR(E)ST];肺动脉高压;右心衰竭(心功能Ⅲ级);心包积液;Ⅰ型呼吸衰竭。②冠状动脉粥样硬化。③(颈)动脉粥样硬化。④心

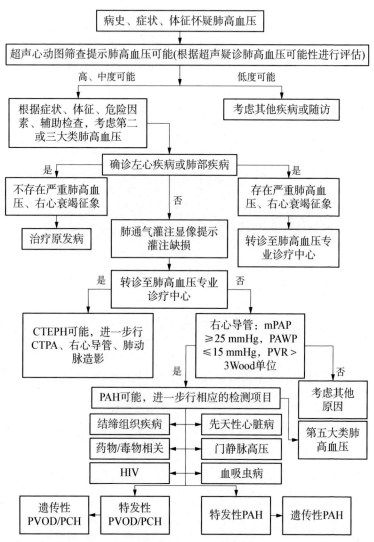

图 13-7 肺高血压诊断流程图

CTEPH:慢性血栓栓塞性肺高血压;CTPA:CT 肺动脉造影;mPAP:肺动脉平均压;PAWP:肺小动脉楔压;PVR:肺血管阻力;PAH:肺动脉高压;HIV:人类免疫缺陷病毒;PVOD:肺静脉闭塞病;PCH:肺毛细血管瘤;1 mmHg=0.133 kPa

脏瓣膜病;主动脉瓣钙化(伴关闭不全)。⑤高尿酸血症。⑥高同型半胱氨酸血症。⑦高血压病1级(中危)。⑧陈旧性脑梗死。⑨干眼症。⑩肺多发微小结节。⑪胆囊结石。⑫慢性胃炎。⑬贲门炎。⑭淀粉样变皮肤损害。⑮(双下肢)静脉曲张术后。

【治疗与转归】

(1) 降低肺动脉压力:波生坦片62.5 mg,每日2次;枸橼酸西地那非片0.02 g,每日3次;贝前列素钠片20 μg,每日3次。

(2) 抗感染及免疫调节治疗:甲泼尼龙片剂、环磷酰胺。

(3) 抗凝治疗:低分子量肝素钙5 000 IU皮下注射,每12小时1次。

(4) 改善心功能:螺内酯片20 mg,每日1次;呋塞米20 mg,每日2次;依那普利叶酸片10 mg,每日1次。

(5) 其他治疗:白芍总苷胶囊0.6 g,每日3次;维D钙咀嚼片2片,每日1次;骨化三醇软胶囊0.25 μg,每日1次;艾司奥美拉唑镁肠溶片20 mg,每日1次;瑞舒伐他汀钙片10 mg,每晚1次。

患者气短症状明显改善,活动耐力增加,复查超声心动图示PAH100 mmHg。

三 学 习 讨 论

肺高血压指各种原因导致的肺动脉压力升高,包括毛细血管前肺高血压、毛细血管后肺高血压和混合性肺高血压(肺动脉和肺静脉压力均升高)。根据右心导管术检查结果,该患者属于

毛细血管前性肺高血压。临床分类包括五大类:肺动脉高压
(pulmonary arterial hypertension,PAH)、左心疾病所致肺高
血压、呼吸系统疾病和/或缺氧所致肺高血压、肺动脉阻塞性疾
病所致肺高血压、未知因素所致肺高血压(表 13-1)。肺高血
压诊断流程图(见图 13-7)。常见导致 PAH 的结缔组织病包
括系统性红斑狼疮、系统性硬化症。系统性红斑狼疮相关 PAH
的患病率约为 3.8%,系统性硬化症相关 PAH 患病率约为
11%,另外原发性干燥综合征、混合性结缔组织病、皮肌炎、类风
湿关节炎亦可导致 PAH。对于 PAH 的治疗,靶向药物是非常
重要的,在很大程度上延长了 PAH 患者的总生存期。目前欧
美以及中国指南均一致推荐根据 PAH 患者心功能分级来指导
靶向药物的选择(表 13-2),并且主张根据 PAH 患者的危险分
层进行随访和调整治疗方案(图 13-8)。

表 13-1 肺高血压临床分类

1. 肺动脉高压(PAH)	2. 左心疾病所致肺高血压
1.1 特发性 PAH	2.1 射血分数保留的心力衰竭(HFpEF)
1.2 急性肺血管扩张试验阳性 PAH	2.2 射血分数降低的心力衰竭(HFrEF)
1.3 遗传性 PAH	2.3 心脏瓣膜病
1.4 药物和毒物相关 PAH	2.4 先天性毛细血管后阻塞性病变
1.5 相关因素所致 PAH	3. 呼吸系统疾病和/或缺氧所致肺高血压
1.5.1 结缔组织病	3.1 阻塞性肺疾病
1.5.2 人类免疫缺陷病毒(HIV)感染	3.2 限制性肺疾病
	3.3 其他混合性限制/阻塞性肺疾病
1.5.3 门静脉高压	3.4 非肺部疾病所致低氧
1.5.4 先天性心脏病	3.5 肺发育异常性疾病
1.5.5 血吸虫病	4. 肺动脉阻塞性疾病所致肺高血压
1.6 肺静脉闭塞病(PVOD)/肺毛细血管瘤(PCH)	4.1 慢性血栓栓塞性肺高血压(CTEPH)
	4.2 其他肺动脉阻塞性病变所致肺高血压
1.7 新生儿持续性肺高血压(PPHN)	4.2.1 肺动脉肉瘤或血管肉瘤

(续表)

4.2.2 其他恶性肿瘤	5.1 血液系统疾病
4.2.3 非恶性肿瘤	5.2 系统性疾病
4.2.4 肺血管炎	5.3 其他:慢性肾衰竭,纤维纵隔炎,节段
4.2.5 先天性肺动脉狭窄	性肺高血压
4.2.6 寄生虫阻塞	5.4 复杂先天性心脏病
5. 未知因素所致肺高血压	

表 13-2 根据 WHO 心功能分级的靶向药物治疗建议

药 物	WHO 心功能分级					
	Ⅱ级		Ⅲ级		Ⅳ级	
	推荐类别	证据水平	推荐类别	证据水平	推荐类别	证据水平
CCB	Ⅰ	C	Ⅰ	C	—	—
ERA						
安立生坦	Ⅰ	A	Ⅰ	A	Ⅱb	C
波生坦	Ⅰ	A	Ⅰ	A	Ⅱb	C
马昔腾坦	Ⅰ	B	Ⅰ	B	Ⅱb	C
PDE-5i						
西地那非	Ⅰ	A	Ⅰ	A	Ⅱb	C
他达拉非	Ⅰ	B	Ⅰ	B	Ⅱb	C
伐地那非	Ⅱb	B	Ⅱb	B	Ⅱb	C
sGC						
利奥西呱	Ⅰ	B	Ⅰ	B	Ⅱb	C
PGI₂ 类似物						
静脉泵入依前列醇ᵃ	—	—	Ⅰ	A	Ⅰ	A
雾化吸入伊洛前列素	—	—	Ⅰ	B	Ⅱb	C
静脉泵入伊洛前列素	—	—	Ⅱa	C	Ⅱb	C
皮下注射曲前列尼尔	—	—	Ⅰ	B	Ⅱb	C
贝前列素	—	—	Ⅱb	B	—	—
IP 受体激动剂						
司来帕格	Ⅰ	B	Ⅰ	B		

注:PAH 为肺动脉高压,WHO 为世界卫生组织,CCB 为钙离子通道阻滞剂,ERA 为内皮素受体拮抗剂,PDE-5i 为 5 型磷酸二酯酶抑制剂,sGC 为鸟苷酸环化酶激动剂,PGI₂ 为前列环素,ᵃ 为即将上市的药物,"—"表示不推荐或缺乏证据。

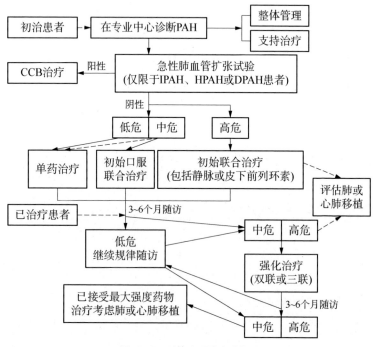

图 13-8　肺高血压治疗流程图

PAH:肺动脉高压;CCB:钙离子通道阻滞剂;IPAH:特发性肺动脉高压;
HPAH:遗传性肺动脉高压;DPAH:药物相关性肺动脉高压

　　系统性硬化病(systemic sclerosis,SSc)是一种以皮肤变硬和增厚为主要特征的结缔组织病,以女性为多见。全身性钙质沉着综合征(CREST syndrome)是 SSc 的一个亚型,表现为钙质沉着(calcinosis,C)、雷诺现象(Raynaud's phenomenon,R)、食管运动功能障碍(esophageal dysmotility,E)、指端硬化(sclerodactyly,S)和毛细血管扩张(telangiectasia,T)。SSc 最多见的初期表现是雷诺现象和隐袭性肢端和面部肿胀,并有手指皮肤逐渐增厚。几乎所有病例皮肤硬化都从手开始,手指、手背发亮、紧绷，手指褶皱消失，汗毛稀疏，继而面部、颈部受累。消化道受累为SSc的常见表现，其中食管受累最为常见，可导致胸骨后灼热感和反酸。肺部受累普遍存在，表现为肺间质纤维化和肺动脉血管病变。80％患者有心肌纤维化，半数病例有心包肥厚或积液。SSc的肾病变以叶间动脉、弓形动脉及小动脉为最明显，其中最主要的是小叶间动脉，可出现肾危象。另外有神经系统病损、口干、眼干以及甲状腺功能低下等表现。

心内科医师一旦诊断PAH患者，应尽早进行结缔组织病初筛：①问诊是否有雷诺现象、手指肿胀、皮疹、关节肿痛、口腔溃疡、口干、眼干等；②常规检查是否有血细胞减少、尿红细胞或尿蛋白阳性、高球蛋白血症、低补体血症等；③自身抗体检查包括抗核抗体、抗可提取的核抗原抗体、抗磷脂抗体等。如有提示结缔组织病的临床表现或实验室检查异常，应尽快请风湿科医师会诊以明确诊断，指导治疗。

四 点　评

肺高血压是一类常见肺血管疾病，对疑诊肺高血压的患者首先考虑常见疾病、多发疾病，如第二大类的左心疾病和第三大类的呼吸系统疾病，然后考虑慢性血栓栓塞性肺高血压，最后考虑PAH和未知因素所致。对疑诊PAH的患者应考虑相关疾病和/或危险因素导致的可能，仔细查找有无家族史、先天性心脏病、结缔组织病、HIV感染、门静脉高压、与PAH有关的药物服用史和毒物接触史等。该患者肺高血压、右心衰竭，合并下肢静脉炎，首先要考虑到肺栓塞。当肺动脉CTA、肺动脉造影排除肺栓塞后,需要考虑少见疾病可能。另外,随着各种检查技术的提高,对于临床医师,详细询问病史以及体格检查对于疾病的诊断仍然是至关重要的。风湿科医师会诊该患者时通过对比患者 10 年前照片与现在面貌,发现患者面容有明显的变化,包括患者皮肤异常、雷诺病史以及眼干症状,这些都是心内科接诊医师忽略的重要病史、体征。因此,在专科医师的培训过程中,在培养临床疾病诊治思维的同时,要加强病史采集以及全面体格检查的训练。

主要参考文献

1. 中华医学会心血管病学分会肺血管病学组,中华心血管病杂志编辑委员会.中国肺高血压诊断和治疗指南(2018)[J].中华心血管病杂志,2018,46(12):933-964.

2. 中华医学会风湿病学分会.系统性硬化病诊断及治疗指南[J].中华风湿病学杂志,2011,15(4):256-259.

14

胸闷、气促的元凶
——一例低氧性肺高血压的诊治经过

上海交通大学附属仁济医院

专培医师:王若蒙　王光宇

指导老师:沈节艳　卜　军

2019 年 12 月 18 日

病 史 资 料

【患者】女性,33 岁。

【主诉】胸闷、心悸 7 年余,加重 3 个月。

【现病史】患者七八年前起出现胸闷、心悸、关节肿胀,2016 年在当地医院诊断"关节炎"后开始口服激素(醋酸泼尼松片 5～10 mg,每日 1 次)治疗,症状改善不明显;1 年前自行停药,改用中药治疗,服药初期症状有所改善,但长期失眠多梦、心动过速,当地医院给予口服酒石酸美托洛尔片 25 mg,每日 2 次控制心率。3 个月前逐渐出现胸闷、气促较前加重,呈阵发性,每次持续 15 分钟左右,活动后加重、休息后可稍缓解,夜间喘憋不能平卧;1个月前出现右脸颊肿胀,伴有耳后肿胀、疼痛,声音嘶哑,饮水呛咳,口唇发绀,活动耐力明显下降,无胸痛、发热,无明显咳嗽、咳痰。2019 年 1 月 3 日由外地来我院就诊。

【疾病史】否认其他慢性病史、精神障碍性疾病。

【传染病史】否认。

【手术外伤史】否认。

【重要药物及毒物接触史】中药(黑色药丸,具体成分不详),服用 1 年余。

【食物及药物过敏史】否认。

【个人史】生长于原籍,否认有吸烟、饮酒等不良嗜好,否认疫区久居史,否认冶游史。

【婚育史】已婚,无怀孕史;月经正常。

【家族史】父母、妹妹体健,否认家族性遗传疾病史。

■ 诊疗经过

【体格检查】

(1) 体温 37.3℃,脉率 115 次/分,呼吸 40 次/分,血压 120/92 mmHg,SpO_2 65%(未吸氧状态下)。

(2) 体格瘦小,身高 153 cm,体重 33 kg,体重指数 14.09,神清,慢性病容,端坐位,对答切题,查体配合。

(3) 全身皮肤干燥,有蜕皮屑,口唇及四肢末端发绀;右脸颊肿大、色红、皮温高,扪及有波动感伴触痛;颈静脉无明显充盈(图 14-1)。

(4) 两肺呼吸音粗,两肺未闻及干、湿性啰音。

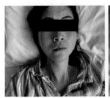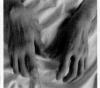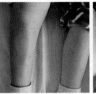

图 14－1　患者皮肤及关节异常表现

(5) 心前区抬举感，心率 115 次/分，节律齐，P_2 亢进，胸骨左缘第 3、4 肋间可闻及 II 级收缩期及舒张期杂音，杂音传导不明显。

(6) 腹平软，无压痛及反跳痛。

(7) 颈部活动差，双手指关节、腕关节畸形，双膝关节畸形，左髋关节不能外展，双下肢水肿；神经系统(－)。

【入院检查】

(1) 指脉氧饱和度 65％↓。给予高流量吸氧后(5 L/min)，患者出现意识不清，急查动脉血气：pH 值 7.18↓，PCO_2 115 mmHg↑，PO_2 20 mmHg↓，SpO_2 73％↓。

(2) 考虑患者长期慢性缺氧，予高流量吸氧出现呼吸抑制表现，改为无创呼吸机辅助通气(ST 模式)，低流量供氧(1 L/min)，患者意识逐渐转清，指脉氧饱和度上升至 95％。

(3) 入院心电图：示窦性心律，电轴右偏，肺型 P 波，右心室高电压(图 14－2)。

(4) 入院超声心动图(2019 年 1 月 3 日)测得：右心房内径(RA)：49 mm×50 mm↑；右心室左右径(RV)：44 mm↑；左心室舒张末内径(LVEDD)：33 mm↓；室间隔同向运动；三尖瓣环收缩期前移(TAPSE)12 mm↓；肺动脉收缩压(PASP)63 mmHg↑；射血分数(EF)79％。结论：右心增大，左心室缩小,右心室游离壁收缩活动减弱,中度三尖瓣反流,肺动脉高压(图 14 - 3)。

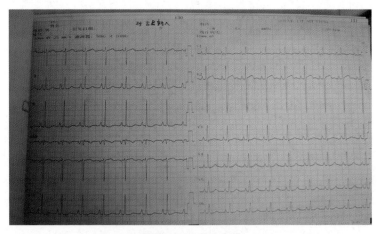

图 14 - 2 入院心电图

示窦性心律,电轴右偏,肺型 P 波,右心室高电压

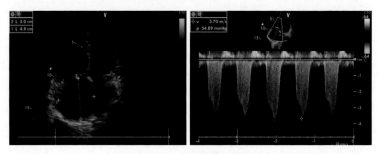

图 14 - 3 入院超声心动图

示右心增大,左心室缩小,右心室游离壁收缩活动减弱,中度三尖瓣反流,肺动脉高压

（5）胸部正、侧位片:示两肺纹理增多,右下肺结节影,心影增大,肺动脉段膨隆,右侧第 1～2 肋骨皮质扭曲,以及两肩关节

退行性变(图 14 - 4)。

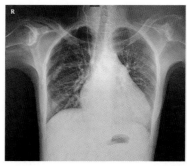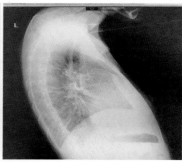

图 14 - 4　入院胸部正侧位 X 线片

示两肺纹理增多,右下肺结节影,心影增大,肺动脉段膨隆,右侧第 1～2 肋骨皮质扭曲,以及两肩关节退行性变

【入院实验室检查】(2019 年 1 月 3 日)

(1) 血常规:白细胞 17.14×10⁹/L↑,中性粒细胞占比 0.904↑,血红蛋白 154 g/L↑,红细胞 6.39×10¹²/L↑,血细胞比容 55.3%↑,血小板 162×10⁹/L;余正常。C 反应蛋白 128.80 mg/L↑;血小板压积 1.37 μg/L↑。

(2) 结核指标:T - spot(一),ESAT - 6(一),CFP - 10(一)。

(3) 肝功能:白蛋白/球蛋白(A/G)1.0↓,血清总蛋白(TP)64.6 g/L↓,白蛋白(ALB)33 g/L↓,球蛋白(GLB)31.6 g/L↑,前白蛋白(PA)64 mg/L↓,谷丙转氨酶 329 U/L↑,谷草转氨酶(AST)100 U/L↑,乳酸脱氢酶(LDH)270 U/L↑,碱性磷酸酶(ALP)143 U/L↑,直接胆红素(DBil)6.8 μmol/L↑;余正常。

(4) 肾功能:血清尿素氮(BUN)15.0 μmol/L↑,肌酐(Cr)

68 μmol/L,尿酸(UA)692 μmol/L↑。

(5) 电解质:〔Na$^+$〕141 mmol/L,〔K$^+$〕4.3 mmol/L,〔Cl$^-$〕90 mmol/L↓,血钙 2.1 mmol/L↓,血磷 0.75 mmol/L↓;尿钙:0.82 mmol/L↓,尿磷 11.14 mmol/L↑。

(6) 心力衰竭和心肌损伤指标:脑钠肽 1786 ng/L↑;肌钙蛋白 I(TnI)、肌酸激酶(CK)正常范围。

(7) 凝血功能:国际标准化比值(INR)1.18↑,D-二聚体 1.22 mg/L↑;余正常。

(8) 动脉血气分析(高流量 5 L/min 吸氧下昏迷时):pH 值 7.18↓,PCO$_2$ 115 mmHg↑,PO$_2$ 20 mmHg↓,SpO$_2$ 73%↓。

(9) 动脉血气分析(无创呼吸机辅助通气下):pH 值 7.55↑,PCO$_2$ 58 mmHg↑,PO$_2$ 101 mmHg↑,SpO$_2$ 98%。

(10) 风湿免疫检查:抗核抗体谱(—),类风关抗体(—),HLA-B27(—),抗中性粒细胞抗体(—),红细胞沉降率(—)。

(11) 肿瘤标志物:CA 125 134.5 U/ml↑;余正常。

(12) 甲状腺功能:正常;甲状旁腺激素:84.83 pg/ml↑。

(13) HIV(—),HbsAg(—),HCVAb(—),TPHA(—)。

(14) 同型半胱氨酸:8.6 μmol/L。

【初步诊断】 ①肺高血压原因待查:低氧或呼吸疾病相关性? 心功能不全(WHO 分级 Ⅳ 级);②Ⅱ型呼吸衰竭;③右颊脓肿;④甲状旁腺功能亢进? ⑤肝功能损害;⑥高尿酸血症。

【讨论内容】 ①需要完善哪些进一步检查? ②最终诊断? ③治疗方案?

【进一步的检查】

(1) 胸部增强 CT:示肺动脉高压,心影增大;右肺中叶及两肺下叶多发渗出,两侧少量胸腔积液;扫及双侧肩关节、锁骨头、肱骨头、胸骨及部分肋骨骨质密度异常(图 14-5、14-6)。

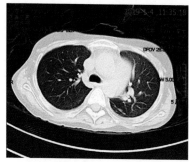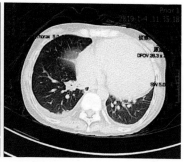

图 14-5 胸部增强 CT

　　示右肺中叶及两肺下叶多发渗出,两侧少量胸腔积液;扫及双侧肩关节、锁骨头、肱骨头、胸骨及部分肋骨骨质密度异常

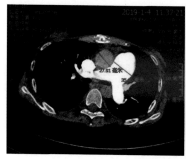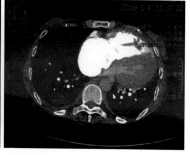

图 14-6 胸部增强 CT

示肺动脉主干增宽,心影增大

　　(2)肺功能:示重度限制性通气功能障碍,支气管舒张试验阴性(图 14-7)。

　　(3)睡眠呼吸监测:示轻度睡眠呼吸暂停,重度低氧(图 14-8)。

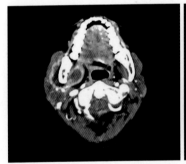

图 14-7 肺功能检查报告单

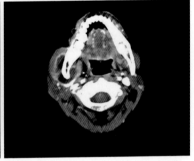

图 14-8 呼吸睡眠监测报告单

(4) 下颌增强 CT:右侧咬肌及翼内肌环形强化灶(图 14-9)。脓肿? 其他? 排除气管压迫。

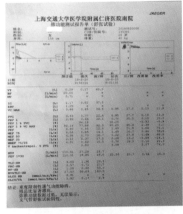

图 14-9 下颌增强 CT

(5) 右颊部肿块穿刺液检验:大体标本色淡黄,质稠;镜检:白细胞>100/HP,红细胞 25~30/HP,革兰阳性球菌找到少量;细菌培养(一)。

(6) 骨密度检测:L1~L4、左右股骨 T 值提示重度骨质疏松。

（7）下腹部 B 超：胆囊泥沙样结石，双肾多发结石伴肾积水。

（8）关节 B 超：少量积液；骨皮质明显边缘不规则；滑膜增生（图 14 - 10）。

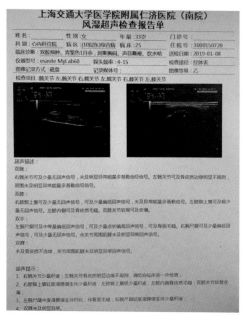

图 14 - 10　关节 B 超报告单

（9）肌力检查：双上肢肌力Ⅳ-级，双下肢肌力Ⅲ-级。

（10）肌电图：示肌源性损害肌电改变，四肢近端肌为著，未见明显活动性损害表现，考虑呼吸肌动力不足。

（11）肌肉 MRI 平扫：双侧小腿各肌群轻度脂肪浸润；双侧大腿各肌群轻度脂肪浸润。

（12）肌肉活检：肌细胞重度大小不等；大量非坏死纤维肌膜可见补体沉积；部分纤维 p62 轻度弥漫上调；2 型纤维轻度萎

缩。结论:肌源性损害病理改变,坏死性肌病合并类固醇肌病可能(图 14 - 11、14 - 12)。

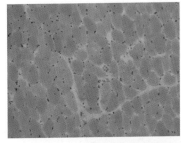

A. 肌细胞中度大小不等,形态不规则、变圆。可见少量坏死纤维,核内移增多

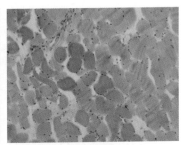

B. 可见大量高收缩纤维

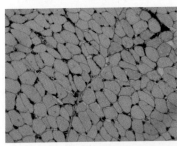

C. 肌细胞膜 MHC - 1 表达上调

D. 大量非坏死纤维肌膜可见补体沉积

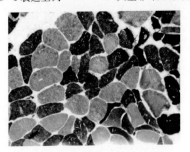

E. 1 型、2 型纤维呈镶嵌结构排列,2 型纤维轻度萎缩

图 14 - 11　肌肉活检病理图片

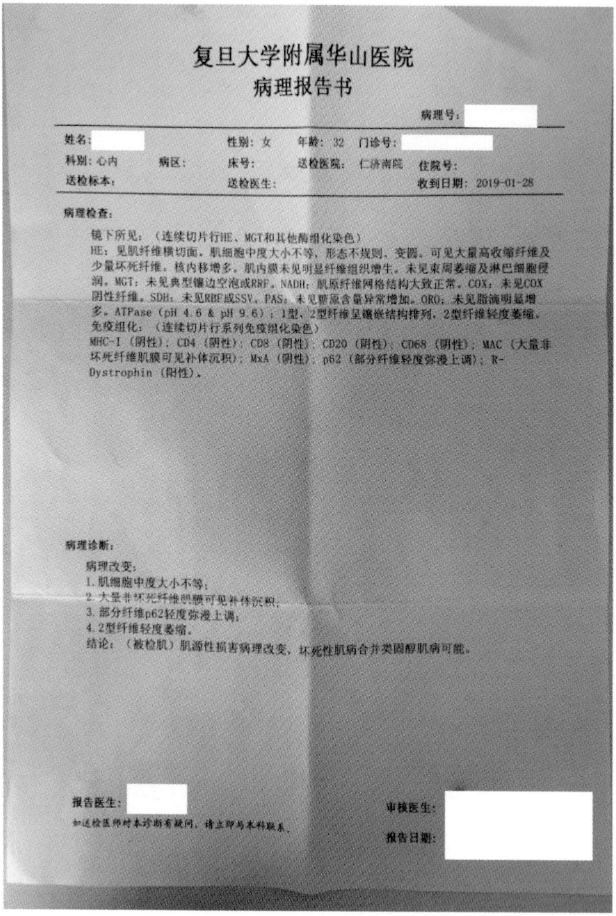

图 14-12 肌肉活检报告

（13）血清抗体检测：示血清特发性炎性肌病抗体谱（一）
（图 14-13）。

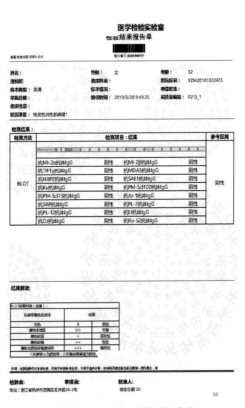

图 14 – 13　血清抗体检测报告单

(14) 代谢性肌病基因检测:报告 *SYNE2* 基因疑似致病突变。*SYNE2* 基因相关的埃默里-德赖弗斯(Emery Dreifuss)肌营养不良 5 型为常染色显性遗传。建议家系验证(图 14 – 14)。

【最终诊断】①常染色体显性遗传 Emery Dreifuss 肌营养不良;②Ⅱ型呼吸衰竭;③低氧性肺高血压(WHO 肺高血压分类Ⅲ类、Ⅴ类),心功能不全(WHO 分级Ⅳ级);④右颊脓肿;⑤继发性甲状旁腺功能亢进,肾结石,高尿酸血症,骨质疏松;

医学 BGI·Dx　　临床检验中心　　DX-SDP-B09 V1.3

单基因遗传病基因检测报告

样本信息

到样日期	样本编号	样本类型	姓名	性别	年龄	送检医院	送检医生
2019-01-25	19B0117127	全血		女	-(1986-10-14)	上海交通大学医学院附属仁济医院	庄琦

临床表现及家族史	疑似患者，重度肺动脉高压，肌电图示：肌源性损害肌电改变，肺功能示限制性通气障碍，II 型呼吸衰竭。无家族遗传病史。

检测信息

检测疾病编号	DX1429
疾病名称	遗传性肌肉病基因谱
检测基因	*TPM3,NEB,ACTA1,TPM2,TNNT1,KBTBD13* 等
检测方法	芯片捕获高通量测序

检测结果

基因	参考序列	核苷酸变化/突变名称	氨基酸变化	基因亚区	杂合性	染色体位置	参考文献	变异类型
SYNE2	NM_182914	c.17938delTinsCTAGC	p.Ile5981Alafs*12	EX99/CDS98	杂合	chr14:64656855	-	Likely pathogenic

备注：**变异类型：Pathogenic 表示已知致病突变，Likely pathogenic 表示疑似致病突变，VUS 表示临床意义未明突变。

结果说明

本次检测，在受检者中检出 *SYNE2* 基因的 1 个疑似致病突变 c.17938delTinsCTAGC (Het)。*SYNE2* 基因相关的 Emery-Dreifuss 肌营养不良 5 型为常染色体显性遗传。

位点详情：

SYNE2: NM_182914; c.17938delTinsCTAGC; p.Ile5981Alafs*12; EX99; CDS98 ：框移突变，暂未发现该位点致病性的相关报道。该突变可能导致氨基酸编码蛋白发生提前终止，产生截短蛋白，可能会对蛋白质的结构和功能产生较大的影响。该位点在正常人中发生的概率极低。

备注：以上解读基于目前对检测疾病致病基因的研究。检测疾病基因、检测方法及局限性、目标区域高通量测序参数、检出变异点见附录。

建议

建议受检者其他亲属进行家系验证并接受遗传咨询。

参考文献

无

**本报告结果只对送检样品负责。本中心对以上检测结果保留最终解释权，如有疑义，请在收到结果后的 7 个工作日内与我们联系。
**以上结论均为实验室检测数据，仅用于突变检测之目的，不代表最终诊断结果，仅供临床参考。
数据解读规则参考美国医学遗传学和基因组学学院（American College of Medical Genetics and Genomics, ACMG）相关指南。**
**变异命名参照 HGVS 建议的规则给出（http://www.hgvs.org/mutnomen/）。

实验操作人：　　报告撰写人：　　审核者：　　**报告日期：2019-03-19**

1 / 4

地址：广东省深圳市盐田区北山工业区 11 栋（邮编：518083）客服电话：400-605-6655 网址：www.bgidx.cn

图 14-14　代谢性肌病基因检测报告单

⑥胆囊结石；⑦肝功能损害。

【治疗方案】

(1) 无创呼吸机辅助通气(氧流量 1 L/min)。

(2) 醋酸泼尼松片 15 mg，每日 1 次口服，抗感染治疗。

(3) 替考拉宁 200 mg，每日 1 次，静脉滴注；甲硝唑 0.5 g，每日 2 次，静脉滴注抗感染治疗。

(4) 地高辛片 0.125 mg，每日 1 次口服，强心；琥珀酸美托洛尔片 23.75 mg，每日 1 次口服，控制心室率，并嘱心率<100

次/分后逐渐减量。

（5）呋塞米片 20 mg，每日 1 次口服；螺内酯片 20 mg，每日 1 次口服，利尿、减轻心脏负荷。

（6）多烯磷脂酰胆碱 697.5 mg，每日 1 次，静脉滴注改善肝功能。

（7）阿法骨化醇软胶囊 1 粒，每日 2 次口服，改善骨质疏松。

【治疗后随访】

（1）实验室检查（2019 年 1 月 19 日出院时）

1）血常规：白细胞 7.89×10^9/L，中性粒细胞占比 0.884↑，血红蛋白 140 g/L，红细胞 6.12×10^{12}/L↑，血细胞比容 52.2%↑血小板 130×10^9/L，C 反应蛋白 15.14 mg/L↑，血小板压积 0.25 μg/L↑。

2）肝功能：谷丙转氨酶 47 U/L，谷草转氨酶 56 U/L↑，乳酸脱氢酶 617 U/L，碱性磷酸酶 93 U/L，总胆红素 15 μmol/L。

3）肾功能：血清尿素氮 8.5 μmol/L↑，肌酐 34 μmol/L，尿酸 186 μmol/L。

4）电解质：$[Na^+]$ 136 mmol/L↓，$[K^+]$ 4.9 mmol/L，$[Cl^-]$ 86 mmol/L↓。

5）脑钠肽：110 ng/L↑。

（2）随访超声心动图（2019 年 3 月 22 日）：肺动脉收缩压（PASP）=64 mmHg；右心房左右径（RA）45 mm×54 mm；右心室左右径（RV）42 mm（较之前 44 mm 缩小）；三尖瓣环收缩位移（TAPSE）=19 mm（较前 12 mm 明显提高）；左心室舒张末期内径（LVEDD）38 mm（较前 33 mm 改善）；左室射血分数（LVEF）81%。结论：右心房室内径增大，肺动脉高压，伴轻度三尖瓣反流(图 14 - 15)。

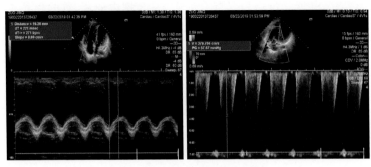

图 14 - 15　出院后随访超声心动图

三　学习与讨论

1. 肺高血压的临床分类

肺高血压(pulmonary hypertension，PH)是多种病因导致的肺循环压力增高[右心导管测定平均肺动脉压(MPAP)≥25 mmHg]的临床症候群;临床以左心疾病所致 PH 和低氧或呼吸道疾病所致 PH 为最常见(见表 14 - 1)。

肺动脉高压(PAH)是肺小动脉本身病变导致肺血管阻力进行性升高[右心导管测定 MPAP≥25 mmHg，且肺动脉楔压(PAWP)≤15 mmHg，肺血管阻力(PVR)>3WU]的一类疾病。PH 病因复杂,诊断棘手,右心衰竭和低氧是最终表现,但不同病因,治疗手段各不相同。

2. 肺高血压的诊断

超声心动图是筛查和初步诊断 PH 或 PAH 的重要手段,指南推荐三尖瓣峰反流速度≥3.4 m/s,无论有无其他 PH 征象,则 PH 高度可能(Ⅰ, C)(表 14 - 1、14 - 2)。该患者入院时超声心动图 PASP 为 63 mmHg(三尖瓣反流速度 3.7 m/s),同时显示右心房、右心室明显增大,左心受压,故 PH 诊断高度可能。对 PH 病因,首先需要鉴别左心疾病相关性 PH 和低氧性肺部疾病相关性 PH。根据患者临床症状和体征,入院时发绀,指脉氧饱和度 65%,动脉血气提示Ⅱ型呼吸衰竭,存在明显低氧血症(动脉血氧饱和度<89%,或动脉血氧分压<60 mmHg),故诊断低氧性和/或肺部疾病相关性 PH。对疑诊此类 PH,指南推荐行右心导管以确诊的推荐级别为Ⅱb, C 类。患者极度瘦弱(体重仅 33 kg, BMI 14.09),合并多系统疾病,经济条件受限,故未行右心导管检查,应视为可以接受。

表 14 - 1　超声心动图诊断 PH 的可能性(红色为高度可能)

三尖瓣反流峰值速度(m/s)	存在其他"PH征象"的超声表现	超声提示PH 的可能性
≤2.8 或测不出	无	低
≤2.8 或测不出	有	中等
2.9～3.4	无	
2.9～3.4	有	高
>3.4	不需要	

注:PH,肺高血压。
(引自:2015ESC/ERS guidelines for the diagnosis and treatment of PH)

表 14 - 2　超声心动图提示 PH 的其他征象

A:心室	B:肺动脉压	C:下腔静脉和右心房
右心室/左心室内径比>1.0	多普勒右心室流出道加速时间<105 m/s 和(或)收缩中期喀喇音	下腔静脉直径>21 mm,吸气时塌陷(深吸气时塌陷率<50%或平静吸气时塌陷率<20%)

A:心室	B:肺动脉压	C:下腔静脉和右心房
室间隔展平[收缩期和（或）舒张期左心室偏心指数>1.1]	舒张早期肺动脉反流速率>2.2 m/s 肺动脉直径>25 mm	右心房面积（收缩期>18 cm²）

注:除外三尖瓣反流速率,上述至少有两组（A/B/C）不同的超声心动图指标符合,才能用以评估肺高压诊断的可能性。PH:肺高血压。
（引自:2015ESC/ERS肺高血压诊断与治疗指南）

3. 肺高血压的病因诊断

（1）患者以显著低氧及 PH 为主要表现,首先考虑呼吸系统疾病和/或低氧所致 PH,即第三大类 PH;对于此类 PH,首先应确定病因(见图 13 - 7)。患者胸部增强 CT、肺功能检查、呼吸睡眠监测检查,显示肺部疾病引起的低氧性 PH 的可能不大;低氧性 PH 的原因考虑为非肺部疾病所致低氧,即第三大类 PH 中 3.4 亚类(见表 13 - 1)。

（2）患者合并全身系统性疾病临床表现:有骨骼关节异常,肌力减退,内脏肌肉受累,局部感染,排除呼吸道/气道梗阻性因素后,该患者的低氧病应考虑全身性肌病累及呼吸肌导致,故患者亦为第五大类 PH,即 5.2 亚类(见表 13 - 1)。

（3）明确诊断:根据临床症状、肌酸激酶、肌电图、肌活检、肌肉 MRI、基因检测,此患者原发病为 $SYNE2$ 基因的一个疑似致病基因突变(c. 17938delTinsCTAGC)相关的 Emery Dreifuss 肌营养不良,为常染色显性遗传病。

4. 鉴别诊断

（1）慢性阻塞性肺疾病:以气流受限不完全可逆为特征,肺功能检查时,吸入支气管扩张剂后 FEV_1/FVC 比值<0.7,还可

出现肺总量、功能残气量和残气容量增高,肺活量减低;残气容积/肺总量增高;一氧化碳弥散量降低等。该患者肺功能检查为重度限制性通气功能障碍,吸入支气管扩张剂后 FEV_1/FVC 比值>0.8,故可排除此诊断。

(2) 间质性肺疾病:以弥漫性肺实质、肺泡炎和间质纤维化为基本病理改变的不同类疾病群构成的临床病理实体的总称。肺功能检查表现为限制性通气障碍、通气血流比例失调、弥散功能障碍;X线胸片多有"毛玻璃"样改变、"网状阴影""蜂窝肺"表现。该患者胸部影像以右肺中叶及两肺下叶多发渗出为主要特征,故可排除此诊断。

(3) 睡眠呼吸暂停低通气综合征:以夜间睡眠中打鼾且鼾声不规律,呼吸及睡眠节律紊乱,反复出现呼吸暂停及觉醒为主要临床表现,睡眠时可出现混合性(阻塞/限制)通气功能障碍,诊断主要依靠多导睡眠图监测。该患者睡眠呼吸监测为轻度睡眠呼吸暂停、重度低氧,故可排除此诊断。

(4) 慢性高原病:指长期生活在海拔 2 500 m 以上的世居者或移居者,对高原低氧环境逐渐失去习惯而导致的临床综合征。主要表现为红细胞增多(血红蛋白:$\geqslant$190 g/L)。该患者虽然有红细胞增多但未达到标准且无高原居住史,故可排除此诊断。

(5) 先天性肺部疾病:指肺发育过程涉及的支气管树、肺实质、肺动脉供应和肺静脉引流异常的一组先天性缺陷性疾病;X线表现患侧一致性密度增高、无充气肺组织和肺纹理/膈肌抬高、肋间隙变窄及纵隔移向患侧,健侧代偿性肺气肿且可形成肺疝;增强 CT 检查显示同时存在的肺动脉异常如肺动脉分支缺如或细小。该患者胸片及增强 CT 表现不符,故可排除此诊断。

(6)支气管扩张症:是各种原因引起的支气管树的病理性、永久性扩张,导致反复发生化脓性感染的气道慢性炎症;胸部HRCT是诊断的主要手段,可表现为支气管"柱状、囊柱型、囊状"扩张,亦可表现为"双轨征、印戒征"。该患者病史及胸部CT表现不符,故可排除此诊断。

(7)中枢神经疾病:脑卒中、颅内肿瘤、颅内感染、中毒及各种原因造成的意识障碍和颅内压增高可直接或间接影响呼吸中枢造成低氧血症。

(8)外周神经肌肉疾病:肌萎缩侧索硬化、吉兰-巴雷综合征、重症肌无力、肌炎等可直接或间接影响呼吸肌造成低氧血症。

5. 肺高血压的治疗

通过超声心动图、肺部影像、实验室检查以及右心导管等一系列诊断流程(见图14-7),最终明确PH的分类和病因,不同PH,治疗原则和方案各不相同。

(1)第一大类PAH的治疗:在整体管理和支持治疗基础上,在排除急性血管反应性PAH之后,建议对患者进行危险分层(表14-3),中、低危患者单药或初始联合靶向药物治疗,中、高危患者建议包含胃肠外的初始联合靶向药物治疗,每3~6个月评估疗效,必要时升级为序贯联合治疗(见图13-8)。各种靶向药物的推荐等级如表14-4所列。

表14-3 PAH危险分层

	预后的决定因素	低风险<5%	中度风险<5%~10%	高风险>10%
A	WHO心功能分级	Ⅰ,Ⅱ	Ⅲ	Ⅳ
B	6分钟步行距离	>440 m	165~440 m	<165 m

(续表)

	预后的决定因素	低风险<5%	中度风险<5%~10%	高风险>10%
C	血浆 BNP/NT-proBNP 水平或右心房压力	BNP<50 ng/L NT-proBNP<300 ng/L 或右心房压力<8 mmHg	BNP 50~300 ng/L NT-proBNP 300~1 400 ng/L 或右心房压力 8~14 mmHg	BNP>300 ng/LNT-proBNP>1400 ng/L 或右心房压力>14 mmHg
D	血流动力学参数	心脏指数≥2.51/(min·m²)混合静脉血氧饱和度>65%	心脏指数 2.0~2.41/(min·m²)混合静脉血氧饱和度 60%~65%	心脏指数<2.01/(min·m²)混合静脉血氧饱和度<60%

低风险:至少3个低危因素,没有高危因素
中度风险:两者之间
高风险:至少两个高危因素,包括 Cl 或 SvO_2

(2) 第二大类左心疾病相关 PH 的治疗:一切左心疾病,包括左心收缩功能异常、舒张功能异常、瓣膜病变,继发 MPAP>25 mmHg,且 PAWP>15 mmHg(或 LVEDP>15 mmHg),即为左心疾病相关性 PH。治疗原发病是根本策略,包括抗心力衰竭药物治疗、各种介入治疗、瓣膜手术治疗等;对其中混合性毛细血管前后肺动脉高压者,建议转诊至区域性的肺血管中心进行进一步诊治(见图 13-7)。

(3) 第三大类低氧性 PH 的治疗:明确引起低氧的病因,治疗原发病是治疗低氧性 PH 最有效而根本的治疗措施。对存在与原发病不匹配的严重 PH(指原发病治疗后 MPAP>35 mmHg 者),建议转诊至专业中心,进行个体化治疗(见图 13-7)。

表 14 - 4　第一大类肺动脉高压治疗靶向药物

治疗药物			WHO-FC II		WHO-FC III		WHO-FC IV	
钙离子通道阻滞剂			I	C	I	C	IIb	C
内皮素受体拮抗剂	安立生坦		I	A	I	A	IIb	C
	波生坦		I	A	I	A	IIb	C
	马昔腾坦		I	B	I	B	IIb	C
PDE-5抑制剂	西地那非		I	A	I	A	IIb	C
	他达拉非		I	B	I	B	IIb	C
	伐地那非		IIb	B	IIb	B	IIb	C
鸟苷酸环化酶抑制剂	利奥西呱		I	B	I	B	IIb	C
前列环素类物	依前列醇	静脉注射	—	—	I	A	I	C
	伊诺前列素	雾化吸入	—	—	I	B	IIb	C
		静脉注射	—	—	IIa	C	IIb	C
	曲前列尼尔	皮下注射	—	—	I	B	IIb	C
		雾化吸入	—	—	I	B	IIb	C
		静脉注射	—	—	IIa	C	IIb	C
		口服	—	—	IIb	B	—	—
	贝前列环素		—	—	IIb	B	—	—
IP受体激动剂	司来帕格		I	B	I	B	—	—

　　该患者考虑为 *SYNE2* 基因突变致 Emery Dreifuss 肌营养不良导致的低氧性 PH,因此治疗以呼吸机辅助通气纠正低氧,同时以激素、抗感染等对症治疗,取得明显疗效。患者因经济原因始终拒绝行右心导管治疗,超声心动图随访肺动脉压力等指标好转,故未予以进一步其他治疗。

(4) 第四大类慢性血栓栓塞性(CTEPH)或肺动脉阻塞性PH 的治疗:CTEPH 是指充分抗凝治疗 3 个月以上,影像学检查仍有肺栓塞征象,而右心导管测定肺循环血流动力学参数符合 PAH 诊断标准者;CTEPH 的治疗可采用肺动脉内膜剥脱术(PEA)、靶向药物治疗和经皮肺动脉球囊成形术(PTPA)三者联合、互补的治疗模式;以鸟苷酸环化酶激动剂利奥西呱为主的多个靶向药物联合应用,联合 PEA 和 PTPA,使 CTEPH 是唯一可以达到根治的 PH 疾病。

6. Emery-Dreifuss 肌营养不良

Emery-Dreifuss 肌营养不良(Emery-Dreifuss muscular dystrophy,EDMD)是一种遗传性疾病,儿童早期起病,主要临床表现为关节挛缩、进行性的肌无力和心脏受累。EDMD 包括X‐连锁隐性遗传型(XLR)和常染色体显性遗传型(AD)、常染色体隐性遗传型(AR)。*EMD* 和 *LMNA* 基因突变是引起XLR‐EDMD 和常染色体遗传 EDMD 的致病基因,编码产物分别为 emerin 蛋白和核纤层蛋白(lamin)A/C。该病的确切发病机制目前尚不清楚。

(1) 临床表现:

1) 早期出现关节挛缩:常见受累部位包括肘部屈肌、颈部伸肌和腓肠肌挛缩,导致颈部屈曲受限,在病程后期,严重挛缩可导致整个脊柱前屈受限。严重关节挛缩时,由于脊柱和下肢活动受限而导致丧失行走功能(该患者颈部活动差,双手指关节、腕关节畸形,双膝关节畸形,左髋关节不能外展,基本丧失行走能力)。

2) 受累肌肉呈肱‐腓分布:即分别累及上肢的近端和下肢

的远端,肌无力进展在 30 岁之前通常是缓慢的,30 岁之后肌无力进展速度加快。EDMD 可能出现肺部肌肉组织乏力,通气不足可导致低氧(该患者在 30 岁左右出现胸闷、气促、乏力症状明显加重)。

3)心脏受累:心脏受累是该病最严重的并发症,通常随肌无力的进展而逐渐加重,部分患者心脏受累可在肌无力之前发生。患者可表现为心悸、晕厥、运动耐力差、充血性心力衰竭、程度不等的室上性心律失常、房室传导异常、室性心律失常、扩张型心肌病、限制型心肌病以及猝死等(该患者部分累及)。

(2)辅助检查:

1)血清肌酸激酶浓度测定:多数患者血清肌酸激酶含量中度升高,高于正常水平的 2～20 倍,少数患者可正常。肌酸激酶浓度升高在发病早期比病程后期更多见。

2)肌电图检查:多数患者显示肌源性损害,神经传导速度正常。但在 XLR‐EDMD 和 AD‐EDM 患者中也有神经源性损害的报道。

3)超声心动图检查:多数患者存在不同程度的心功能异常。

4)肌肉病理检查:表现为非特异性改变,可能发生纤维萎缩、纤维化增加和散在的坏死。肌肉病理学检查缺乏诊断特异性改变。

5)免疫组化检测:通过免疫荧光检查和免疫印迹检查可在颊黏膜细胞、淋巴细胞、淋巴母细胞,皮肤组织和肌肉组织中检测到 emerin 蛋白。但是结果并不能作为诊断依据。诊断必须依靠基因突变分析,可应用寡核苷酸微检测法等基因分析方法进行检测。

6）影像学检查：应用MRI检查可见肌肉脂肪浸润。

7）肺功能检查：EDMD可能会出现心力衰竭的临床表现，伴随肺部肌肉组织的乏力、通气不足可能会加重呼吸困难和外周性水肿，因此应进行常规肺功能检查。

（3）鉴别诊断：本病需与肩胛带肌-腓骨肌受累综合征、*FKRP*基因相关性疾病、Ⅵ胶原基因突变引起的贝特莱姆（Bethlem）肌病、Ⅰ型和Ⅱ型强直性肌营养不良症、迪谢内（Duchenne）型肌营养不良症、合并有心脏受累的肢带型肌营养不良症、结蛋白相关性肌病、达农（Danon）病、强直性脊柱炎等疾病相鉴别。

（4）治疗：目前该病没有特异性治疗措施。

1）支持治疗：锻炼减缓畸形发生、理疗、骨科矫形手术，但疗效不佳。

2）并发症治疗：用呼吸机改善呼吸功能，纠正低氧，改善PH；心力衰竭防治。

3）对症处理心脏症状，严密随访，预防猝死。必要时抗采用抗心律失常药物、安装植入式心脏复律除颤器等。

四 点 评

洪涛教授点评

（1）该病例为常染色体显性遗传病，应对患者直系亲属完善基因检测。对于遗传性疾病不应该只局限于个体而应该着眼于整个群体，对于家族中可能检测出的其他患者应建议早期治疗、随访、禁孕。

（2）该病例继发性甲状旁腺功能亢进是 Emery-Dreifuss 肌营养不良原发病所致还是合并坏死性肌炎等其他因素所致？病因有待进一步明确。

主要参考文献

1. OSTLUND C，WORMAN H J. Nuclear envelope proteins and neuromuscular diseases［J］. Muscle Nerve，2003,27:393-406.

2. SANNA T，DELLO RUSSO A，TONIOLO D，et al. Cardiac features of Emery-Dreifuss muscular dystrophy caused by lamin A/C gene mutations［J］. Eur Heart J，2003,24:2227-2236.

3. HIGUCHI Y，HONGOU M，OZUWA K，et al. A family of Emery-Dreifuss muscular dystrophy with extreme difference in severity［J］. Pediatr Neurol，2005,32:350-360.

4. MERCURI E，POPPE M，QUINLIVAN R，et al. Extreme variability of pheno-type in patients with an identical missense mutation in the lamin A/C gene: from congenital onset with severe phenotype to milder classic Emery-Dreifuss variant［J］. Arch Neurol，2004,61:690-694.

5. TALKOP U A，TALVIK I，SONAJALG M，et al. Early onset of cardiomyopathy in two brothers with X-linked Emery-Dreifuss muscular dystrophy［J］. Neuromuscul Disord，2002,12:878-881.

6. 中华医学会血管病学分会,中华心血管病杂志编辑委员会. 中国肺高血压诊断和治疗指南（2018）［J］. 中华心血管病杂志,2018,46(12):933-964.

15

重度肺高血压——原因何在

大连医科大学附属第一医院

专培医师:王轶童

指导医师:杨晓蕾　刘　莹

2019 年 11 月 20 日

一 病 史 资 料

【患者】女性,56 岁。于 2017 年 3 月 28 日就诊我院。

【主诉】咳嗽 6 月,加重伴胸闷气短 1 月。

【现病史】患者入院前 6 个月开始无明显诱因出现咳嗽,无咯痰,无发热,无咯血,无胸痛,未诊治。入院前 5 个月开始咯泡沫痰,入院前 1 个月无明显诱因出现胸闷气短,活动后加重,伴双下肢乏力,无发热,无恶心、呕吐,无腹泻及黑便。入院前 2 周就诊于外院,超声心动图示肺动脉高压(重度),血气分析显示 PaO$_2$ 80 mmHg,PaCO$_2$ 29.4 mmHg,D-二聚体及血常规未见异常。给予西地那非、地尔硫草口服,吸氧对症治疗。入院前 1 周轻微活动即胸闷、气短,入院前 2 天反复夜间憋醒,不能平卧,遂来我院。发病以来体重无明显下降。

【既往史】卵巢囊肿切除术后 5 年,否认高血压、糖尿病史;否认结核、肝炎病史,否认吸烟史,否认粉尘及化学物质接触史,否认下肢静脉曲张史。

【月经史】16 岁初潮,52 岁绝经。

【家族史】父亲患糖尿病,哥哥患高血压。

【入院后查体】血压 118/66 mmHg,脉率 106 次/分,呼吸 35 次/分,无发热,神清,30°斜坡卧位。浅表淋巴结未及,皮肤、黏膜无出血及紫癜,皮下无水肿。颈静脉充盈,肝颈静脉回流征阳性,呼吸急促,双肺呼吸音粗,未及干、湿性啰音;心率 106 次/分,律齐,P_2 亢进,胸骨左缘第 4 肋间可及收缩期 2/6 级吹风样杂音,吸气时加强。腹部未及压痛及反跳痛,肝、脾肋下未及。双下肢不肿,未见静脉曲张,足背动脉搏动正常。

【辅助检查】

(1) 血气分析(吸氧 3 L/min):pH 值 7.507↑,PaO_2 69 mmHg↓,$PaCO_2$ 24.1 mmHg↓,HCO_3^- 18.7 mmol/L↓,剩余碱(BE)−2.9 mmol/L。

(2) 血常规:白细胞 $8.04×10^9$/L,中性粒细胞 $6.38×10^9$/L,血红蛋白 109 g/L,血小板 $21×10^9$/L↓。

(3) 凝血象:凝血酶原时间(PT)14.0 秒,活化部分凝血活酶时间(APTT)28.3 秒,纤维蛋白原(FIB)1.04 g/L↓,纤维蛋白原降维产物(FDP)35.23 mg/L↑,D-二聚体 9 960 μg/L↑。

(4) 脑钠肽(BNP):958.82 ng/L↑。

(5) 生化:血糖(GLU)6.78 mmol/L↑,谷丙转氨酶(ALT)

21 U/L，谷草转氨酶（AST）30 U/L，总胆红素（TBIL）24.9 μmol/L↑,直接胆红素(DBIL)9.0 μmol/L↑,肌酐(Cr)50 μmol/L,[K⁺] 3.6 mmol/L,总胆固醇(CHO)4.82 mmol/L,三酰甘油(TG)2.05 mmol/L,高密度脂蛋白胆固醇(HDL-C)0.78 mmol/L,低密度脂蛋白胆固醇(LDL-C)2.89 mmol/L。

（6）心肌损伤标志物,尿、粪便常规,甲状腺功能,乙肝、丙肝、梅毒和艾滋病免疫学检查均未见异常。

（7）入院心电图:示窦性心动过速,106 次/分,心电轴不偏,室性期前收缩,胸前导联 T 波倒置(图 15-1)。

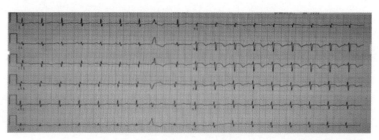

图 15-1 入院心电图

（8）超声心动图:示右心系统增大,右心房内径 42 mm×55 mm,右心室左右径 25 mm,室间隔不厚(10 mm),室间隔与左心室后壁呈同向运动,三尖瓣重度关闭不全,三尖瓣收缩期流速 5.1 m/s,RVSP 117 mmHg,下腔静脉增宽约 23 mm。左心室不大,左室射血分数(LVEF)59%。

（9）肺 CT:示双肺纹理增强、紊乱,双肺野透过度减低,纵隔内多发较大淋巴结影,双侧胸腔未见积液(图 15-2)。

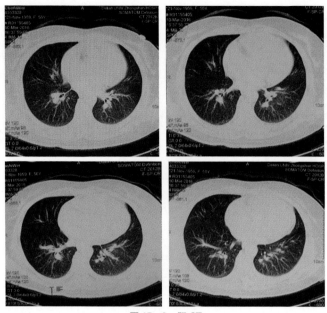

图 15-2 肝 CT
示双肺纹理增强、紊乱。双肺野透过度减低,纵隔内多发较大淋巴结影,双侧胸腔未见积液

（10）全腹部 CT:示右肾上腺增生,左肾囊肿,胃窦部增厚,胆囊炎,肝、脾、胰未见明显异常(图 15-3)。

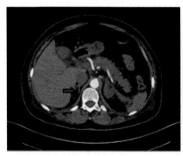

A. 左肾上腺未见增生

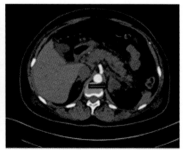

B. 右肾上腺增生

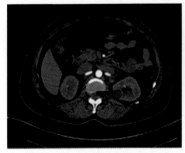
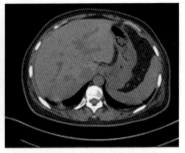

C. 左肾囊肿　　　　　　　D. 胃窦部增厚,胆囊炎,肝、脾、胰未见
　　　　　　　　　　　　　　　明显异常

图 15-3　全腹部 CT

诊疗思路

　　根据上述病例资料,总结该病例特点如下:中年女性,慢性病程,急性加重,主要症状为咳嗽 6 个月,加重伴胸闷、气短 1 个月。查体可见颈静脉充盈,P_2 亢进,胸骨左缘第 4 肋间可及收缩期 2/6 级吹风样杂音,吸气时加强,双下肢不肿,血气分析提示 I 型呼吸衰竭(吸氧 3 L/min 情况下血气 PaO_2 69 mmHg,PCO_2 24.1 mmHg),D-二聚体升高、血小板减低,BNP 升高(958.82 ng/L)、心肌损伤标志物正常,超声心动图提示重度肺动脉高压,短期内应用西地那非、地尔硫䓬效果不佳。故患者入院诊断考虑为:①重度肺动脉高压;②右心功能衰竭;③I 型呼吸衰竭;④轻度贫血;⑤血小板减少;⑥高胆红素血症。

　　1. 右心功能不全

　　针对患者右心功能不全,考虑可能的原因如下。

　　(1) 右心室压力超负荷:

1）肺栓塞：患者中年女性，胸闷、气短伴 P_2 亢进，血气提示Ⅰ型呼吸衰竭，伴 D-二聚体升高；超声心动图示重度肺动脉高压；肺栓塞临床预测评分 Wells 评分法 1.5 分，Geneva 评分 5 分，临床低-中度可能肺栓塞。根据 2018 年《肺血栓栓塞症诊治与预防指南》肺栓塞的诊治流程，sPECI 1 分，血流动力学稳定，BNP 高、心肌损伤标志物正常，评估为中低危。需进一步完善肺动脉 CTA 明确。

2）肺动脉高压：患者中年女性，超声心动图示重度肺动脉高压，三尖瓣反流速度 4.4 m/s（>3.4 m/s），肺动脉收缩压 90 mmHg（>50 mmHg），根据 2018 年《中国肺动脉高压诊断与治疗指南》考虑 PH 可能性较大，可行进一步检查，包括右心导管检查明确。

3）左心瓣膜疾病：长期心脏瓣膜病，如二尖瓣狭窄、二尖瓣关闭不全等进展后会出现右心功能不全表现。患者主要左心衰竭进展至右心功能不全，超声心动图未见相应心脏瓣膜疾患，考虑左心瓣膜疾病可能性不大。

（2）右心室舒张受限：

1）心包疾病：缩窄性心包炎，可有右心功能不全表现，但患者既往无心包积液及结核病史，超声心动图无缩窄性心包炎表现，考虑心包疾病可能性不大。

2）限制型心肌病（心肌淀粉样变等）：可以右心功能不全为主要表现，但患者心电图无肢体导联低电压表现，且超声心动图未见明显限制型心肌病、心肌淀粉样变性表现。

其他还可考虑如左心系统疾病（射血分数保留的心力衰竭、射血分数降低的心力衰竭）、过多输液、大动脉转位、房/室水平左向右分流等。患者超声心动图未见左心系统疾病、无过多输液病史,暂不考虑容量负荷过重导致右心功能不全。

(3) 右心室收缩力降低:如右心室梗死、心肌炎、致心律失常性右心室心肌病(ARVC)等。患者心电图无右心室心肌缺血改变、心肌损伤标志物正常,无心肌炎、右心室梗死诊断依据;患者中年发病,心电图 V_1 导联无特殊的 ε 波,无室性心动过速病史,暂无 ARVC 证据。

根据上述诊断思路,患者入院第 1 天急查肺动脉 CTA,提示肺动脉未见栓塞,肺动脉主干扩张(图 15-4)。

除外肺栓塞情况下,根据超声心动图示重度肺动脉高压,三尖瓣反流速度 4.4 m/s(>3.4 m/s),肺动脉收缩压 90 mmHg(>50 mmHg),以及根据 2018 年《中国肺动脉高压诊断与治疗指南》,考虑 PH 可能性较大。但因患者家属拒绝行右心导管检查,诊断未能明确。

2. 肺动脉高压

根据 2015 年 ESC 肺高血压分类,具体如下:

(1) 动脉性肺动脉高压(PAH):该患者无 PAH 家族史,无特殊药物、毒物接触及服用史,无口干、眼干、关节肿痛、皮疹等风湿免疫相关症状,自身免疫抗体阴性、HIV 阴性,腹部 CT 未见门静脉高压、血吸虫病肝脏表现,超声心动图无体循环-肺循环分流表现,可除外遗传性 PAH、药物或毒物诱导的 PAH、疾病相关性 PAH(结缔组织病、HIV 感染、门静脉高压、体循环-肺循环分流、血吸虫病),但不能除外特发性 PAH、肺静脉闭塞症(PVOD)和/或肺毛细血管瘤可能。肺静脉闭塞症(PVOD)平均生存时间为 24±22 个月,好发于老年及青年时期,多与遗

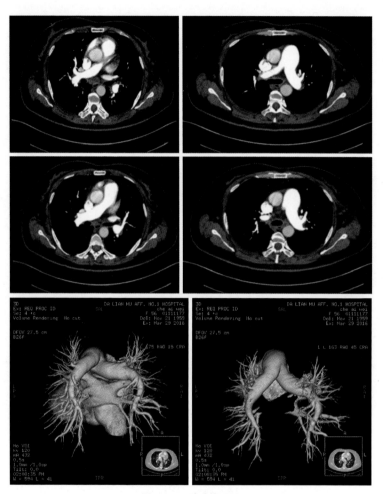

图 15-4 肺动脉 CTA

传或者放化疗、有机溶剂接触史或结缔组织疾病相关;高分辨率
CT(HRCT)可见平滑增厚的小叶间隔、边界不清的小叶中央型
磨玻璃影及肿大的纵隔淋巴结的典型表现,对血管舒张药耐受
差,故该患者亦不能除外 PVOD 可能。

(2)左心疾病引起的 PAH:患者既往无左心疾病病史,入院后主要表现为右心功能不全,超声心动图未见左心收缩功能不全、舒张功能不全、瓣膜病、左心室流出道梗阻表现,故不考虑左心疾病引起 PAH 可能。

(3)肺部疾病相关/缺氧相关 PAH:患者既往无慢性阻塞性肺疾病、间质性肺病、其他限制性和阻塞性混合型肺部疾病、睡眠呼吸障碍、肺泡低通气、慢性高原暴露相关病史,胸部 CT 未见典型肺气肿表现,仅血气提示 I 型呼吸衰竭,故不考虑肺部疾病相关 PAH。

(4)慢性血栓栓塞性 PAH:患者发病前无肺栓塞病史,肺动脉 CTA 未见肺栓塞,虽未行肺通气/灌注扫描,暂不考虑慢性血栓栓塞性肺动脉高压(CETPH)。

(5)不明或者多种致病因素所致 PAH:

1)血液性疾病:患者既往无慢性溶血性贫血、骨髓增殖性疾病、脾切除等明确血液系统疾病,但血常规提示贫血、血小板减低,可完善骨髓穿刺进一步明确有无血液系统疾病。

2)系统性疾病、代谢性疾病:无结节病、肺郎格汉斯组织细胞增多症、淋巴管肌瘤病、神经纤维瘤、糖原贮积症、戈谢病、甲状腺疾病病史、暂不考虑上述疾病所致 PAH。

3. 其他

(1)肺部肿瘤栓塞性微血管病:在排查患者 PAH 病因时,患者家属提供重要病史,患者 1 个月前因上腹不适于外院化验提示 CA19 - 9>700 μg/L,遂行胃镜检查提示胃巨大溃疡,胃癌?(图 15 - 5),同时超声心动图提示肺动脉高压。因患者合并重度肺动脉高压,肿瘤科医师建议在心内科专科治疗,未针对胃癌进行治疗。

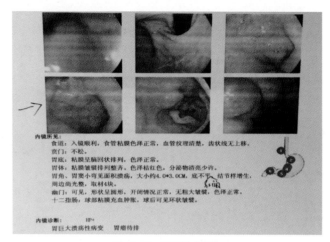

图 15-5　胃镜检查报告

（2）胃窦部印戒细胞癌：胃镜下取组织，病理检查示胃窦部印戒细胞癌（图 15-6）。

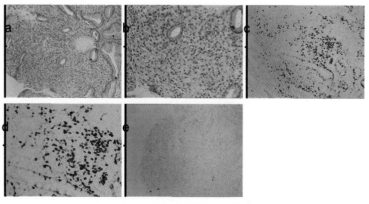

图 15-6　病理检查（胃镜下取组织）
示胃窦部印戒细胞癌

患者出现 PAH,迅速进展至右心衰竭,D-二聚体显著升高,血小板降低,血气分析提示低氧低碳酸血症,首先考虑肺血管血栓形成可能性大,但肺动脉 CTA 除外大血管栓塞,结合患者胃印戒细胞癌病史,不除外微小血管栓塞,考虑肺部肿瘤栓塞性微血管病、肺静脉闭塞病不能除外,故修正诊断为:①急性右心功能衰竭;②重度 PAH(肺肿瘤栓塞性微血管病);③胃窦部印戒细胞癌。

根据以上分析,给予以下治疗:吸氧(3 L/min),西地那非、地尔硫䓬,托拉塞米利尿,甲泼尼龙抗感染。患者 D-二聚体显著升高,但血小板显著降低,出血风险大,故未予以肝素抗凝,给予输注血小板对症。入院后经上述治疗,喘憋未见好转,迅速发展成端坐呼吸,血压进行性下降,入院 2 天后(3 月 20 日),突发喘憋加重,呼吸、心搏骤停,经积极抢救无效死亡。

三 学习讨论

本例患者在确诊胃印戒细胞癌同时发生进行性呼吸困难,而影像学未发现肺动脉栓塞及占位,既往否认肺部疾病及心脏病,不明原因重度 PAH 及急性右心衰竭,并猝死,查阅文献考虑肺肿瘤血栓性微血管病(PTTM)不能除外。

PTTM 是恶性转移性肿瘤的罕见并发症。冯赫贝(Von Herbay)在 630 例肿瘤尸检中证实,其发生率为 3.3%。早期确诊难度极大,绝大多数案例均为尸检确诊。2013 年尤加(Uruga)等报道了 25 年来 30 例经尸检证实的 PTTM,并从临床特点、病理和免疫组化等方面,系统地对 PTTM 进行了描述。

其发生率占同期尸检患者的 1.4%。目前国内尚无相关 PTTM
病例报道。原发性肿瘤可来自胃、肺、肝、乳腺、胰腺、甲状旁腺、
卵巢等器官,最常见原发灶部位是胃,占全部 PTTM 患者的
60%;最常见的组织类型是腺癌,占全部 PTTM 患者
的 93.3%。

　　PTTM 最常见的症状是进行性呼吸困难,还可以表现为咳
嗽、干咳,发生呼吸困难后患者的中位生存期仅 9.5 天。PTTM
患者可表现为低氧,需要补充氧气的低氧血症患者往往仅能存
活数天或数周。实验室检查最常见的为 D-二聚体升高、贫血、
血小板减低、乳酸脱氢酶(LDH)升高,几乎所有监测凝血象的
患者均被发现高凝状态。肺 CT 可表现为透过度降低,或磨玻
璃影,或小结节,或条索影。PTTM 患者 PAH 最有可能是由于
管腔肿瘤细胞、纤维蛋白沉积和阻塞,从而增加肺循环阻力。

　　世界卫生组织(WHO)的肺动脉高压分类中,PTTM 适用
于第五大类的分类。颈静脉扩张、下肢水肿等右心室容量超负
荷征象,提示 PAH 临床表现,超声心动图可快速估测肺动脉压
力及右心室功能障碍程度。由于该病右心室压力负荷及容量负
荷进展迅速,许多病例中右心导管检查难以在临床诊断过程中
进一步完善,但右心导管确实可以用于测量肺动脉压力,并可应
用肺动脉进行靶向治疗(如内皮素受体拮抗剂、前列环素类似
物)甚至是抗肿瘤治疗,而且也有个案报道早期 PAH 靶向治疗
及抗肿瘤治疗可以延长生存时间。已有的极少数报道表明,经
CT 或超声引导下行细针穿刺,或气管镜下活检的病理表现为
弥漫性血栓性微血管栓塞及肺血管床内膜纤维细胞增殖,血栓
内可见肿瘤细胞浸润。其病理生理机制目前不清。

PTTM 延长生存期的治疗主要包含降低肺动脉压力、改善心输出量及恶性肿瘤治疗，吸氧、口服化疗药、激素、内皮素受体拮抗剂、前列环素类似物等，可以延长患者生存。也有部分病例报道使用血清素拮抗剂可改善预后。对于抗凝或抗血小板治疗争议较大，部分研究提示弊大于利，而部分病例提示抗凝或抗血小板治疗有效。已有的免疫组化显示微血栓内的肿瘤细胞高表达血管内皮生长因子（VEGF）、组织因子（TF）及血小板衍生生长因子（PDGF），个案中也有报道对延长生存期有指导作用。

该患者病情进展迅速，为急性进展性右心衰竭，入院 2 天内院内猝死，临床上高度疑诊 PTTM，但未能行右心导管检查及肺活检以进一步明确。此病例给我们启示，若肿瘤患者出现 D-二聚体升高、低氧血症、急性重度 PAH、急性右心衰竭，而影像检查未见肺部大血管栓塞，胸部 CT 平扫未见占位病变，仅有双肺野透过度减低，或者多发小结节影，需要警惕 PTTM，早期识别该并发症并予口服化疗药、激素、吸氧等治疗，可酌情应用抗凝或抗血小板药，适时完善右心导管检查，启动 PAH 靶向治疗，如内皮素受体拮抗剂、磷酸二酯酶抑制剂，可能会延长 PTTM 患者的生存时间。

四 点 评

于丽天教授点评

这是一例关于 PAH 合并肿瘤的病例，在分析引起 PAH 的各种病因时，除了肺肿瘤血栓性微血管病（PTTM），建议专培医师们加强病史询问和体格检查。例如追问病史有 CA19-9 增高才进行胃镜等检查,诊断为胃窦部印戒细胞癌。在胃镜检查前患者是否有相关症状和体征?患者肺动脉CTA可见肺动脉主干明显增宽,与短期右心衰竭快速进展的病情不符合,推测是否在此前有PAH的其他相关情况?在本案例中,患者及其家属未能及时提供其他相关病史,根据现有的临床资料怀疑PTTM,但也未得到病理诊断的证明。因此在PAH的病因诊断上还需谨慎。专培医师在询问病史、体格检查等临床基本功方面也要加强。

此外,根据患者的病情,不能除外肺静脉闭塞症等其他引起PAH的疾病。因此在治疗上,对于前列腺素的使用需要慎重,以免诱发肺水肿。而西地那非目前主要推荐应用于第一类PAH,对于其他类型PAH没有明确的证据。因此专培医师在PAH的治疗时应注意药物的适应证和禁忌证的评估。

主要参考文献

1. PRICE L C, WELLS A U, WORT S J. Pulmonary tumour thrombotic microangiopathy[J]. Curr Opin Pulm Med,2016,22(5):421-428.

2. HUTCHINSON J C, FULCHER J W, HANNA J, et al. Pulmonary tumor thrombotic microangiopathy[J]. Am Foren Med Path,2018,39(1):56-60.

3. GODBOLE R H, SAGGAR R, KAMANGAR N. Pulmonary tumor thrombotic microangiopathy:a systematic review[J]. Pulm Circ,2019,9(2):766696712.

4. PATRIGNANI A, PURCARO A, CALCAGNOLI F, et al. Pulmonary tumor thrombotic microangiopathy[J]. J Cardiovasc Med,2014,15(11):828-833.

16

冠心病合并房颤一例
——冠心病合并房颤抗栓治疗方案的思考

陆军军医大学第二附属医院

专培医师:宋元彬 解 力 王 霞

指导医师:黄 岚 赵晓辉

2019 年 5 月 8 日

一 病史资料

【患者】女性,79 岁,于 2017 年 10 月 26 日入院。

【主诉】活动后胸痛、气促 4 年,加重 1 个月。

【现病史】4 年前,患者于活动后出现心前区压榨样疼痛,伴胸闷、气促、心悸,自觉心跳加快,休息 10 余分钟后症状可逐渐缓解。上三四层楼或平路较快步行即可发作,自觉活动耐量逐渐下降。1 个月前患者受凉感冒后上述症状加重,稍活动后即可出现上述症状,伴咳嗽,咯少量黄痰,逐渐出现双下肢水肿。于当地医院查心电图示"房颤",诊断为"冠心病,房颤,心功能Ⅲ级,肺部感染",予以抗血小板聚集药、他汀类药物、利尿、抗感染等后,症状缓解出院。出院后规律服药,但上述症状仍反复发作。病程中患者无多食、易饥、手抖等表现,体重较 1 个月前增加 2 kg。

【既往史】"高血压病"5 年,血压最高 170/90 mmHg,未规律服药。否认糖尿病、脑梗死、甲状腺功能亢进、慢性阻塞性肺疾病等病史。曾行"胆囊切除术"。

【个人史】不吸烟,偶尔少量饮酒。

【家族史】家族中无遗传病及类似病史。

【体格检查】体温 36.8℃,脉率 80 次/分,呼吸 20 次/分,血压 134/65 mmHg。无颈静脉怒张。双肺呼吸音较弱,双肺底可闻及少许细湿性啰音。心尖搏动位于左侧第 5 肋间左锁骨中线上,叩诊心浊音界向左下扩大,心率 98 次/分,心律不齐,第一心音强弱不等,各瓣膜区未闻及病理性杂音、额外心音及心包摩擦音。腹部平坦,无压痛,肝颈静脉回流征阴性。双下肢轻度对称性凹陷性水肿。

【辅助检查】

(1) 心电图:示心房颤动,T 波改变(图 16-1)。

(2) 超声心动图:见图 16-2。

1) 心脏测量:左心房前后径 40 mm;左心室前后径 55 mm;左心房横径 41 mm;右心室前后径 27 mm;右心室横径 37 mm;主动脉窦部 37 mm,升部 40 mm,肺动脉主干 24 mm;室间隔基底部厚 13 mm,中间段厚 12.3 mm,室间隔动度 6 mm;左心室后壁厚 12.3 mm,左心室后壁动度 10 mm。

2) 心功能检查:左心室缩短分数(FS)38%;左室射血分数:(LVEF)67%;心脏每搏输出量(SV)118 ml/B(心脏搏动欠规则);

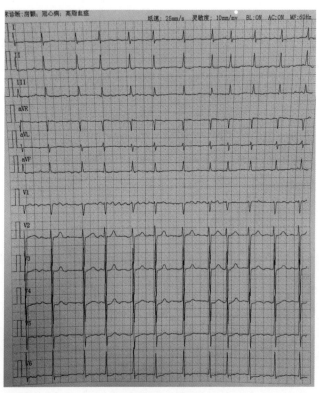

图 16-1 心电图

示房颤,T波改变

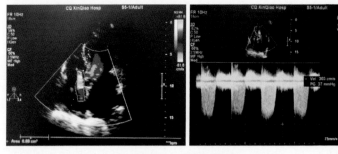

图 16-2 超声心动图

各瓣膜形态动度正常;室壁未见典型节段性运动异常;主动脉动度降低;左心室舒张充盈呈单峰,流速 117 cm/s;二尖瓣上见反流,面积 3.2 cm²;三尖瓣上见反流,面积 6.6 cm²,反流速度 303 cm/s,压差 37 mmHg;主动脉瓣下见反流,面积 4.3 cm²;余瓣膜区未见明显反流。

3)诊断:①左心房、左心室、右心房增大,主动窦部及升部增宽;②左心室壁对称性增厚;③主动脉瓣中度反流,二尖瓣轻度反流;④三尖瓣中度反流,反流压差增高;⑤左心室舒张功能减退。

(3)胸片:双肺未见明显实质性病变,主动脉弓增宽、硬化,心影增大(图 16-3)。

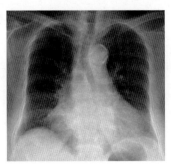

图 16-3 胸片

示双肺未见明显实质性病变,主动脉弓增宽、硬化,心影增大

(4)下肢血管超声:示双侧股总动脉粥样硬化伴多发斑块。

(5)腹部彩超:示胆总管上段代偿性增宽。肝、胰、脾、双肾二维及彩色多普勒超声未见异常。

(6)动态心电图:①心房颤动(平均心室率 84 次/分,最慢心室率 55 次/分,最快心室率 130 次/分);②偶发室性期前收缩(1 次);③ST-T 段改变:部分时间 ST 在 $V_5 \sim V_6$ 水平及下斜压低 $0.05 \sim 0.10 \, \text{mV}$,全程多导联 T 波低平及双向。

(7) 冠状动脉 CTA:示冠状动脉左主干(LM)混合斑块,伴管腔轻度狭窄;左前降支(LAD)近、中段弥漫性分布混合斑块、钙化斑块,伴管腔重度狭窄(70%~90%);左回旋支(LCX)近中段混合斑块,伴管腔轻度狭窄;右冠状动脉(RCA)近中段混合斑块、软斑块形成,管腔轻中度狭窄(20%~50%)(图 4)。

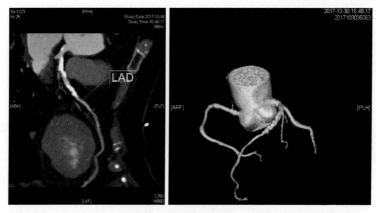

图 16-4　冠状动脉 CTA

【入院检验】

(1) 血常规:血小板 $61 \times 10^9/\text{L} \downarrow$ (5 天后复查为 $141 \times 10^9/\text{L}$)。

(2) D-二聚体:$2.76 \, \text{mg/L} \uparrow$。

(3) 糖化血红蛋白(GHbA1c):$6.4\% \uparrow$。

(4) 血清总胆固醇(TC)$4.44 \, \text{mmol/L}$;低密度脂蛋白胆固醇(LDL-C)$2.96 \, \text{mmol/L}$;三酰甘油(TG)$2.19 \, \text{mmol/L} \uparrow$。

(5) 脑钠肽(BNP):262 ng/L↑。

(6) 入院时及入院后12小时查心肌损伤标志物(含cTnI)均正常。

(7) 粪便常规、尿常规、凝血功能、肾功能、电解质、空腹血糖、甲状腺功能、肝功能、血气分析均未见异常。

▓ 诊 疗 思 路

(1) 该患者在诊断方面考虑:冠状动脉粥样硬化性心脏病,不稳定型心绞痛。诊断依据:①该患者有典型的心绞痛症状,近期表现为恶化劳力型心绞痛;②心电图表现为多个导联T波低平,入院后2次查血清肌钙蛋白I(cTnI)均正常;③冠状动脉CTA提示冠状动脉多支狭窄,LAD中重度狭窄。

(2) 患者持续性心房颤动诊断明确。房颤卒中风险评分:CHA_2DS_2-VASc评分=5分;出血风险评分:HAS-BLED评分=3分。患者属于卒中风险高,且出血风险也较高的人群。

(3) 诊断上,该患者还需考虑射血分数保留的心力衰竭(HFpEF)。依据:患者有高血压、冠心病、心房颤动等可导致HFpEF的基础疾病,患者有活动后气促的症状,查体提示双肺底可闻及少许细湿性啰音,超声心动图提示左心室及左心房增大,射血分数正常,脑钠肽升高。

(4) 鉴别诊断:该患者需注意与肺栓塞相鉴别。患者有活动后胸痛、气促,查体提示双下肢水肿,超声心动图提示三尖瓣中度反流,检验提示D-二聚体升高,虽然血气分析未见明显异常,仍需考虑肺栓塞,遗憾的是患者未进行肺动脉CTA检查。

（5）患者近期反复发作恶化劳力型心绞痛,属于非ST段抬高型急性冠状动脉综合征(NSTE-ACS),入院后使用了双联抗血小板(阿司匹林＋氯吡格雷)＋他汀类药的治疗方案。患者入院时GRACE评分为128分,依据《非ST段抬高型急性冠状动脉综合征诊断和治疗指南(2016)》,患者危险分层为中危,需入院后72小时内行经皮冠状动脉介入治疗(PCI)。该患者由于存在HFpEF,经与患者及其家属商议后,拟待患者心功能相对稳定后行冠脉造影及必要时行PCI术。

（6）患者有房颤,CHA_2DS_2-VASc评分＝5分,需进行抗凝治疗,但患者HAS-BLED评分＝3分,出血风险亦较高,且患者年龄大,需同时使用双联抗血小板药物,使用三联抗栓(双抗＋抗凝)可能会增加患者的出血风险,经与患者及其家属商议后,选择了"双抗"进行抗栓治疗。

（7）入院后主要治疗方案:阿司匹林100 mg,每日1次;氯吡格雷75 mg,每日1次;美托洛尔缓释片23.75 mg,每日1次;阿托伐他汀20 mg,每日1次;缬沙坦氨氯地平85 mg,每日1次;曲美他嗪20 mg,每日3次;呋塞米20 mg,每日1次;螺内酯20 mg,每日1次;氯化钾颗粒1.5 g,每日1次。经治疗后胸闷、气促症状逐渐好转,水肿逐渐消退,血压及心率控制平稳。

（8）患者在入院后1周,凌晨5点,突发右侧肢体无力、言语不清。查体:右侧肢体肌力3级,右侧巴宾斯基征阳性。头颅CT:示左侧颞叶脑梗死;头颈部血管CTA:示左侧颈内动脉闭塞。患者随后转入神经内科行溶栓治疗。溶栓治疗后4天复查头颅CT:示左侧额颞叶梗死灶,出血性脑梗死待除外。因考虑血性脑梗死发生出血转化,未使用抗凝及抗血小板药物。经对症治疗及康复训练后,患者脑梗死症状、体征逐渐好转;出院时患者仍有混合性失语,右上肢肌力5－级,右下肢肌力4＋级。

（9）出院后2个月门诊随访,患者脑梗死症状、体征均好转,门诊加用达比加群酯110 mg,每日2次抗凝治疗,并建议患者行冠脉造影术及左心耳封堵术,患者家属考虑患者年龄大、基础疾病多、风险大,要求继续药物保守治疗。经抗凝、康复训练等治疗后,患者言语及肢体活动能力明显恢复,生活可自理。出院后1年电话随访,患者家属告知患者自行停用达比加群酯,长期服用阿司匹林治疗。出院后2年电话随访,患者家属告知患者于当地医院住院期间因"脑血管意外"去世。

三　学习讨论

（1）患者发生脑梗死的原因:患者有房颤,CTA提示左侧颈内动脉闭塞,梗死面积大,符合心源性脑栓塞的表现。患者发生脑梗死可能与未进行抗凝治疗有关。房颤的血栓为静脉血栓,治疗上需要进行抗凝治疗。ACTIVE－W研究结果显示,在房颤患者中,与双抗(阿司匹林＋氯吡格雷)相比,华法林治疗组主要终点(卒中、非中枢神经系统血栓栓塞、心肌梗死和血管性死亡)发生率显著降低达30％,其中缺血性卒中发生率降低达57％。可见抗凝治疗对于降低房颤相关血栓栓塞事件至关重要。

（2）在房颤患者中,冠心病的发生率高。在冠心病患者中,房颤的发生率也较高。一项来自中国人民解放军总医院的队列研究入选了1050例年龄≥60岁的冠心病患者,结果发现房颤患者的比例高达 20.9%。房颤可显著增加冠心病患者心血管事件及死亡风险。对于冠心病合并房颤的患者,如何进行抗栓治疗,是临床工作中经常需要面临的问题。冠心病需进行抗血小板治疗,房颤需抗凝治疗,冠心病合并房颤,是否就是两种治疗方案相加呢? 一项来自丹麦的注册研究入选了 11 480 例房颤合并 PCI 或心肌梗死的患者,结果发现:三联抗栓(双抗+抗凝)治疗的致死性和非致死性出血发生率显著高于双联抗栓(华法林+一种抗血小板药物)。可见对于冠心病合并房颤的患者,并不能将抗凝和抗血小板进行简单的相加。

(3) 多个临床研究已经证实新型口服抗凝药物(NOAC)在房颤患者中的有效性和安全性。在房颤合并冠心病的患者中,NOAC 的疗效如何? PIONEER AF‐PCI 研究结果显示,与华法林+双抗相比,利伐沙班两种治疗方案组的出血事件均显著下降,尤其是大出血风险显著降低,同时其疗效与华法林组相当。RE‐DUAL PCI 研究显示,与华法林+双抗相比,达比加群酯加 P2Y12 受体抑制剂治疗组出血事件发生率显著降低,且疗效相当。

(4) 2016 年 ESC 房颤管理指南指出,对于急性冠脉综合征(ACS)合并房颤的患者,若根据卒中风险评分,需要进行抗凝治疗,可先进行 1～6 个月的三联抗栓治疗(具体时程由患者的血栓和出血风险评估决定),随后使用抗凝+一种抗血小板药物(阿司匹林或氯吡格雷)至 1 年,1 年后长期口服抗凝药物治疗。对于择期 PCI 手术术后需口服抗凝治疗的房颤患者,三联抗栓 1 个月,随后抗凝+一种抗血小板药物(阿司匹林或氯吡格雷)使用至 6～12 个月(具体时程根据患者的血栓和出血风险情况决定),1 年后长期口服抗凝药物治疗。但是,在中国人群中,使用何种抗栓方案,目前仍缺乏相关足够的研究资料。目前正在国内多家医学中心进行的 COACH - AF PCI 研究的目的正是为了评估在 PCI 合并房颤的患者中,何种抗栓方案更为安全有效,其研究结果将为国人的抗栓方案提供更多的循证依据。

(5) 对于房颤患者发生缺血性脑卒中后,是否继续使用抗凝药物,取决于梗死面积大小和卒中的严重程度。依据《心房颤动:目前的认识和治疗的建议(2018)》,目前推荐的抗凝方法是 1 - 3 - 6 - 12 天原则:经多学科会诊,如患者为短暂性脑缺血发作(TIA)合并房颤,口服抗凝药可在第 1 天开始服用;轻度卒中(NIHSS<8 分),经影像学检查除外脑出血后,再次使用抗凝药的时间是梗死后 3 天;中度卒中(NIHSS 8~16 分),在 6 天后可以开始抗凝治疗;重度卒中(NIHSS>16 分),可在 12 天后开始,但必须进行脑部影像学复查以排除缺血性脑卒中发生出血转化。

(6) 该患者有 HFpEF,且存在液体潴留的相关表现,入院后使用利尿剂治疗减轻患者容量负荷,经治疗后患者水肿逐渐消退,呼吸困难的症状好转,但患者出现了脑梗死,脑梗死的原因不排除与利尿剂使用后血液浓缩及血液高凝状态有关。因此对于此类患者,利尿治疗需注意把握"度"的原则,避免过度利尿。

(7) 该患者 CHA_2DS_2 - VASc 5 分,提示卒中风险高,HAS - BLED 3 分,提示出血风险高。制订抗栓方案需要兼顾血栓风险和出血风险。结合目前的诊疗指南,对于卒中风险中

高危的非瓣膜性房颤合并冠心病患者,抗凝治疗是基础,HAS-
BLED≥3 分不应成为抗凝治疗的禁忌。因此,该患者的抗栓方
案应以抗凝治疗为基础。对于不同的个体,需要根据血栓和出
血风险,个体化制订三联抗栓以及双联抗栓的时程。由于该患
者出血风险高,可适当缩短三联抗栓的时程。治疗过程中,除密
切监测有无出血以外,还需注意控制出血的危险因素,如血压、
合并用药、肝功能、肾功能等,动态评估 HAS-BLED 评分。

(8) 在诊治过程中存在的不足包括:①该患者在发生脑梗
死后,在条件允许的情况下,需尽快行介入取栓,这对于改善患
者的预后具有重要的价值;②该患者在诊断方面,未能排除"肺
栓塞"的可能;③该患者的抗栓方案中未包含抗凝治疗。

四 点 评

对冠心病和房颤的患者,如何进行抗栓治疗,是临床医师常
常面临的问题。在临床实践中,如何个体化评估每一位患者的
血栓和出血风险,最大限度地做到两者的平衡,对每一个医师来
讲,都是一个艰难的抉择,因为这一决定将直接影响患者的预
后。为了尽量降低不良事件(包括血栓事件和出血事件)的发生
风险,常常需要多个学科的联合评估,需要与患者及其家属的充
分沟通。正如 2018 年我国房颤管理指南所述,冠心病合并房颤
的患者,应根据患者的血栓危险分层、出血危险分层和冠心病的
临床类型(稳定型或急性冠脉综合征)综合决定抗栓治疗的策略
和时间。

主要参考文献

1. 中华医学会心血管病学分会,中华心血管病杂志编辑委员会. 非 ST 段抬高型急性冠状动脉综合征诊断和治疗指南(2016)[J]. 中华心血管病杂志,2017,(5):359 - 376.

2. ACTIVE Writing Group of the ACTIVE Investigators, CONNOLLY S, POGUE J, et al. Clopidogrel plus aspirin versus oral anticoagulation for atrial fibrillation in the atrial fibrillation clopidogrel trial with irbesartan for prevention of vascular events (ACTIVE W): a randomised controlled trial [J]. Lancet, 2006,367(9526):1903 - 1912.

3. FU S, LIU T, LUO L, et al. Different types of atrial fibrillation, renal function, and mortality in elderly Chinese patients with coronary artery disease [J]. Clin Interv Aging, 2014,9:301 - 308.

4. LAMBERTS M, OLESEN J B, RUWALD M H, et al. Bleeding after initiation of multiple antithrombotic drugs, including triple therapy, in atrial fibrillation patients following myocardial infarction and coronary intervention: a nationwide cohort study [J]. Circulation, 2012, 126 (10):1185 - 1193.

5. GIBSON C M, MEHRAN R, BODE C, et al. Prevention of bleeding in patients with atrial fibrillation undergoing PCI [J]. N Engl J Med, 2016,375(25):2423 - 2434.

6. CANNON C P, BHATT D L, OLDGREN J, et al. Dual antithrombotic therapy with dabigatran after PCI in atrial fibrillation [J]. N Engl J Med, 2017,377(16):1513 - 1524.

7. KIRCHHOF P, BENUSSI S, KOTECHA D, et al. 2016 ESC guidelines for the management of atrial fibrillation developed in collaboration with EACTS[J]. Eur Heart J, 2016,37(38):2893 - 2962.

8. 黄从新,张澍,黄德嘉,等. 心房颤动:目前的认识和治疗的建议(2018)[J]. 中国心脏起搏与心电生理杂志,2018,32(04):315 - 368.

17

反复冠状动脉内血栓伴血小板
减少的年轻心肌梗死患者一例

中国医科大学附属第一医院

专培医师：王 军 孙璐璠 田一彤

指导医师：孙英贤 张月兰 于 波 段宏梅 颜晓菁 王 勃

程 颖 徐 峰 张子新 贾大林 张心刚 贾志梅 杨 光 陈艳丽

2019 年 11 月 13 日

■ 病史资料

【患者】男性,29 岁。2019 年 10 月 24 日入院。

【主诉】间断胸痛 6 年,发现血小板减少 2 年。

【现病史】患者 6 年前(2013 年 9 月 12 日)无诱因突发剧烈胸痛,性质剧烈,难以忍受,放射至背部及双肩部,持续 6 小时不缓解,伴大汗,伴恶心未吐。我院急诊心电图示窦性心律,Ⅱ、

Ⅲ、aVF、V_7～V_9 导联 ST 段抬高 0.05～0.2 mV，Ⅲ、aVF、V_7～V_9 导联可见 Q 波（图 17-1）。急诊冠状动脉造影（CAG）示右冠状动脉（RCA）中段完全闭塞，左前降支（LAD）中段轻度肌桥，左回旋支（LCX）未见明显异常。经血栓抽吸后，于 RCA 病变处植入支架 1 枚（图 17-2），术后远端血流心肌梗死溶栓治疗（TIMI）血流分级 3 级。出院后规律服用阿司匹林 100 mg＋

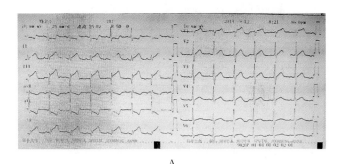

A

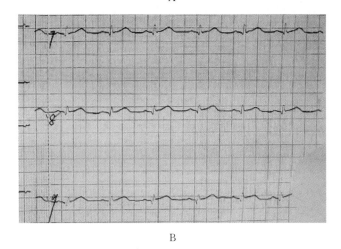

B

图 17-1　2013 年 9 月 12 日入院时心电图

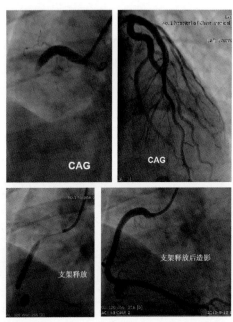

图 17-2　冠脉造影(CAG)与经皮冠状动脉介入手术(PCI)(2013 年 9 月)

氯吡格雷(波立维)150 mg 双联抗血小板治疗 1 年,阿托伐他汀 20 mg 调脂,以及血管紧张素转化酶抑制剂(ACEI)、β 受体阻滞剂。1 年之后停用波立维,余治疗同前。平时无胸痛、胸闷等症状。

4 年前患者熬夜后再发剧烈胸痛,无肩背部放射,伴胸闷、气短、大汗,无心悸,当时未就诊,发病 38 小时后来诊。心电图示:窦性心律,Ⅱ、aVF 导联 QS 型,Ⅲ导联 rSr′型,血清肌钙蛋白 I(cTnI)8.22 μg/ml↑。诊断为冠心病,急性非 ST 段抬高型心肌梗死,Killip Ⅰ级、陈旧性心肌梗死。冠状动脉造影(CAG)示:LAD 中段轻度肌桥,LCX 未见明显异常,RCA 近段原支架近端完全闭塞伴血栓影,由 LAD 向 RCA 远端发出侧支循环。于 RCA 反复血栓抽吸和替罗非班冠脉内注射后,因冠脉内血栓负荷重,考虑无复流风险高,未植入支架,建议强化药物治疗1 周后再行 CAG,必要时介入治疗。1 周后患者及其家属拒绝复查 CAG,要求出院。出院后规律服药,阿司匹林和替格瑞洛双联抗血小板 1 年,1 年之后停用替格瑞洛,其余治疗同前。

3 年前患者反复出现心前区隐痛,伴胸闷、气短,每次持续几分钟,与劳累相关,休息或含服硝酸异山梨酯(消心痛)几分钟可缓解,活动耐力下降。入院后拒绝行 CAG,要求查冠脉CTA。冠脉 CTA 示:RCA 近段支架术后,支架内再狭窄,管腔重度狭窄几近闭塞。家属拒绝心脏介入手术,要求药物保守治疗。出院后规律服药:阿司匹林和替格瑞洛双联抗血小板治疗,瑞舒伐他汀钙 10 mg 和依折麦布 10 mg 调脂,ACEI、β 受体阻滞剂、硝酸异山梨酯。平时偶有胸闷发作,每次持续几分钟后可自行缓解。

2 年前再次突发剧烈胸痛,持续 3 小时不缓解。心电图示窦性心律,频发室性期前收缩,Ⅱ、Ⅲ、aVF 导联 QS 型,Ⅰ、aVL、$V_7 \sim V_9$ 导联 ST 段下移 0.05 mV,V_5、V_6、$V_7 \sim V_9$ 导联T 波轻度倒置,血清肌钙蛋白 I(cTnI):59.323 μg/L↑。诊断为冠心病,急性非 ST 段抬高型心肌梗死,Killip Ⅰ级,陈旧性心肌梗死;心律失常,频发室性期前收缩。急诊 CAG 示:RCA 近段完全闭塞,LAD 近段完全闭塞伴血栓影,LCX 未见明显异常。在主动脉内球囊反搏(IABP)辅助下,于 LAD 病变处成功植入支架 1 枚(图 17 - 3),术后远端血流 TIMI 3 级。入院时血小板(PLT)151×10^9/L,应用 IABP 第 4 天血小板降至 94×10^9/L,

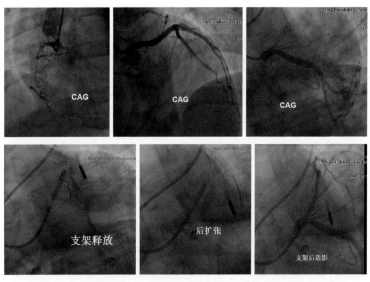

图 17-3　冠脉造影(CAG)与经皮冠状动脉介入手术(PCI)(2017 年 8 月)

撤除 IABP 后血小板自行恢复至正常 $225 \times 10^9/L$(图 17-4)。建议 15 天后,择期处理 RCA 支架内慢性完全闭塞(CTO)病变。患者 15 天后再次入院,复查血小板为 $53 \times 10^9/L$,因血小板低未手术。查风湿抗体系列和抗心磷脂抗体均阴性。患者家

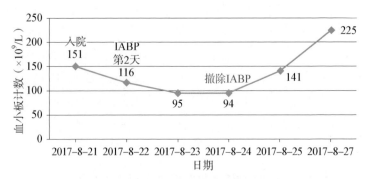

图 17-4　2017 年主动脉内球囊反搏(IABP)治疗前后血小板计数变化情况

属拒绝行骨髓穿刺进一步检查。血液内科给予中药维血宁口服
(成分:仙鹤草、鸡血藤、虎杖、熟地黄、地黄、白芍、太子参、墨旱
莲),出院时血小板 $117 \times 10^9/L$(图 17 - 5)。出院后阿司匹林和
替格瑞洛双联抗血小板 1 年,1 年之后停用替格瑞洛,其余治疗
同前。出院 2 年期间门诊复查血小板波动在$(40 \sim 90) \times 10^9/L$
(大部分在 $50 \times 10^9/L$ 左右)。出院后患者无胸痛、胸闷发作。

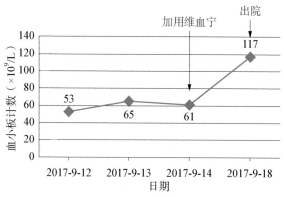

图 17 - 5　2017 年第 2 次住院期间血小板计数变化情况

　　3 个月前(2019 年 8 月 12 日)患者在门诊复查血常规时发
现血小板 $16 \times 10^9/L \downarrow$,为进一步诊治入院。入院后完善骨髓
穿刺。骨髓穿刺结论为血小板减少,提示产血小板型巨核细胞
成熟障碍(图 17 - 6)。血液内科会诊建议地塞米松冲击治疗 4
天。住院期间出现 2 次 LAD 支架内血栓事件(详见下面历次住
院节选),均行急诊介入手术治疗。出院时血小板 $94 \times 10^9/L$。
出院后应用阿司匹林+替格瑞洛双联抗血小板,瑞舒伐他汀+
依折麦布调脂,以及 ACEI、β 受体阻滞剂、硝酸异山梨酯类药
物。出院后患者无胸痛、胸闷发作。

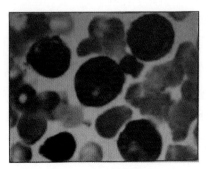

图 17-6　骨髓穿刺涂片

结论：血小板减少，提示产血小板型巨核细胞成熟障碍

1 个月前（2019 年 10 月 24 日）复查血小板 $24 \times 10^9/L \downarrow$，再次入院。患者近 1 个月饮食可，睡眠差（经常熬夜），精神状态和体力正常，大、小便正常，体重无明显变化。

【既往史】否认高血压、糖尿病病史。

【个人史】吸烟史约 15 年，约 20 支/天。于 2019 年 8 月 21 日开始戒烟至今。平时经常熬夜。

【家族史】无冠心病家族史、无遗传性疾病家族史。

【入院查体】　体温 36.5℃，脉率 87 次/分，血压 129/92 mmHg，呼吸 18 次/分；身高 170 cm，体重 80 kg，体重指数 27.68 ↑。神清，口唇无发绀，颈静脉无怒张，双肺呼吸音清，未闻及干、湿性啰音。心前区无隆起及凹陷，心尖搏动范围正常，心前区未触及震颤和心包摩擦感；心率 87 次/分，律齐，各瓣膜听诊区未闻及杂音。双侧桡动脉搏动强弱正常、对称，脉律规则；双股动脉搏动好，无血管杂音；双足背动脉搏动良好，双下肢无水肿。

风湿免疫疾病问诊与查体：无口干、眼干；无面部红斑；无光过敏;无口腔溃疡;无大量脱发;无关节肿痛;无雷诺现象;无晨僵;无风湿免疫疾病阳性体征。

【历次住院辅助检查与治疗节选】

1. 2013 年 9 月 12 日第 1 次住院

(1) 心电图:示窦性心律,Ⅱ、Ⅲ、aVF、$V_7 \sim V_9$ 导联 ST 段抬高 0.05~0.2 mV,Ⅲ、aVF、$V_7 \sim V_9$ 导联可见 Q 波(见图 17-1)。

(2) 超声心电图:示左心室舒张末内径 47 mm,左室射血分数 59%,左心室下后壁心肌未见变薄,基底段及中间段心肌向心运动减低,各其余节段室壁运动尚可。

(3) 床旁胸片:示双侧胸廓对称,双侧肺野清晰,肺纹理走行正常,气管居中,双侧肺门不大,纵隔无移位,心影大小正常,双侧肋膈角锐利。

(4) 实验室检查:

1) 血常规:血小板 157×10^9/L,余正常。

2) 凝血系列:凝血酶原时间(PT)、活化部分凝血酶原时间(APTT)、国际标准化比值(INR)、纤维蛋白原(FIB)均正常。

3) D-二聚体:正常。

4) 肝、肾功能、血电解质:正常。

5) 血清肌钙蛋白 I(cTnI)峰值:151.193 μg/L↑。

6) 脑钠肽(BNP)和氨基末端脑钠肽前体(NT-pro BNP):正常。

7) 血脂:三酰甘油(TG)1.70 mmol/L(参考值 0~1.7 mmol/L);低密度脂蛋白胆固醇(LDL-C)2.7 mmol/L;高密度脂蛋白胆固醇(HDL-C)0.83 mmol/L↓(参考值 0.91~

1.92 mmol/L)。

8) 血尿酸:482 μmol/L↑(参考值 208~428 μmol/L)。

9) 空腹血糖、餐后 2 小时血糖及糖化血红蛋白:正常。

10) HIV、梅毒、肝炎病毒系列指标均为阴性。

(5) 冠状动脉造影(CAG)与经皮冠状动脉介入治疗(PCI):CAG 示 RCA 中段完全闭塞,LAD 中段轻度肌桥,LCX 未见明显异常。经血栓抽吸后,于 RCA 病变处植入支架 1 枚(图 17-2),术后远端血流 TIMI 3 级。

2. 2017 年 8 月 21 日第 4 次住院

2 年前再次突发剧烈胸痛,持续不缓解,于我院行急诊介入手术。

(1) CAG:示 RCA 近段完全闭塞,LAD 近段完全闭塞伴血栓影,LCX 未见明显异常。在 IABP 辅助下,于 LAD 病变处成功植入支架 1 枚(图 17-3),术后远端血流 TIMI 3 级。

(2) 入院血小板 151×10^9/L,IABP 第 4 天血小板 94×10^9/L,撤除 IABP 后血小板自行恢复至正常 225×10^9/L(见图 17-4)。

15 天后(2017 年 9 月 11 日)第 5 次入院时血小板为 53×10^9/L↓,因血小板低未手术;血液内科给予中药维血宁口服,出院时血小板 117×10^9/L(见图 5)。

3. 2019 年 8 月 12 日第 6 次住院

3 个月前因在门诊复查血常规,发现血小板 16×10^9/L↓入院。

(1) 实验室检验:

1) 红细胞沉降率:2 mm/h。

2) C 反应蛋白正常;抗链球菌溶血素 O(ASO)正常;类风

湿因子(RF)正常。

3) 抗 β_2-糖蛋白 1 抗体(抗 β_2 - GP1):6.30 kU/L(参考值 0.00~10.00 kU/L)。

4) 抗心磷脂抗体 IgA(ACA - IgA):阴性;IgG(ACA - IgG):阴性;IgM(ACA - IgM):阴性。

5) 抗中性粒细胞胞质抗体 pANCA:阴性;cANCA:阴性;MPO - ANCA:阴性;PR3 - ANCA:阴性。

6) 破碎红细胞检测:红细胞形态正常。

(2) 骨髓穿刺结论:血小板减少。提示产血小板型巨核细胞成熟障碍(见图 17 - 6)。

(3) 治疗经过:血液内科会诊,给予地塞米松 40 mg 静脉滴注,每日 1 次,共 4 天。应用地塞米松前血小板 7×10^9/L↓,应用地塞米松第 3 天血小板上升至 63×10^9/L↓。恢复应用阿司匹林(给予负荷量 300 mg 立即口服,续以 100 mg 口服,每日 1 次)。应用地塞米松第 4 天中午 11:50,患者出现胸痛,复查心电图较前无变化,给予硝酸异山梨酯片(消心痛)10 mg 舌下含服,硝酸异山梨酯注射液(异舒吉)静脉泵入,替格瑞洛 180 mg 立即嚼服,胸痛仍反复发作。当天中午 13:15 患者出现剧烈胸痛,难以忍受,复查心电图示 $V_1 \sim V_4$ ST 段抬高,T 波高尖,考虑急性心肌梗死。行急诊 CAG,示 RCA 近段完全闭塞;LAD 近段支架内 99% 狭窄伴血栓影;LCX 未见明显异常。于 LAD 病变处经血栓抽吸、球囊扩张后,成功植入支架 1 枚,术后远端血流 TIMI 3 级。2 天后无诱因再次突发胸痛,再次行急诊 CAG,示 RCA 近段完全闭塞;LAD 近段完全闭塞伴血栓影;LCX 未见明显异常。于 LAD 病变处经血栓抽吸、球囊扩张后,残余狭窄<30%,术后远端血流 TIMI 3 级。住院期间每日复查血小板(见图 17 - 7)。

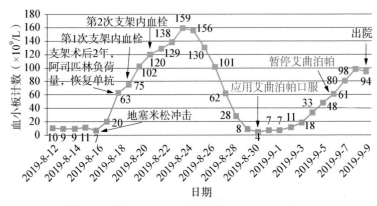

图 17 - 7　2019 年 8 月至 9 月住院期间血小板计数情况

(4) 血栓弹力图:提示 ADP 类抗血小板药抑制率 100.0%,AA 类抗血小板药抑制率 88.6%。

【历次住院简要汇总表】见表 17 - 1。

表 17 - 1　历次住院简要汇总表

	第 1 次住院	第 2 次住院	第 4 次住院
日期	2013 - 9 - 12	2015 - 7 - 28	2017 - 8 - 21
主诉	咳嗽、流涕伴间断胸痛 2 周,剧烈胸痛 6 小时	再次胸痛 38 小时	胸痛 1 天,加重 3 小时
诊断	STEMI(血栓 1)	NSTEMI(血栓 2)	NSTEMI(血栓 3)
CAG	RCA2♯完全闭塞 LAD7♯轻度肌桥	RCA 近段原支架近端完全闭塞伴血栓影,LAD7♯轻度肌桥	RCA1♯完全闭塞 LAD6♯完全闭塞
PCI	RCA 病变处植入支架 1 枚	血栓抽吸,PTCA,血栓负荷重,建议抗栓治疗 1 周后再行 CAG,必要时 PCI	IABP 辅助,LAD 病变处经球囊扩张后成功植入支架 1 枚

(续表)

	第 1 次住院	第 2 次住院	第 4 次住院
术后 TIMI	3 级	1 级	3 级
PLT	157×10^9/L	153×10^9/L	最低 94×10^9/L
备注		1 周后拒绝 CAG,要求出院	血小板第 1 次降低详见图 17 - 4

	第 5 次住院	第 6 次住院初期	第 6 次住院期间
日期	2017 - 9 - 11	2019 - 8 - 19	2019 - 8 - 21
主诉	为处理 RCA 处 CTO 病变入院	门 诊 发 现 PLI 16 $\times 10^9$/L	门诊发现 PLT 16 × 10^9/L
诊断	UA	血栓 4,支架内血栓	血栓 5,支架内再次血栓
CAG	PLT 低,未手术,未应用低分子肝素	RCA1♯完全闭塞 LAD6♯99% 狭窄伴血栓	RCA1♯完全闭塞 LAD6♯完全闭塞伴血栓
PCI	PLT 低,未手术	LAD 病变处经血栓抽吸、球囊扩张后,成功植入支架 1 枚	LAD 病变处血栓抽吸、PTCA
术后 TIMI	PLT 低,未手术	3 级	3 级
PLT	最低 53×10^9/L	最低 7×10^9/L	最低 7×10^9/L
备注	血小板第 2 次降低详见图 17 - 5	血小板降低	血小板降低

注:第 3 次住院,患者及其家属要求做冠脉 CTA,拒绝 PCI,故未放入汇总表。

CAG:冠状动脉造影;PCI:经皮冠状动脉介入治疗;RCA:右冠状动脉;LAD:左前降支;STEMI:ST 段抬高型心肌梗死;NSTEMI:非 ST 段抬高型心肌梗死;IABP:主动脉内球囊反搏;CLA:不稳定型心绞痛;CTO:慢性完全闭塞;PLT:血小板;TIMI:心肌梗死溶栓试验;PTCA:经皮冠状动脉内球囊扩张。

4. 2019 年 10 月 24 日第 7 次住院

本次入院为 1 个月前。

(1) 血常规:白细胞和血红蛋白正常,血小板 24×10^9/L ↓。

(2) 抗心磷脂抗体(ACA)定性与定量检测均阴性,抗 β_2 - GP1)抗体阴性(表 17 - 2)。

表 17-2　抗心磷脂抗体定性与定量检测

检测项目	2017 年 9 月	2019 年 8 月	2019 年 10 月 17 日	2019 年 10 月 25 日
定性 ACA - IgA	—	阴性	—	—
定性 ACA - IgG	—	阴性	—	—
定性 ACA - IgM	—	阴性	—	—
定量 ACA - IgG			4.80	阴性
定量 ACA - IgA			1.10	阴性
定量 ACA - IgM			1.30	阴性
β_2 - GP1			9.20	阴性

【初步诊断】①血小板减少原因待查；②冠心病,陈旧性心肌梗死,冠脉造影及 PCI 治疗后。

二 诊 疗 思 路

【血小板减少原因的鉴别诊断】导致血小板减少原因见图17-8。

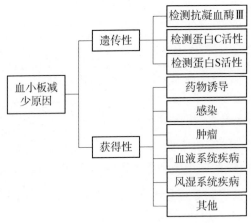

图 17-8　血小板减少原因的鉴别诊断

1. 遗传性疾病鉴别诊断

可通过基因筛查发现致病基因。该患者筛查了血栓疾病相关的 76 个基因,发现 2 个临床意义不明的位点突变(表 17 - 3)。

表 17 - 3　血栓疾病相关基因筛查表

预测为致病或疑似致病的位点突变检测结果

突变基因	染色体位置	转录本 ID	突变位置	核苷酸改变	氨基酸改变
—	—	—	—	—	—

dbSNP	纯合/杂合	相关疾病/表型	遗传方式	PMID
—				

临床意义不明的位点突变检测结果

突变基因	染色体位置	转录本 ID	突变位置	核苷酸改变	氨基酸改变
PROS1	chr3:93624724	NM_000313	Exon6	c. 505G>A	p. G169R
NBEAL2	chr3:47041182	NM_015175	Exon26	c. 3766G>A	p. V1256I

dbSNP	纯合/杂合	相关疾病/表型	遗传方式	PMID
—	杂合	蛋白 S 缺乏症	AD/AR	—
rs541945649	杂合	灰色血小板综合征	AR	—

(1) 第 1 个突变位于与蛋白 S 缺乏症相关的 *PROS1* 基因。通过进一步检测,蛋白 C 活性:121% ↑(参考值 83.06% ～ 117.42%);游离蛋白 S 活性:111.9%(参考值 89.3% ～ 112.5%)。最终确定 *PROS1* 基因杂合子突变没有临床意义。

(2) 第 2 个突变位于与灰色血小板综合征相关的 *NBEAL2* 基因,但 *NBEAL2* 基因杂合突变单独并不足以致病。通过进一步进行灰色血小板综合征相关实验室检测,最终排除了灰色血小板综合征。

综上所述,通过进一步的确诊实验室检测,均证实这两个位点突变没有临床意义。因此该患者可排除由于遗传性疾病导致的血小板减少。

2. 药物诱导的血小板减少

肝素诱导的血小板减少症(HIT)、Ⅱb/Ⅲa受体拮抗剂导致的血小板减少症(GIT)、血栓性血小板减少性紫癜(TTP)的特点与鉴别诊断见表17-4。4T评分见表17-5。结合患者的病史特点与相关实验室检测，不支持HIT、GIT和TTP诊断。

表17-4 肝素诱导的血小板减少症(HIT)、Ⅱb/Ⅲa受体拮抗剂导致的血小板减少症(GIT)、血栓性血小板减少性紫癜(TTP)的鉴别诊断表

	HIT	GIT	氯吡格雷相关TTP
发生时间	数天，如近期使用过肝素，可迅速发生	24小时内	数天到2周
血小板计数(×10⁹/L)	20~100，很少<20	<20	<20
血小板恢复正常时间	数天到数周	平均5天	需血浆置换，数周
临床表现	血栓形成	出血	发热、微血管溶血性贫血、肾功能损害和神经系统症状
其他	抗体检测，4T评分	无	抗体、肌酐、胆红素检测

表17-5 4T评分用于肝素诱导的血小板减少症(HIT)的诊断

评估要素	2分	1分	0分
血小板减少的数量特征	同时具备下列两者：(1)减少>50%(2)最低值≥20×10⁹/L	具备下列两者之一：(1)减少30%~50%(2)最低值处于(10~19)×10⁹/L间	具备下列两者之一：(1)减少≤30%(2)最低值<10×10⁹/L
血小板计数减少的时间特征	具备下列两者之一：(1)使用肝素5~10d(2)再次接触肝素≤1d(在过去30d内曾接触肝素)	具备下列两者之一：(1)使用肝素>10d(2)使用肝素≤1d(在过30~100d曾接触肝素)	使用肝素<5d(近期未接触肝素)

(续表)

评估要素	2分	1分	0分
血栓形成的类型	新形成的静、动脉血栓;皮肤坏死;肝素负荷剂量后的急性全身反应	进展性或再发生的血栓形成,皮肤红斑;尚未证明的疑似血栓形成	无
其他导致血小板减少症的原因	没有	可能有	确定有

注:肝素接触的首日为0 d。≤3分为低度临床可能;4~5分为中度临床可能;6~8分为高度临床可能。

3. 感染、肿瘤和血液系统疾病鉴别诊断

根据患者病史、查体、影像学检查和实验室相关检测,排除了感染、肿瘤和血液系统疾病。

4. 风湿免疫系统检测

最终,我们把血小板减少原因的筛查重点放到风湿免疫系统疾病。风湿抗体系列检测结果见表17-6,狼疮抗凝物(LA)检测结果见表17-7。

表17-6 风湿抗体系列检测结果

检测项目	2017年9月	2019年8月	2019年10月17日	2019年10月25日
抗核抗体(ANA)	—	1:100核颗粒型	1:100核颗粒型	1:100核颗粒型
抗双链DNA	—	—	—	—
抗Sm抗体	—	—	2+	2+
抗U1RNP抗体	—	—	1+	2+
抗SSA抗体	—	—	—	—
抗SSB抗体	—	—	—	—
抗ScL-70抗体	—	—	—	—

(续表)

检测项目	2017 年 9 月	2019 年 8 月	2019 年 10 月 17 日	2019 年 10 月 25 日
抗 JO-1 抗体	—	—	—	—
抗 Ro-52 抗体	—	—	—	—
抗 PM-ScL 抗体	—	—	—	—
抗线粒体抗体(AMA)M2				
抗组蛋白抗体(AHA)测定				
抗核糖体 P 蛋白抗体			—	

表 17-7　狼疮抗凝物检测结果

检测项目	2019 年 9 月 29 日	2019 年 10 月 25 日	正常值
狼疮抗凝物 SCT 筛选比值(SCT-S)	3.16	3.30	
狼疮抗凝物 SCT 确证比值(SCT-C)	0.99	0.99	
狼疮抗凝物 SCT 标准化比值(nSCT-R)	3.20↑	3.32↑	<1.2
狼疮抗凝物 dRVVT 筛选比值(dRVVT-S)	2.02	1.97	
狼疮抗凝物 dRVVT 确证比值(dRVVT-C)	1.05	0.99	
狼疮抗凝物 dRVVT 标准化比值(ndRVVT-R)	1.92↑	1.98↑	<1.2

进一步完善抗磷脂综合征相关的其他抗体——抗磷脂酰丝氨酸/凝血酶原(aPS/PT)抗体检测(表 17-8),最终确诊为:结缔组织病,抗磷脂综合征。

表 17-8　aPS/PT 抗体结果

序号	英文代号	项目名称	结果	单位	参考区值
1	aPS/PT IgG	抗磷脂酰丝氨酸/凝血酶原 IgG	30.22↑	U/ml	<30
2	aPS/PT IgM	抗磷脂酰丝氨酸/凝血酶原 IgM	412.62↑	U/ml	<30

【最终诊断】①结缔组织病,抗磷脂综合征。②冠心病,陈

旧性心肌梗死;冠脉造影及 PCI 治疗后。

【治疗】

(1) 抗磷脂综合征的治疗:华法林抗凝、他克莫司、羟氯喹。

(2) 冠心病的治疗:替格瑞洛 90 mg 口服,每日 2 次;瑞舒伐他汀＋依折麦布;ACEI;β 受体阻滞剂;口服硝酸酯类药物。

(3) 血小板减少症的治疗:艾曲泊帕[口服血小板生成素(TPO)受体激动剂]。

学习讨论

抗磷脂综合征(APS)是一种非炎症性自身免疫性疾病,临床上以动、静脉血栓形成,病态妊娠(妊娠早期流产和中晚期死胎)和血小板减少等为表现,血清中存在抗磷脂抗体(包括抗心磷脂抗体、狼疮抗凝物和抗 β_2 - GP1 抗体),上述情况可以单独或多个共同存在。APS 可分为原发性和继发性两类,继发性 APS 多见于系统性红斑狼疮(SLE)或类风湿关节炎(RA)等自身免疫性疾病。此外,还有一种少见的恶性 APS(catastrophic APS),表现为短期内进行性广泛血栓形成,造成多器官功能衰竭甚至死亡。原发性 APS 的病因目前尚不明确,可能与遗传、感染等因素有关;该病具有家族易感性,其疾病发生、发展与 HLA - DR4 和 HLA - DRw53 相关。多见于年轻人。男女发病率之比为 1∶9,女性中位发病年龄为 30 岁。

1. APS 发病机制

环境因素(如感染)、炎症因子(如结缔组织疾病)或其他非免疫促凝因子(如含雌激素的避孕药、手术和制动)使止血平衡失衡而促进血栓形成。其中感染是机体产生抗磷脂抗体的主要触发因素,主要由于细菌或病毒结构模拟 β_2-GP1 相关氨基酸序列而产生自身抗体,通过它们相关胞内信号通路转导,活化内皮细胞、血小板、单核细胞、中性粒细胞、成纤维细胞和滋养层细胞,最终导致内皮细胞功能障碍,血小板血栓素 β_2 产生,导致动脉和静脉血栓形成。

文献报道,APS 的血栓事件主要为深静脉血栓和肺栓塞,仅有 3.7% 的 APS 患者的血栓事件为心肌梗死(图 17-9)。

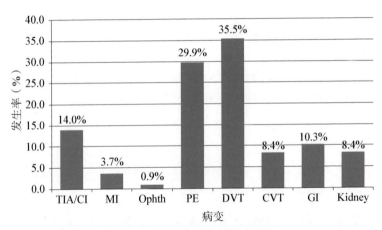

图 17-9 APS 血栓事件累及脏器

注:TIA/CI,短暂性脑缺血/脑梗死;MI,心肌梗死;Ophth,眼科病变;PE,肺栓塞;DVT,深静脉血栓;CVT,颅内静脉窦血栓;GI,胃肠道受累;Kidney,肾脏病变

对于反复冠脉内血栓的年轻心肌梗死患者,不能只围绕冠脉病变本身进行治疗,还应进一步探究严重血栓事件背后的深层原因。

2. APS 的诊断标准

2006 年悉尼国际 APS 会议修订的诊断标准,具体如下:

诊断 APS 必须具备下列至少 1 项临床标准和 1 项实验室标准。

（1）临床标准：

1）血管栓塞：任何器官或组织发生 1 次以上的动脉、静脉或小血管血栓，血栓必须被客观的影像学或组织学证实。组织学还必须证实血管壁附有血栓，但没有显著炎症反应。

2）病态妊娠：①发生 1 次以上的在 10 周或 10 周以上不可解释的形态学正常的死胎，正常形态学的依据必须被超声或被直接检查所证实；或②在妊娠 34 周之前因严重的子痫或先兆子痫或严重的胎盘功能不全所致 1 次以上的形态学正常的新生儿早产；或③在妊娠 10 周以前发生 3 次以上的不可解释的自发性流产，必须排除母亲解剖、激素异常及双亲染色体异常。

（2）实验室标准：

1）血浆中出现狼疮抗凝物，至少发现 2 次，每次间隔至少12 周。

2）用标准 ELISA 在血清中检测到中至高滴度的 IgG/IgM 类抗心磷脂（aCL）抗体；至少 2 次，间隔至少 12 周。

3）用标准 ELISA 在血清中检测到 IgG/IgM 型抗 β_2-GP1 抗体，至少 2 次，间隔至少 12 周（滴度＞99 的百分位数）。

注：APS 的诊断应避免临床表现和抗磷脂抗体（aPL）阳性之间的间隔＜12 周或＞5 年。

患者有反复动脉血栓事件，狼疮抗凝物阳性，符合 APS 的诊断标准。

风湿科讨论意见：在 2006 年之后，逐渐发现了诊断标准以外的抗磷脂抗体,称之为:"Extra-criteria"抗磷脂抗体。具体包括:①抗磷脂酰丝氨酸/凝血酶原抗体(aPS/PT)。②抗 β_2 - GP1 - D1 抗体。③抗膜联蛋白 A5、A2 抗体。④抗磷脂酰乙醇胺抗体(aPE)。⑤抗波形蛋白抗体。

若其中某一个抗体阳性,也可以确诊 APS。本例患者 aPS/PT 抗体阳性,进一步支持了 APS 的诊断。结合其病史、狼疮抗凝物阳性、aPS/PT 抗体阳性,最终确诊为 APS。

3. APS 的抗凝治疗

(1)抗凝:首选华法林(目标 INR 2~3)。对于新型口服抗凝药物,可减少补体活化产物及凝血酶的生成,尚没有临床试验证实其有效性,故目前暂时不推荐应用。

(2)对于 APS 合并动脉血栓:可以应用华法林联合阿司匹林。截至 2019 年尚无 P2Y12(ADP)受体拮抗剂在 APS 治疗中是否有效的报道,可根据急性冠脉综合征(ACS)临床指南对 ACS 支架术后患者经验性应用。目前尚无替格瑞洛在 APS 治疗中是否有效的报道。

4. APS 合并血小板减少的治疗

血液内科讨论意见:血小板<10×10^9/L 时,可以使用糖皮质激素或大剂量丙种球蛋白,必要时也可以应用抗 CD20 单抗。本例患者及其家属拒绝继续应用糖皮质激素,才选择了新一代药物艾曲泊帕(口服血小板生成素受体激动剂)。

5. APS 合并急性心肌梗死的 PCI 策略

钱菊英教授点评:APS 患者非常容易出现反复的支架内血栓事件,故对于 APS 合并急性心肌梗死,在使用血栓抽吸导管充分血栓抽吸基础上,建议进一步完善血管内超声(IVUS)或冠脉内光学相干体层成像(OCT)来准确评估斑块负荷。如果斑块负荷不大,要尽可能减少支架植入,以避免支架内血栓事件。文献中对 APS 所致心肌梗死行介入治疗是否获益仍有争议,可选择西罗莫司/依维莫司(mTOR 抑制剂)洗脱支架。

四 点 评

　　本例患者为青年男性,以反复心肌梗死和支架内血栓起病,经过一波三折的诊治过程最终确诊为结缔组织病——抗磷脂综合征。提示我们,在临床工作中不应该只满足于发现并解决一个临床问题,而忽视探究一个临床问题背后的深层原因。对于反复冠脉内血栓的年轻患者,应考虑有 APS 的可能,即使抗心磷脂抗体和抗 β_2-GP1 抗体均为阴性,也应进一步检测狼疮抗凝物和 aPS/PT 抗体。如果所在医院的实验室未开展相关抗体检测,应积极联系第三方检测机构。

　　值得一提的是:在疑难病例的诊治中多学科的协作具有非常重要的作用。血液内科帮助筛查了血栓疾病相关的 76 个基因,最终排除了血液系统疾病。风湿免疫科帮助我们熟悉了抗磷脂综合征诊断标准之外的新发现的抗体,更新了我们的知识。通过与相关科室反复进行交流讨论,从而制订合理有效的诊治方案。

主要参考文献

1. 中华医学会风湿病学分会. 抗磷脂综合征诊断和治疗指南[J]. 中华风湿病学杂志,2011,15(6):407-410.

2. TEKTONIDOU M G, ANDREOLI L, LIMPER M, et al. Eular recommendations for the management of antiphospholipid syndrome in adults [J]. Ann Rheum Dis, 2019,78:1296 - 1304.

3. POLYTARCHOU K, VARVAROUSIS D, MANOLIS A S. Cardiovascular disease in antiphospholipid syndrome [J]. Curr Vasc Pharmacol, 2020,18(6): 538 - 548.

18

迷雾重重的心力衰竭

山西省心血管病医院

专培医师：王莉枝　屈巧芳　刘　娟

指导医师：安　健　陈　洁

2019 年 10 月 30 日

▇ 病 史 资 料

【患者】女性,56 岁,自由职业者。

【主诉】活动时胸闷、气短 2 月,进行性加重 7 天。

【现病史】2017 年 1 月开始活动时出现胸闷、气短,伴心悸、纳差,无胸痛、肩背部不适,无咳嗽、咯痰、咯血,无头晕、晕厥,休息后可自行好转,未予以重视。上述症状进行性加重,轻微活动时即可出现,并逐渐出现颜面部水肿,继而夜间不能平卧。

2017 年 2 月 8 日就诊于外院,行超声心动图:舒张期左心室直径(LVIDd)52 mm,右心室直径(RV)25 mm,左室射血分数

(LVEF)32%,静息心肌核素显像示左心室腔略增大,左心室心肌血流灌注未见明显异常。诊断"扩张型心肌病,心脏扩大,心功能Ⅲ级(NYHA 分级)",经治疗(具体方案不详),症状略缓解。院外规律口服"雷米普利、螺内酯、呋塞米"等治疗。活动时仍有胸闷、气短,可耐受。

2017 年 3 月 3 日,胸闷、气短症状呈进行性加重,伴不能平卧,于 3 月 10 日就诊于我院。

【既往史】高血压 1 年,最高 140/90 mmHg,曾口服"苯磺酸左旋氨氯地平,每次 2.5 mg,每日 1 次"降压,血压波动于 120～130/70～80 mmHg,发病前 1 个月因血压波动于 80～100/60～70 mmHg 自行停药。否认关节红、肿、热、痛史,否认肝炎、结核病史,无特殊药物接触史。

【个人史】否认烟、酒不良嗜好。

【婚育史】25 岁结婚,怀孕 2 次,生育 1 次(G2P1),生育 1 子,无自发性流产史。

【家族史】母亲 65 岁患皮肌炎,发病 6 个月后死亡。

【入院查体】体温 36.5℃,脉率 80 次/分,呼吸 18 次/分,血压 80/60 mmHg。神志清楚,急性面容,高枕卧位,精神不振,查体合作。双侧颈静脉无充盈。双肺叩诊呈清音,双肺呼吸音粗,未闻及干、湿性啰音及胸膜摩擦音。心浊音界叩诊向两侧扩大,心率 80 次/分,心音低钝,律齐,各瓣膜听诊区未闻及病理性杂音及第三心音。腹部平坦,全腹无压痛、反跳痛及肌紧张,肝、脾肋下未触及肿大。双下肢无水肿,四肢皮温低。

【实验室检查】

(1) 血常规:白细胞 7.4×10⁹/L,血红蛋白 171g/L,血细胞比容 52.5%,血小板 110×10^9/L↓。

（2）肝功能:谷丙转氨酶(ALT)35 U/L,总胆红素(TBIL)36.3 μmol/L↑,直接胆红素(DBIL)10.0 μmol/L↑,间接胆红素(IBIL)26.3 μmol/L↑谷氨酰转肽酶(GGT)100 U/L↑,白蛋白(ALB)38 g/L↓,总蛋白(TP)64 g/L↓。

（3）肾功能:肌酐 81.3 μmol/L,尿素氮（UREA）9.0 mmol/L↑,尿酸(UA)749 μmol/L↑。

（4）凝血功能:凝血酶原时间(PT)22.7秒↑,国际标准化比值(INR)1.77↑,D-二聚体 4 137 μg/L↑。

（5）氨基末端脑钠肽前体(NT-proBNP):7991.0 ng/L↑。

（6）血气分析:pH 7.54↑,PCO$_2$ 29 mmHg,PO$_2$ 70 mmHg,BE 2.7 mmol/L,HCO$_3^-$ 24.0 mmol/L,SaO$_2$ 95%。

（7）高敏 C 反应蛋白(hs-CRD):37.6 mg/L↑。

（8）血糖、血脂、电解质、肌钙蛋白、抗链球菌溶血素 O、类风湿因子、红细胞沉降率、甲状腺功能、肝炎系列、肿瘤系列、降钙素原(PCT)、尿常规、粪便常规均未见明显异常。

【辅助检查】

1. 心电图

心电图示窦性心律,心率 80 次/分,广泛导联 QRS 波群低电压(图 18-1)。

2. 超声心动图

超声心动图示左心房直径 35 mm,舒张期左心室内径(LVIDd)52 mm,右心房(RA)48 mm×53 mm,右心室直径 27 mm,左室射血分数(LVEF)26%,全心扩大,左、右心室壁运动弥漫性减弱，二尖瓣轻度关闭不全，三尖瓣重度关闭不全，左心室收缩功能减低，少量心包积液（图 18-2）。

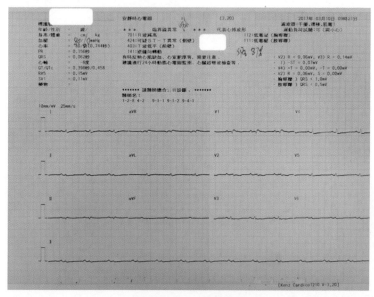

图 18-1　入院心电图

示窦性心律，心率 80 次/分，广泛导联 QRS 波群低电压

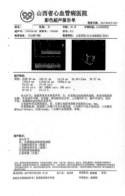

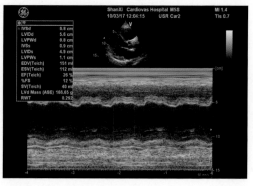

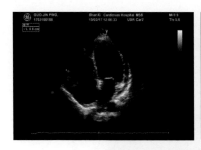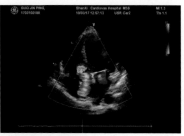

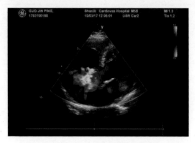

图 18 - 2　入院超声心动图

示全心扩大,左、右心室壁运动弥漫
性减弱,三尖瓣重度关闭不全,左心室收
缩功能减低,心包积液(少量)

3. 24 小时动态心电图(Holter)

24 小时动态心电图示窦性心律,21 小时 42 分钟总心跳
数 113 816 次,平均心率 88 次/分;房性期前收缩 11 个,房性
逸搏;ST 可疑,请结合临床(图 18 - 3)。

4. 心脏磁共振及钆延迟增强扫描

心脏磁共振及钆延迟增强扫描示左心室、右心室、右心房
增大,左、右心室心肌多发延迟强化灶,考虑心肌受累疾患;
右心室心尖部心腔内异常信号,考虑血栓形成;三尖瓣区大
量反流;心包少量积液(图 18 - 4～18 - 12)。

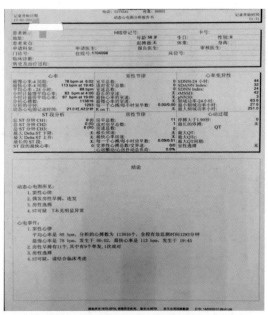

图18-3 24小时动态心电图报告单

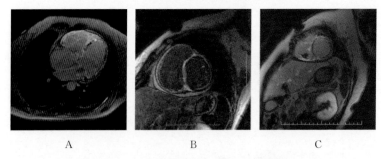

A   B   C

图18-4 心脏磁共振及钆延迟增强扫描

示左心房前后径约28 mm,左心室横径约52 mm,右心室横径约53 mm,右心房垂直于房间隔约52 mm。A. 为四腔心切面。B. 为短轴切面,均显示室间隔、左心室前壁、下壁及侧壁可见肌壁间斑片状及线样强化,室间隔中段可见透壁强化,右心室侧壁及右心室心尖部心肌可见线样强化。C. 显示右心室心尖部心腔内可见附壁块状低信号影,血栓形成可能

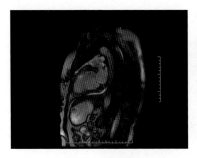

图 18-5 两腔心

示左心室心肌弥漫性运动明显减弱

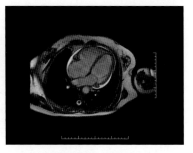

图 18-6 四腔心

示左、右心室心肌弥漫性运动减弱，
三尖瓣大量反流；心包少量积液

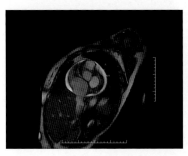

图 18-7 短轴

示左、右心室心肌运动减弱心包少量积液

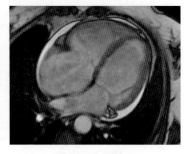

图 18-8 四腔心

示三尖瓣区大量反流，右心房增大
（垂直于房间隔径约 52 mm）

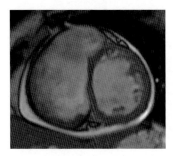

图 18-9 短轴

示左心室略增大（横径约 52 mm），
右心室增大（横径约 53 mm），心包腔
少量积液

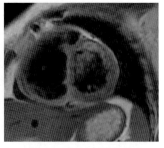

图 19-10 短轴-黑血

示左心室前壁中段斑片状高信号

305

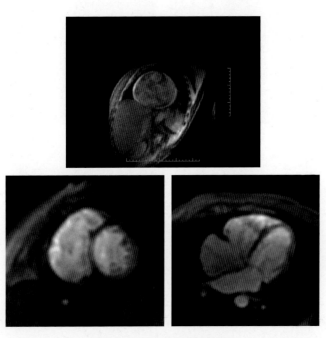

图 18 - 11　静息首过灌注图像

示室间隔及左心室前间壁灌注缺损区

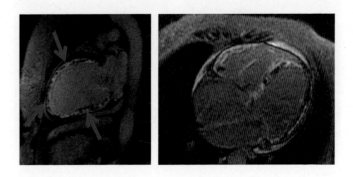

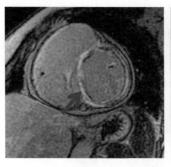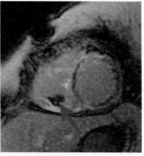

图18-12　对比剂延迟扫描图像

示左、右心室心肌弥漫性肌壁间或透壁强化灶,右心室心腔内附壁血栓形成

5. 肺动脉CTA

示左肺上叶舌段肺动脉栓塞(图18-13),右心室心尖部块状病灶,考虑血栓形成,少量心包积液。

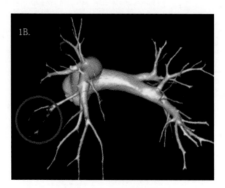

图18-13　肺动脉CTA

示左肺上叶舌段肺动脉栓塞

6. 血尿免疫学鉴定

未见明显异常,见图18-14、18-15。

姓　名: 　　　　　性　别:女　　　　　年　龄:56岁　　　　　检验类型:
门诊号:1704098　　　送检医生:　　　　　送检科室:心内6　　　　　病床号:
样　本　号:201703222030　检验大类:免疫　　样本类型:血清　　就诊条码:17032201722
就诊医院:山西省心血管病医院　　　　　　临床诊断:
采样日期:2017-03-21　　　　　　　　　　签收日期:2017-03-22

NO	编码	项目名称	结果	单位	参考值
1	FKAP	游离轻链 κ	17.4	mg/L	3.30-19.40
2	FLAM	游离轻链 λ	23.4	mg/L	5.71-26.3
3	κ/λ	κ/λ	0.7435		0.26-1.65

姓　名: 　　　　　性　别:女　　　　　年　龄:56岁　　　　　检验类型:
门诊号:1704098　　　送检医生:　　　　　送检科室:心内6　　　　　病床号:
样　本　号:201703222028　检验大类:免疫　　样本类型:尿液　　就诊条码:17032201723
就诊医院:山西省心血管病医院　　　　　　临床诊断:
采样日期:2017-03-21　　　　　　　　　　签收日期:2017-03-22

NO	编码	项目名称	结果	单位	参考值
1	FKAP	游离轻链 κ	↑ 31.2	mg/L	0.39-15.1
2	FLAM	游离轻链 λ	4.90	mg/L	0.81-10.1
3	κ/λ	κ/λ	6.3673		0.461-4.0

图18-14　血免疫学鉴定报告单

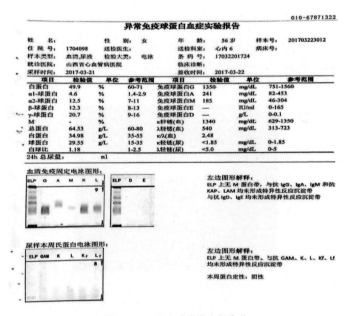

图18-15　尿免疫学鉴定报告单

7. 组织活检

骨髓组织活检未见明显异常,骨髓、皮下脂肪组织刚果红染色阴性(图 18 - 16、18 - 17)。

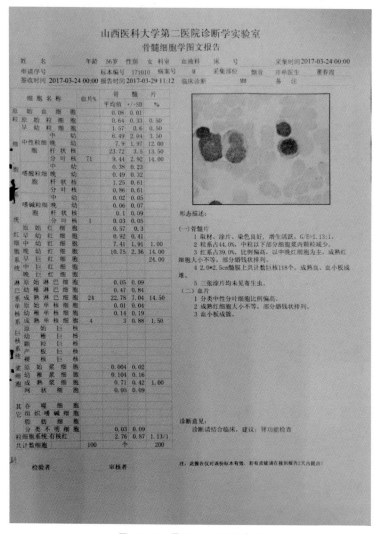

图 18 - 16　骨髓组织活检报告单

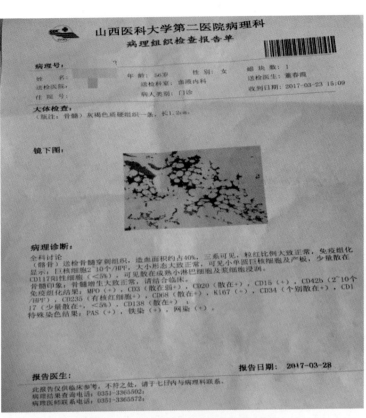

图 18-17 骨髓、皮下脂肪组织病理报告单

【初步诊断及治疗】

1. 初步诊断

心力衰竭原因待诊,扩张型心肌病? 心脏扩大,心功能Ⅳ级(NYHA 分级),右心室血栓形成,肺动脉栓塞,高血压 1 级(极高危)。

2. 治疗

(1) 给予抗凝、利尿、强心、改善心功能等治疗。

（2）冠脉造影检查（家属担心风险拒绝做）。

▓ 诊 疗 思 路

【诊断及鉴别诊断】

1. 诊断

根据《中国心力衰竭诊断和治疗指南（2018）》中心力衰竭的分类和诊断标准，该患者有心衰的症状和体征，同时左室射血分数＜40％，可诊断为射血分数降低的心力衰竭。

2. 心力衰竭的病因诊断

患者高血压 1 年，最高 140/90 mmHg，口服降压药治疗血压控制良好，无其他引起心脏负荷异常的因素，无严重心动过缓或心动过速等心律失常，所以考虑为心肌病变。患者无心绞痛或心肌梗死史，超声心动图提示室壁运动弥漫性减弱，静息心肌核素示血流灌注未见明显异常，暂不考虑缺血性心肌病。该患者心肌病变特点为：右心扩大为主，右心室血栓，病程短，左心室、右心室心肌病变重，多发延迟强化灶，治疗效果一般，与常见的扩张型心肌病不同，无心脏毒性损伤、心肌浸润病变、感染、内分泌代谢疾病、遗传学异常、应激等心肌损害证据，故考虑自身免疫性疾病可能性大（图 18 - 18），需进一步完善自身抗体、血管彩超等相关检查。

【病情变化及进一步检查】

（1）2017 年 4 月 7 日患者自觉气短较前加重，四肢肢端发绀、疼痛。查体：四肢皮肤湿冷，左足第 2、第 4 趾及右足第 2趾、第 1 趾节颜色发绀、末端发黑（图 18 - 19）。

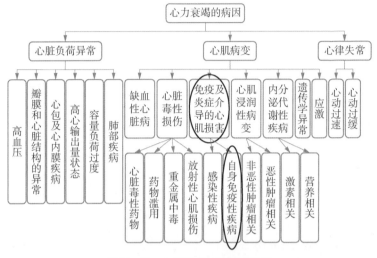

图 18-18 心力衰竭的病因诊断思路

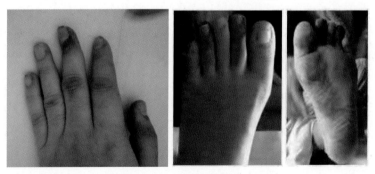

图 18-19 患者手指、足趾皮肤改变

　　(2) 2017 年 4 月 12 日行自身免疫病抗体谱检查:抗心磷脂抗体(ACA)17.4 RU/ml(参考值<12 RU/ml);抗 β_2-GP1 抗体 21.75 RU/ml(参考值<20 RU/ml);抗核抗体(ANA)滴度:1∶1280(正常值<1∶100)。双链 DNA 抗体(抗 dsDNA)阴性;

抗 ENA、抗 Sm、抗 SSA、抗 SSB、抗 ScL－70、抗 JO－1、抗
RNP、抗 nRNP/Sm 阴性;周边型(p－ANCA)及胞质型(c－
ANCA)抗中性粒细胞胞质抗体阴性;抗 U1－snRNP、抗 PM－
ScL、抗 Mi－2 和抗 Ku 等均为阴性。

（3）腹部彩超:示双肾皮质回声略增强,皮髓质分界欠清。

（4）四肢动、静脉彩超:示右侧腘动脉管壁钙化;双下肢深
动脉血流速度减慢;右侧股浅静脉等回声,血栓形成可能;右侧
锁骨下动脉斑块形成;双上肢动脉血流速度偏慢;双上肢静脉未
见明显异常。

（5）复查超声心动图:示左心房直径 36 mm,舒张期左心室
内径 52 mm,右心房 53 mm×53 mm,右心室直径 30 mm,左室
射血分数 38%,全心扩大,左、右心室壁运动弥漫性减弱,右心
室多发占位,考虑血栓形成,二尖瓣轻度关闭不全,三尖瓣重度
关闭不全,左心室收缩功能减低,少量心包积液。

【本病例特点】

（1）中年女性,既往体健,其母有皮肌炎病史。

（2）以心力衰竭起病,活动耐量迅速下降,病情进展快,反
复住院,药物治疗效果差。全心扩大,以右心室为著,心脏磁共
振钆延迟强化提示心肌纤维化改变。

（3）多器官动静脉血栓形成表现:①右心室内血栓形成;
②肺动脉栓塞;③下肢股浅静脉血栓形成;④皮肤静脉血栓,
表现为皮肤网状青斑;⑤皮肤小动脉栓塞,表现为趾端坏疽;
⑥可能存在心脏小动脉微血栓,导致心肌微梗死、心肌纤
维化。

（4）多器官受累:心脏、皮肤、血液系统、肺等病损表现。

(5) 血小板下降,D-二聚体升高,凝血功能紊乱。

(6) 免疫学指标:抗心磷脂抗体(ACA)、抗 β_2-GP1 抗体、抗核抗体(ANA)均阳性。

【诊断】根据 2006 年悉尼国际抗磷脂综合征(APS)会议修订的分类标准(参见第 17 病例中"APS 的诊断标准"内容),该患者符合 1 条临床诊断标准,同时有 2 项抗体阳性及 AHA 强阳性(多项研究认为 2 个或 3 个抗体阳性明显增加 APS 患者的血栓风险),同时抗 dsDNA 及抗 ENA 抗体等均阴性,临床可排除继发于系统性红斑狼疮及干燥综合征等其他自身免疫疾病的继发性 APS,可确诊为原发性 APS。根据诊疗指南,需行心肌活检以明确诊断。考虑患者病情危重,同时活体组织检查存在的风险,未行心肌活检。请风湿免疫科专家会诊:考虑"抗磷脂综合征"可以诊断。

【最后诊断】①原发性抗磷脂综合征,继发性心肌病,心脏扩大,心功能Ⅳ级,右心室血栓形成,肺动脉栓塞,右股浅静脉血栓形成,肢端坏疽;②高血压(1 级,极高危)。

【治疗方案调整及效果】在原有抗凝、利尿治疗的基础上,给予羟氯喹 200 mg,口服,每日 2 次;甲泼尼龙琥珀酸钠每日 240 mg,静脉滴注 3 天,此后每日 80 mg。7 天后改为口服泼尼松每日 60 mg,并逐渐减量。患者气短症状基本缓解,四肢皮温改善,指、趾端发绀减轻,趾端坏疽范围局限;复查氨基末端脑钠肽前体(NT-proBNP)下降,心电图低电压有所改善,超声心动图示左心室 51 mm,右心室 27 mm,射血分数 28%,右心室血栓消失(图 18-20、18-21,表 18-1、18-2)。

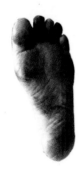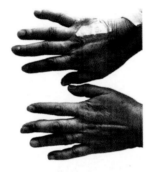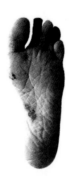

图 18-20　手指、足趾皮肤改变

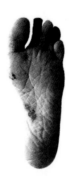

图 18-21　心电图

表 18-1　生化指标变化

项目	3-10	3-27	4-8	4-10	4-25	5-3
血小板(PLT)($\times 10^{12}$/L)	104	165	110	107	241	128
肌钙蛋白 I (TNI)(μg/L)	0.01	—	0.01	—		
氨基末端脑钠肽前体(NT-proBNP)(ng/L)	7 991	3 455	14 772	—	3 762	4 365
D-二聚体(μg/L)	4 137	2 497	4 685	—	1 017.2	—
血清肌酐(Cr)(μmol/L)	81.3	88.3	154.6	92.0	74.3	72.6
国际标准化比值(INR)	1.77	1.25	6.42	3.68	1.83	4.33

表 18-2　超声心动图对比

日期	LA (mm)	LV (mm)	RA (mm)	RV (mm)	LVEF (%)	右心室血栓	三尖瓣关闭不全	心包积液	室壁运动
3-10	35	52	48×53	27	26	—	重度	少量	弥漫性减弱
3-24	36	53	53×53	32	32	18×38 等高回声团块	重度	少量	弥漫性减弱
4-8	36	52	53×53	30	38	20×23, 21×13	重度	少量	弥漫性减弱
4-26	35	50	44×50	30	29	22×14, 16×12	重度	少量	弥漫性减弱
5-3	36	51	41×53	27	28	—	中度	—	弥漫性减弱

注：LA，左心房；LV，左心室；RA，右心房；RV，右心室；LVEF，左室射血分数。

【出院用药】①抗凝：华法林 0.75 mg，每日 1 次。②利尿改善心功能：螺内酯 20 mg，每日 1 次；托拉塞米 20 mg，每日 1 次；③补钾：氯化钾颗粒 1.0 g，每日 2 次。④激素及免疫抑制剂：泼尼松 55 mg，每日 1 次；羟氯喹 200 mg，每日 2 次。

【随访】患者 2017 年 6 月 20 日患者仍有气短，四肢末梢温度较前改善；全身乏力，不能久坐，精神萎靡，查体合作；血压 86/54 mmHg；双肺查体无阳性体征；心音低钝，未闻及病理性杂音；指、趾端发绀减轻，趾端坏疽范围局限。复查化验见表 18-3。超声心动图：右心房内经 36 mm，舒张期左心室内径（LVIDd）52 mm，右心房（RA）53 mm×53 mm，右心室 27 mm，左室射血分数（LVEF）32%，全心扩大，左、右心室壁运动弥漫性减弱，二尖瓣轻度关闭不全，三尖瓣中度关闭不全，左心室收缩功能减低。

表 18-3 复查化验

项目		结果		
血常规	WBC 11.0×10^9/L	HGB 167 g/L	HCT 50.5%	PLT 124×10^{12}/L
肾功能	Cr 69 μmol/L	UREA 8.8 mmol/L	UA 679 μmol/L↑	
凝血功能	PT 27.7 秒↑	INR 2.24	DD2 4 137↑ μg/L	
心力衰竭 指标	NT proBNP 5 217.0 ng/L↑	[K$^+$] 4.15 mmol/L	[Na$^+$] 131.0 mmol/L	[Cl$^-$] 92.0 mmol/L

注：WBC，白细胞；HGB，血红蛋白；HCT，血细胞比容；PLT，血小板；Cr，肌酐；UREA，尿素氮；UA，尿酸；PT，凝血时间；INR，国际标准化比值；DD2，D-二聚体；NT-proBNP，氨基末端脑钠肽前体。

患者未规律至风湿免疫科复诊，且自行减量激素。2017 年 7 月 18 日夜间，患者气急、乏力、精神萎靡，次日晨在家中死亡。

学习讨论

APS 在临床上以动脉、静脉血栓形成，病态妊娠（妊娠早期流产和中晚期死胎）和血小板减少等为表现，血清中存在抗磷脂抗体（anti-phospholipid antibody，APA），这些表现可以单独或多个共同存在。APS 分为原发性、继发性以及以短期内进行性广泛血栓性微血管病造成多脏器衰竭的灾难性抗磷脂综合征（catastrophic APS，CAPS）。继发性 APS 多见于系统性红斑狼疮（SLE）或类风湿关节炎（RA）等自身免疫病。

APS 患者总的血栓事件发生率为 87.9%，大多数为静脉血栓，动脉血栓发生率为 42.2%，15.2% 患者同时发生动脉和静脉血栓。心脏是 APS 的重要靶器官之一，临床上约有 40% 的 APS 患者有心血管系统表现。APS 心脏病变主要有：①心脏瓣膜病；②冠状动脉病变;③心腔内血栓形成;④心肌损害;⑤肺动脉高压;⑥高血压。

本例患者需与扩张型心肌病相鉴别。扩张型心肌病特点:心脏磁共振钆延迟扫描多数病例不出现强化,26%～42%的患者出现肌壁间线样或点片状强化;左心室或双心室扩大;起病隐匿,确诊后5年生存率50%。而本例患者心脏磁共振提示更广泛的肌壁间钆延迟强化;双心室扩大,以右心室扩大为显著;起病急,发病仅7个月死亡。故临床诊断为APS引起的心肌病样改变,但不能排除APS合并扩张型心肌病的可能。国内见1例APS合并扩张型心肌病的报道。PubMed检索近20年约有10余例APS相关心力衰竭的病例报道,其中有2例行心内膜下心肌活检证实为血栓性微血管病变而无炎性浸润,证实为APS引起的心肌病。

患者确诊后,根据2013年发表的APS治疗指南,给予激素冲击治疗、免疫抑制剂及强化抗凝治疗,心力衰竭症状改善,可轻微活动,右心室内血栓消失,趾端坏疽范围局限,病情得到一定的控制。由于患者未遵医嘱服药,病情加重未及时就诊,确诊后生存近3个月后死亡。原发性APS患者长期预后较差,合并肺动脉高压、神经病变、心脏受累等情况预后更差,该患者预后不良因素包括年龄＞36岁、心脏受累、高滴度抗核抗体和慢性低血压。根据2016年灾难性抗磷脂综合征(CAPS)诊断治疗指南(表18-4),该患者符合1、2、4项,因给予了抗凝治疗,第3个器官受累发生在1周至1个月内,考虑CAPS可能。CAPS临床极为少见,起病隐匿,进展迅速,常短期内累及3个以上器官,心脏受累者可引起顽固性心力衰竭、心源性休克,病死率极高。

表18-4 2016年灾难性抗磷脂抗体综合征(CAPS)诊断治疗指南

诊 断 标 准

确诊:满足以下4条:

1. 有≥3个器官、系统和/或组织受累的证据;
2. 临床症状同时存在1周内进行性恶化;
3. 至少1个器官、系统或组织在组织学证实存在小血管闭塞;
4. 实验室检查证实出现抗磷脂抗体(间隔≥6周的1次抗体阳性),如狼疮抗凝物和/或抗心磷脂抗体

可能:满足以下任何1条:

1. 只有2个器官和/或组织受累,其余标准均满足;
2. 因患者死亡而未能间隔≥6周检测APL,其余条件均满足;
3. 仅满足1、2、4;
4. 仅满足1、3、4,且虽经治疗,第3个器官受累仍在1周~1个月内发生

四 点 评

(1)对顽固性心力衰竭患者应积极寻找原发病因,针对病因治疗可更有效地改善症状。

(2)原发性心肌损害和异常是引起心力衰竭最主要的病因,除心血管疾病外,非心血管疾病也可导致心力衰竭,心血管医师工作中要注意早期识别这些病因,同时需要风湿免疫科、内分泌科等多学科合作。对患者全面评估和多科协作诊治在患者的诊疗过程中非常重要,从而能尽早采取特异性或针对性的治疗。

(3)心力衰竭是一种复杂的临床综合征,给予患者适合的诊治和管理需要多学科组成的心力衰竭管理团队来完成。病重患者出院后适当增加随访频率,同时通过患者教育提高自我管理能力和药物依从性。

主要参考文献

1. 中华医学会心血管病学分会心力衰竭学组,中国医师协会心力衰竭专业委员会,中华心血管病杂志编辑委员会. 中国心力衰竭诊断和治疗指南(2018)[J]. 中华心血管病杂志,2018,46(10):760-789.

2. 王青海,苏琳凡,李玲,等. 慢性心力衰竭-心包积液-右心房内血栓[J]. 中华医学杂志,2019,99(6):462-465.

3. 张清友,李新涛,杜军保,等. 原发性抗磷脂综合征并扩张型心肌病1例报告并文献复习[J]. 实用儿科临床杂志,2006,21(9):538-539.

4. VERGARA-UZCATEGUI C E. Biventricular thrombi, pulmonary embolism and dilated cardiomyopathy in a patient with antiphospholipid syndrome [J]. Arch Cardiol Mex, 2017,87(4):354-357.

5. VACCARO F, CACCAVO D, ROUMPEDAKI E, et al. Dilated cardiomyopathy due to thrombotic microangiopathy as the only manifestation of antiphospholipid syndrome:a case report [J]. Int J Immunopathol Pharmacol, 2008,21(1):237-241.

6. TULAI M, PENCIU O M, RAUT R,et al. Catastrophic antiphospholipid syndrome presenting as congestive heart failure in a patient with thrombotic microangiopathy [J]. Tex Heart I J, 2019,46(1):48-52.

7. PÓLOS M, KOVÁCS A, NÉMETH E, et al. Acute thrombosis of the ascending aorta causing right ventricular failure: first manifestation of antiphospholipid syndrome [J]. Eur J Cardiothorac Surg. 2019,55(2):371-373.

8. DANOWSKI A, REGO J, KAKEHASI A M, et al. Guidelines for the treatment of antiphospholipid syndrome [J]. Rev Bras Reumatnl, 2013,53(2):184-192.

19

头晕、呕吐伴呼吸困难患者一例

厦门大学附属心血管病医院

专培医师:朱伟亮　肖　栋　聂美玲

指导医师:王　焱　戴翠莲

2019 年 7 月 17 日

病 史 资 料

【患者】王某某,男性,55 岁。长途汽车司机。于 2019 年 3 月 9 日 04:09:39 入院。

【主诉】突发头晕、头痛 8 小时,呕吐 2 小时。

【现病史】患者自诉入院前 8 小时无明显诱因出现头晕、头痛,持续不缓解;入院 2 小时前出现恶心、呕吐,初始呕吐物为胃内容物,后为粉红色黏液,无咖啡色物质。无腹痛、腹胀、腹泻,无咳嗽、咯痰、咯血等,无胸闷痛等不适,就诊于厦门大学附属中山医院急诊科。急诊行心电图提示"室性心动过速",肌钙蛋白、肌酸激酶同工酶未见异常,给予甲氧氯普胺静脉输注对症处理后,经我院会诊以"室性心动过速"收治入院。病程中大、小便无异常。

【既往史】高血压病史 7 年,最高血压为 160/108 mmHg,现口服"氨氯地平"5 mg,每日 1 次,血压控制尚可。否认糖尿病病史。入院前 3 周流鼻涕,其他无特殊。

【个人史】吸烟 10 年,每天 20 支。否认饮酒,否认毒物、药物接触史,否认传染病史,否认放射性物质接触史,未去过疫区。

【家族史】否认有高血压病家族史,余无特殊。

【入院查体】体温 36.4℃,脉率 139 次/分,呼吸 22 次/分,血压左上肢 193/126 mmHg、右上肢 192/116 mmHg。神志清楚,查体配合,营养中等,步入病房。呼吸急促,双肺呼吸音粗,未闻及明显干、湿性啰音。叩诊心浊音界不大,心率 139 次/分,律齐,可闻及舒张晚期奔马律,各瓣膜听诊区未闻及明显病理性杂音。全腹软,无压痛、反跳痛及肌紧张,肝、脾肋下未触及,肾区无叩击痛。双下肢无水肿。颈软,无抵抗,克尼格征、布鲁津斯基征、巴宾斯基征均为阴性,四肢肌力、肌张力无异常,无活动障碍。

【辅助检查】

1. 心电图

(1) 急诊心电图:示室性心动过速(图 19-1)。

(2) 入院后心电图:示窦性心动过速,轻度电轴左偏,部分 T 波低平(图 19-2)。

2. 血液检查

(1) 血常规:血细胞(WBC)26.43×10⁹/L↑,中性粒细胞(NEUT)23.85×10⁹/L,血红蛋白(Hb)169 g/L,血小板(PLT)340×10⁹/L。

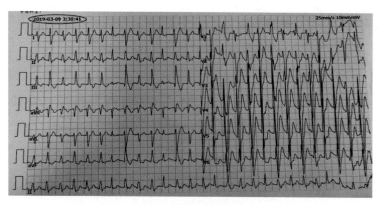

图 19-1　急诊心电图

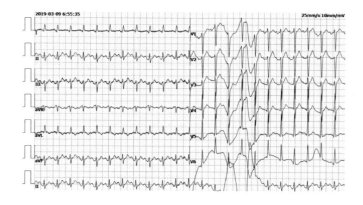

图 19-2　入院后心电图

（2）生化检查：谷草转氨酶78.2 U/L，谷丙转氨酶25.6 U/L，肌酸激酶560.2 U/L↑，肌酸激酶同工酶24.2 U/L，乳酸脱氢酶217 U/L↑，总胆固醇5.97 mmol/L，血糖11.11 mmol/L↑，肌酐190.5 μmol/L，尿素氮11.14 mmol/L，[Na^+]135.73 mmol/L，[Cl^-]93.05 mmol/L。

（3）血淀粉酶：阴性。

（4）凝血功能：D－二聚体 0.59 mg/L,凝血酶原时间 15.7秒,活化部分凝血酶原时间 52.4 秒,国际标准化比值 1.27。

（5）肌钙蛋白：高敏肌钙蛋白 T(hs－TnT)209.3 ng/L↑,氨基末端脑钠肽前体(NT－proBNP)430.4 ng/L↑,呕吐物隐血试验阳性。

（6）其他　呕吐物转铁蛋白阳性,甲状腺功能正常,乙肝两对半、丙肝抗体、梅毒抗体、HIV 抗体均阴性,抗链球菌溶血素O(ASO)阴性,抗核抗体(ANA)阴性,类风湿因子(RF)阴性,免疫球蛋白(－),补体(－),尿、粪便常规正常。

【入院后病情变化】入院后呼吸困难持续加重。查体:心率144 次/分,血压 190/124 mmHg,呼吸 32 次/分,呼吸急促,双下肺可闻及大量干、湿性啰音。血气分析:pH 值 7.232↓,氧分压(PO$_2$)44.2 mmHg↓,乳酸(Lac)6.53 mmol/L↑,二氧化碳分压(PCO$_2$)36.7 mmHg,实际碳酸盐(AB)15.1 mmol/L,碱剩余(BE)－12.4 mmol/L,提示低氧血症,代谢性酸中毒。考虑患者急性左心衰竭发作,给予患者端坐位,高流量吸氧,吗啡 3 mg 静脉滴注;呋塞米 40 mg 静脉推注,硝普钠静脉滴注并渐调至80 μg/min 治疗约半小时后患者呼吸困难缓解。查体:心率 130 次/分,血压 120/65 mmHg,呼吸 18 次/分,双下肺干、湿性啰音减少。复查血气分析:pH 7.336↓, PO$_2$ 103.1 mmHg, Lac 4.04 mmol/L, PCO$_2$ 37.3 mmHg, AB 19.7 mmol/L, BE －6.1 mmol/L。血常规:WBC 34.74×10^9/L↑, NEUT 30.57×10^9/L, Hb 184 g/L↑, PLT 410×10^9/L。心肌损伤标志物:肌酸激酶(CK)1911 U/L↑,肌酸激酶同工酶(CK－MB)48.7

U/L↑,乳酸脱氢酶(LDH)307 U/L↑,hs-cTnT 2 560 ng/L↑,NT-proBNP2 561 ng/L↑,D-二聚体 1.35 mg/L↑,降钙素原(PCT)3.08 μg/L↑,高敏 C 反应蛋白(hs-CRP)17.3 mg/L↑。胸片:双肺渗出性改变,心影饱满(图 19-3)。床旁超声心动图:室间隔厚度 9 mm,左心室后壁厚度 9 mm,左心室轻度扩大(LVDd 56 mm),左心室壁运动幅度普遍减低,轻度二尖瓣反流,左心室整体收缩功能明显减低[左室射血分数(LVEF)22%]。

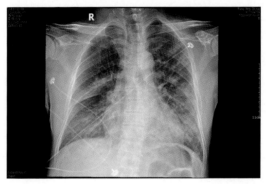

图 19-3 X 线胸片

诊疗思路

总结患者病史特点:①3 周前"流清涕"史,此次急性起病。②头晕、呕吐,伴呼吸困难,抗心力衰竭治疗后患者症状可好转。③查体:血压高,心动过速,急性左心衰体征。④辅助检查:超声心动图示左心室大,LVEF 22%,心电图示室性心动过速、窦性心动过速。肌钙蛋白升高、氨基末端脑钠肽前体升高,肾功能异常。

【初步诊断】①急性重症心肌炎，心律失常(阵发性室性心动过速、窦性心动过速)，急性左心衰竭；②高血压急症；③高胆固醇血症；④肺部感染(Ⅰ型呼吸衰竭，代谢性酸中毒)；⑤肾功能不全。

【鉴别诊断】考虑患者入院后出现心力衰竭，结合患者的病史，心力衰竭的主要病因鉴别诊断如下。

(1) 高血压致心肌肥厚，左心室舒张功能障碍，发生射血分数保留的心力衰竭(HFpEF)。心电图常有左心室肥厚(LVH)表现，超声心动图(UCG)示室壁肥厚，左室射血分数(LVEF)正常，舒张功能指标异常。此患者无室壁肥厚，左心室弥漫性运动减低，LVEF 明显降低，不支持。

(2) 高血压心脏损害晚期，失代偿，收缩功能障碍，发生射血分数降低的心力衰竭(HFrEF)。UCG 可有左心室扩大，此时室壁可无严重肥厚，但也与扩张型心肌病室壁变薄不一样。此类患者常有慢性左心功能不全逐渐加重的病史，与本例不同。

(3) 心动过速性心肌病：长期慢性心动过速或持续快速心脏起搏可引起心脏扩大和心功能不全等类似扩张型心肌病的表现。患者入院心电图提示心动过速，但既往自诉无心动过速发作，超声心动图结果提示心腔轻度扩大，无室壁变薄，故考虑为心力衰竭发作导致心动过速。

(4) 缺血性心肌病：患者既往有吸烟、高血压等冠心病危险因素，但患者平素无活动后胸痛及心电图动态 ST - T 段改变，考虑冠心病可能性较小。

(5) 心脏毒物损伤导致的心力衰竭：患者否认长期服用抗肿瘤药物、抗抑郁药物及抗心律失常药物病史，否认酒精滥用、可卡因等使用等病史，结合患者既往"感冒"病史及辅助检查结果提示心肌损伤,同时患者无缺血性胸痛表现,考虑急性心肌梗死可能性小,主要考虑为心肌炎导致的心力衰竭及心肌损伤。

【治疗】因考虑患者急性重症心肌炎,故给予患者以下治疗:甲泼尼龙 200 mg,每日 1 次;大剂量维生素 C、辅酶 Q10;呋塞米 40 mg,静脉注射,每日 1 次;抗感染:莫西沙星 0.4 g 静脉滴注,每日 1 次;护胃:泮托拉唑(潘妥洛克)40 mg,静脉滴注,每日 1 次。

经过上述治疗 2 天,患者无明显头痛、恶心、呕吐、气喘、胸闷等不适。查体:血压 102/60 mmHg。左下肺湿性啰音较前减少。触诊心尖搏动无抬举感,无震颤,无心包摩擦感,叩诊相对浊音界不大;心率 90 次/分,律齐,未闻及额外心音,各瓣膜听诊区未闻及病理性杂音,未闻及心包摩擦音。无脉搏短绌,未闻及大血管枪击音,无水冲脉,无奇脉,毛细管搏动征阴性。腹软、无压痛,双下肢无明显水肿。再次复查化验提示:肌钙蛋白降低至 740.3 ng/L↑,此时病原学检查示巨细胞病毒抗体 IgG 定量 92.4 U/ml,EB 病毒衣壳抗原 IgG 抗体阳性,氨基末端脑钠肽前体降低至 6 745 ng/L↑。超声心动图提示射血分数较前明显好转(LVEF 42%)。

但是患者入院 3 天后再次出现恶心、呕吐症状,血压波动大,波动于 70～200/40～110 mmHg,查血气分析提示低氧血症,乳酸明显升高至 8.96 mmol/L↑。患者剧烈血压波动,考虑嗜铬细胞瘤可能性大,查甲氧基肾上腺素 1 620 ng/L(参考值 0～62 ng/L),甲氧基去甲肾上腺素 2 700 ng/L(参考值 0～145 ng/L)、游离多巴胺 4 320 ng/L(参考值 0～207 ng/L)。完善肾上腺增强 CT 提示左侧肾上腺肿物(图 19-4)。给予 α 受体阻滞剂治疗后患者血压控制平稳，转入泌尿外科继续手术治疗。
术后病理结果提示：肿瘤细胞胞质嗜碱或嗜双色性，腺泡样或器
官样排列，细胞巢之间可见丰富血窦，免疫组化结果：CK‑P
（－），CgA（＋），CD56（＋），S‑100（＋），Ki‑67（＋，阳性率
约1％）。左肾上腺肿物为嗜铬细胞瘤，未见明确脉管内癌栓及
神经侵犯，切缘未见肿瘤（图19‑5）。

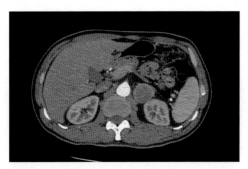

图19‑4　肾上腺增强CT

镜下所见：
肿瘤细胞胞浆嗜碱或嗜双色性，腺泡样或器官样排列，细胞巢之间可见丰富血窦
免疫组化结果：CK-P (-)，CgA (+)，CD56 (+)，S-100 (+)，Ki-67 (+，阳性率1%)
病理诊断：
（左肾上腺肿物）嗜铬细胞瘤，未见明确脉管内癌栓及神经侵犯，切缘未见肿瘤

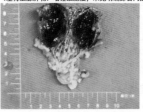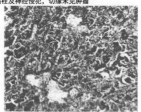

图19‑5　术后病理

【出院诊断】 ①嗜铬细胞瘤，嗜铬细胞瘤危象；②儿茶酚胺
性心肌病，急性左心衰竭；③继发性高血压；④心律失常：阵发

性室性心动过速、窦性心动过速；⑤Ⅰ型呼吸衰竭,代谢性酸中毒,肺部感染；⑥高胆固醇血症；⑦急性肾损伤。

【随访】术后 3 个月随访:患者未口服降压药物治疗。24 小时动态血压:正常血压(图 19 - 6)。超声心动图:示各房室内径正常,心功能正常(LVEF 58%)(图 19 - 7)。肾功能正常。

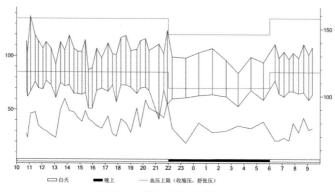

图 19 - 6　随访 24 小时动态血压

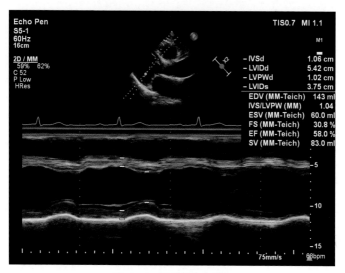

图 19 - 7　随访超声心动图

三 学习讨论

1. 定义

嗜铬细胞瘤和副神经节瘤(pheochromocytoma and paraganglioma,PPGL)是分别起源于肾上腺髓质或肾上腺外交感神经链的肿瘤,主要合成和分泌大量儿茶酚胺(CA),如去甲肾上腺素(NE)、肾上腺素(E)及多巴胺(DA),引起患者血压升高等一系列临床表现,并造成心、脑、肾等严重并发症。肿瘤位于肾上腺称为嗜铬细胞瘤(pheochromocytoma,PCC),位于肾上腺外则称为副神经节瘤(paraganglioma,PGL)。PGL可起源于胸、腹部和盆腔的脊椎旁交感神经链,也可来源于沿颈部和颅底分布的舌咽、迷走神经的副交感神经节,后者常不产生CA。PCC占80%~85%,PGL占15%~20%,两者合称为PPGL。

2. 临床表现

PPGL的主要临床表现为高CA分泌所致的高血压及其并发症,由于肿瘤持续性或阵发性分泌释放不同比例的E和NE,故患者的临床表现不同。可表现为阵发性、持续性或在持续性高血压的基础上阵发性加重:阵发性高血压为25%~40%;持续性高血压约占50%,其中半数患者有阵发性加重;约70%的患者合并直立性低血压;另有少数患者血压正常。由于肾上腺素能受体广泛分布于全身多种组织和细胞,故患者除高血压外,还有其他的特征性临床表现,如头痛、心悸、多汗是PPGL高血压发作时最常见的三联征,对诊断具有重要意义。

3. PPGL 遗传综合征的临床特征

见表 19 - 1。

表 19 - 1　PPGL 遗传综合征的临床特征

遗传综合征	除 PPGL 外的临床疾病
多内分泌腺瘤病 2A 型	甲状腺髓样癌,原发性甲状旁腺功能亢进症,皮肤苔藓样淀粉样变性
多内分泌腺瘤病 2B 型	甲状腺髓样癌,皮肤黏膜神经瘤,类马凡体型,角膜神经髓鞘化,肠神经节瘤(先天性巨结肠病)
冯希佩尔 - 林道(von Hippel-Lindau)综合征	中枢神经系统血管网状细胞瘤(小脑、脊髓、脑干),视网膜血管网状细胞瘤,肾透明细胞癌/肾囊肿,胰腺神经内分泌肿瘤和浆液性囊腺瘤,中耳内淋巴囊腺瘤,附睾和子宫阔韧带的乳头样腺瘤
神经纤维瘤病 1 型	神经纤维瘤,多发性牛奶咖啡斑,腋窝和腹股沟的斑点,虹膜色素错构瘤(Lisch 结节),骨异常,中枢神经系统神经胶质瘤,巨头畸形,认知障碍

4. 生化检查

激素及代谢产物的测定是 PPGL 定性诊断的主要方法,包括测定血和尿 NE、E、DA 及其中间代谢产物甲氧基肾上腺素(MN)、甲氧基去甲肾上腺素(NMN)和终末代谢产物香草扁桃酸(VMA)浓度。MN 及 NMN(合称 MNs)是 E 和 NE 的中间代谢产物,它们仅在肾上腺髓质和 PPGL 瘤体内代谢生成并且以高浓度水平持续存在,故是 PPGL 的特异性标志物。因肿瘤分泌释放 NE 和 E 可为阵发性并且可被多种酶水解为其代谢产物,故当 NE 和 E 的测定水平为正常时,而其 MNs 水平可升高,故检测 MNs 能明显提高 PPGL 的诊断敏感性及降低假阴性率。

5. 影像学检查

(1) 建议首选 CT 作为肿瘤定位的影像学检查:增强 CT 诊

断 PCC 的敏感性为 88%～100%。

(2) 推荐 MRI 用于以下情况:探查颅底和颈部 PGL,其敏感性为 90%～95%;有肿瘤转移的患者;CT 检查显示体内存留金属异物伪影;对 CT 造影剂过敏以及如儿童、孕妇、已知种系突变和最近已有过度辐射而需要减少放射性暴露的人。

(3) 间碘苄胍(MIBG)显像、生长抑素受体显像、^{18}F-脱氧葡萄糖正电子发射断层扫描。

6. 治疗

(1) 手术治疗:^{131}I-MIBG 治疗。

(2) 化疗。

(3) 其他治疗:对肿瘤及转移病灶的局部放疗、伽马刀、射频消融和栓塞治疗等。

7. PPGL 危象

PPGL 危象发生率约为 10%,临床表现可为严重高血压或高、低血压反复交替发作;出现心、脑、肾等多器官系统功能障碍,如心肌梗死、心律失常、心肌病、心源性休克;肺水肿、急性呼吸窘迫综合征(ARDS);脑血管意外、脑病、癫痫;麻痹性肠梗阻、肠缺血;肝、肾衰竭等;严重者导致休克,最终致呼吸、循环衰竭死亡。PPGL 危象可因大量 CA(儿茶酚胺)突然释放而发生,也可因手术前或术中挤压、触碰肿瘤,使用某些药物[如糖皮质激素、β受体阻滞剂、甲氧氯普胺(胃复安)、麻醉药]以及创伤、其他手术应激等而诱发,故临床应注意避免这些诱因。PPGL 高血压危象发作时,应从静脉泵入α受体阻滞剂,可从小剂量开始并严密监测血压、心率变化,根据患者对药物的降压反应,逐渐增加和调整剂量;当高血压危象被控制,患者病情平稳后,再

改为口服 α 受体阻滞剂治疗以做手术前准备。如高、低血压反复交替发作时,除静脉泵入 α 受体阻滞剂外,还需另建一条静脉通道进行容量补液、监测血流动力学指标并纠正低容量休克。

四 点 评

嗜铬细胞瘤和副神经节瘤(PPGL)在临床中常常表现多变,有的以急性心力衰竭为首发临床表现;有的以感染指标的严重升高伴有腹痛,可能被误诊为急腹症;有的以胸痛伴有心电图的改变,被误诊为急性心肌梗死。本例患者入院前出现上呼吸道感染,入院后查肌钙蛋白水平显著升高、病毒抗体阳性,以急性左心衰竭、室性心律失常为主要临床表现,很容易被误诊为心肌炎。

嗜铬细胞瘤通常情况下都会伴有血压的波动,或血压的升高,这通常和一般的暴发性心肌炎导致血压降低的表现不一致,因此动态观察血压变化非常重要,提醒一线的临床医师需要注意这一点。当然少部分嗜铬细胞瘤的患者也可以表现为低血压。

在临床实践中,规范的诊断以及治疗是作为一个好的临床医师的基础,我们在日常的疾病诊治过程中,应该严格遵守诊疗流程。该病例虽然最后的治疗效果令人满意,但整个诊疗流程仍欠规范,应对所有的嗜铬细胞瘤和副神经节瘤患者进行基因的检查。

在此要注意的一点是,由于嗜铬细胞瘤常伴有恶心、呕吐,被误诊为重症心肌炎时常使用止吐药及激素,这些药物可能诱导嗜铬细胞瘤患者发生嗜铬细胞瘤危象,这是常被忽视的问题。

如给予没有诊断清楚的患者这些药物，可能会加重患者病情，甚至可致死亡。如果碰到这种恶心、呕吐伴有头痛，多汗、心悸、心力衰竭等临床表现的时候，心里多一根弦——这个患者有没有可能是嗜铬细胞瘤，因为有的时候，一剂很常用的药物，可能是导致患者病情加重或死亡的催化剂。本病例虽然一开始被误诊为心肌炎，但很快发现疑点并纠正诊断，最终经过积极治疗心功能完全恢复。提醒学员在面对患者多个症状时要广开思路，不要局限于心脏疾病本身。

主要参考文献

1. LENDERS J W, DUH Q Y, EISENHOFER G, et al. Pheochromocytoma and paraganglioma: an endocrine society clinical practice guideline [J]. J Clin Endocrinol Metab, 2014, 99(6):1915 - 1942.

2. 中华医学会内分泌学分会. 嗜铬细胞瘤和副神经节瘤诊断治疗的专家共识[J]. 中华内分泌代谢杂志, 2016, 32(3):181 - 187.

3. LEONARD J B, MUNIR K M, KIM H K. Metoclopramide induced pheochromocytoma crisis [J]. Am J Emerg Med, 2018, 36(6):1124. e1 - 1124. e2.

4. MANCANO M A, LAPIN J, PAIK A. ISMP adverse drug reactions: pheochromocytoma crisis induced by metoclopramide baclofen dependence following high-dose therapy fatal cardiotoxicity following high-dose cyclophosphamide acute anterograde amnestic syndrome induced by fentanyl ivermectin-induced toxic epidermal necrolysis pembrolizumab-induced type 1 diabetes [J]. Hosp Pharm, 2019, 54(4):241 - 245.

5. ROSAS A L, KASPERLIK-ZALUSKA A A, PAPIERSKA L, et al.

Pheochromocytoma crisis induced by glucocorticoids: a report of four cases and review of the literature [J]. Eur J Endocrinol，2008，158 (3):423 - 429.

20

男性胸闷、气促查因一例

中山大学附属第一医院

专培医师：卢贵华

指导老师：董吁钢　柳　俊　黄慧玲

2019 年 8 月 14 日

病 史 资 料

【患者】男性，41 岁，自由职业，加拿大籍白种人。

【主诉】反复劳力性胸闷、气促 1 周，加重 1 天。

【现病史】1 周前在家健身约半小时后出现胸闷、气促，休息约 5 分钟后可缓解，不伴胸痛、咯血、发绀、晕厥、发热、流涕、腹痛、腹泻、尿频、尿急、尿痛，未就医。此后每于运动时都会出现类似表现，休息后可缓解。1 天前上述症状较前加重，步行约 100 m 时即感明显胸闷、气促，咳嗽；咯白痰，痰稀，量不多，无特殊臭味，痰中无血丝。4 小时前至广州某诊所就诊，查心电图示窦性心动过速，心率 133 次/分，$V_2 \sim V_4$ 导联 J 点下移 0.1～

0.2 mV,经吸氧等处理后症状无好转,并于 4 月 5 日 23:15 由家人陪送至我院急诊。急诊查高敏肌钙蛋白(hsCTN)0.516 μg/L,氨基末端脑钠肽前体(NT-proBNP)3 334 ng/L,考虑患者存在急性左心衰竭、肺部感染,同时不能排除急性冠脉综合征(ACS),立即给予吸氧、强心利尿、解痉平喘、吗啡镇静、留置导尿管导尿等处理后症状无好转,遂转入急诊重症监护病房(ICU),期间先后使用过左氧氟沙星和美罗培南抗感染,双联抗血小板、低分子肝素抗凝等抗栓治疗。

【既往史】否认冠心病、高血压、糖尿病、高脂血症、肾脏病等病史,也无乙肝、结核病、血吸虫病等传染病病史,有龋齿史10 余年,否认手术、外伤及输血史,对青霉素过敏。

【个人史】出生并成长于加拿大,5 年前来到广州生活至今;吸烟 20 余年,每日 20 支,不饮酒;否认药物、毒物及放射性物质接触史;否认吸毒史及长期静脉输液史。

【家族史】无特殊。

【入院查体】体温 36.0℃,脉率 130 次/分,呼吸 40 次/分,血压 120/70 mmHg。神清,端坐位,大汗淋漓,全身皮肤、黏膜未见出血点、黄染;全身浅表淋巴结未及肿大;颈软,颈静脉无怒张,颈部未闻及血管杂音;双肺呼吸音粗,可闻及散在湿性啰音及少量哮鸣音;心浊音界无扩大,心率 130 次/分、律齐,心音稍弱,心尖部可闻及 2/6 级收缩早期吹风样杂音、无明显传导;腹平软,无压痛及反跳痛,肝、脾肋下未触及,移动性浊音(一),双肾区无叩击痛;双下肢无水肿;四肢肌力及肌张力正常,脑膜刺激征阴性,病理征阴性。未见 Osler 结节、Janeway 损害、Roth 斑及甲床线状出血。

【入我院急诊科辅助检查】

（1）血常规：白细胞 $20.67\times10^9/L\uparrow$，中性粒细胞占比 0.825，血红蛋白 158 g/L，血小板 $328\times10^9/L$。

（2）尿常规：琥珀色，浑浊，尿粒细胞酯酶（＋），尿亚硝酸盐（＋），尿蛋白（＋），尿隐血（＋＋＋），尿红细胞（＋＋＋＋），白细胞 3～5 个/HP。

（3）粪便常规：血红蛋白弱阳性。

（4）肝、肾功能及生化：血清肌酐 103 μmol/L，谷丙转氨酶 80 U/L↑，谷草转氨酶 50 U/L，余无异常。

（5）出、凝血常规：纤维蛋白原 8.96 g/L，D－二聚体 1.27 mg/L↑，余无异常。

（6）心肌损伤标志物：肌酸激酶（CK）226 U/L，肌酸激酶同工酶（CK－MB）7.57 μg/L↑，肌红蛋白（MYO）77.3 μg/L↑，高敏肌钙蛋白 T（hs－cTnT）0.516 μg/L↑。

（7）氨基末端脑钠肽前体（NT－proBNP）：3 334 ng/L↑。

（8）血清降钙素原（PCT）：0.95 μg/L。

（9）血气分析：pH 值 7.39，氧分压（PO_2）65 mmHg，二氧化碳分压（PCO_2）29.7 mmHg，碱剩余（BE）－5 mmol/L，氧合指数（OI）144 mmHg。

（10）心电图：

1）2019 年 4 月 5 日 19:33 外院心电图：示窦性心动过速，133 次/分，$V_2\sim V_4$ 导联 J 点下移 0.1～0.2 mV（图 20－1）。

2）2019 年 4 月 6 日 1:21 入我院急诊动态心电图（18 导联）：示窦性心动过速，约 130 次/分，$V_2\sim V_4$ 导联 J 点逐渐回到基线（图 20－2）。

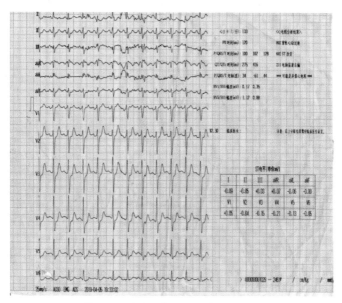

图 20-1 外院心电图(2019 年 4 月 5 日)

示窦性心动过速,133 次/分,$V_2 \sim V_4$ 导联 J 点下移 0.1~0.2 mV

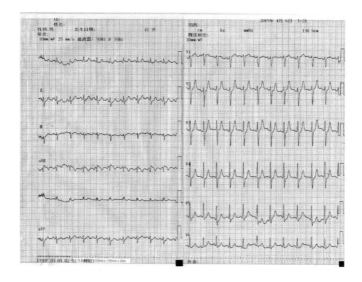

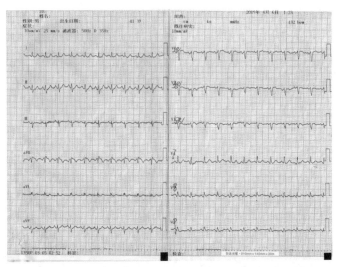

图20-2　我院急诊后第一份18导联心电图(2019年4月6日)
示窦性心动过速,约130次/分,V₂~V₄导联J点逐渐回到基线

（11）胸片:2019年4月5日23:50我院胸片示双肺渗出性改变,以右肺为明显(图20-3)。

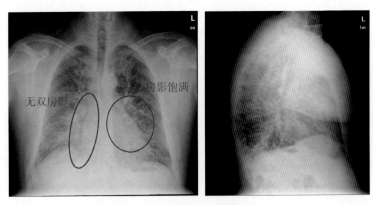

图20-3　入院后胸片(2019年4月5日)
患者左心房影稍饱满,未见明显双房影,提示急性左心房容量负荷增加

【急诊科的诊疗过程】在急诊科给予左西孟旦强心［先静脉注射 6 μg/kg 负荷剂量后再给予 0.1 μg/(kg·min)剂量持续静脉泵入］；呋塞米 40 mg，每日 2 次利尿；多索茶碱 0.3 g 静脉滴注，解痉平喘；吗啡 5 mg 静脉注射，每日 3 次，镇静；阿司匹林 100 mg 及氯吡格雷 75 mg，抗血小板；依诺肝素 6 000 U，每 12 小时 1 次，抗凝；先后予左氧氟沙星 0.5 g 及美罗培南 1.0 g，抗感染；留置导尿管导尿等。经处理后患者胸闷、气促无好转，肺部湿性啰音增多，氧合变差，转入急诊 ICU。

【急诊 ICU 的诊疗过程】2019 年 4 月 6 日 19:30 入急诊 ICU 后给予高流量湿化治疗仪治疗，患者仍气促、烦躁，查体心尖部可闻及 2/6 级收缩早期吹风样杂音、无明显传导。后给予镇静、气管插管辅助通气。多巴胺强心、去甲肾上腺素维持血压（血压维持在 105～120/50～65 mmHg）、重组人脑钠肽利尿处理，不能排除急性冠脉综合征，给予阿司匹林＋氯吡格雷双联抗血小板，低分子肝素抗凝，阿托伐他汀调脂，美罗培南抗感染，丙种球蛋白增强免疫力治疗，4 月 7 日患者开始出现无尿，开始床边连续性肾脏替代治疗(CRRT)。

【入急诊 ICU 后与急诊科时辅助检查对比】

(1) 入急诊科后心肌损伤标志物的变化趋势见表 20-1。

表 20-1 入急诊科后心肌损伤标志物的变化趋势（单位为 μg/L）

项目(参考值)	各时间点测量值			
	4 月 5 日 23:57	4 月 6 日 2:28	4 月 6 日 5:53	4 月 6 日 10:54
CK-MB (0.1～4.94)	7.73	8.12	8.15	7.57

（续表）

项目（参考值）	各时间点测量值			
	4月5日23:57	4月6日2:28	4月6日5:53	4月6日10:54
MYO （25～75）	83.07	84.33	65.23	77.30
hs-cTnT （0.0～0.014）	0.535	0.562	0.496	0.516

（2）急诊科及急诊 ICU 时各项指标对比见表 20-2。

表 20-2　急诊科及急诊 ICU 时各项指标对比

项目		4月5日急诊抢救室	4月6日入急诊 ICU
血气	pH	7.39	7.48
	PO_2(mmHg)	65	81
	OI	144	98
	BE(mmol/L)	-5	-2
血常规	WBC($\times 10^9$/L)	20.67	20.24
	N(%)	82.5	84.4
	LY($\times 10^9$/L)	1.32	1.41
肝酶学	ALT(U/L)	80	71
	AST(U/L)	50	44
肾功能	Cr(μmol/L)	103	103
凝血功能	Fbg(g/L)	7.41	8.96
PCT(μg/L)		0.32	1.10
NT-proBNP(μg/L)		3 334	2 762
D-二聚体(mg/L)		1.27	2.98

注：WBC，白细胞；N，中性粒细胞；LY，淋巴细胞；PCT，降钙素原；NT-proBNP，氨基末端脑钠肽前体。

（3）血脂：总胆固醇 6.0 mmol/L，三酰甘油 1.71 mmol/L，高密度脂蛋白胆固醇（HDL-C）0.47 mmol/L，低密度脂蛋白胆固醇（LDL-C）4.43 mmol/L。

（4）炎症指标：红细胞沉降率 103 mm/h↑，C 反应蛋白 100 mg/L↑。

（5）尿常规：尿红细胞 317 个/μl，余与之前相比无明显变化。

（6）尿培养：阴性。

（7）粪便常规：血红蛋白弱阳性。

（8）心电图：入院第 2 天 21:00 心电图与之前相比无显著变化。

（9）超声心动图：入院第 3 天我院床边经胸超声心动图示心脏腔室大小基本正常，左心室壁运动正常，二尖瓣中至重度反流，三尖瓣轻微反流，二尖瓣后叶似在收缩期脱入左心房，左室射血分数（LVEF）62%。

【初步诊断】急性左心衰竭查因：腱索断裂致急性二尖瓣关闭不全？

▓ 诊 疗 思 路

【病例总结】

（1）男性，急性病程，症状进行性加重。既往有龋齿史 10 余年，有长期吸烟史。突出表现为胸闷、气促，伴咳粉红色泡沫样痰、低热。

（2）查体可见大汗淋漓，端坐呼吸，可闻及心尖部 2/6 收缩期杂音，双肺可闻及散在湿性啰音及少量哮鸣音。

（3）感染指标升高。血脂检查示高胆固醇血症。心肌损伤标志物检查示高敏肌钙蛋白 T 维持在 0.5 μg/L 左右。NT-proBNP 显著升高。心电图见一过性胸前导联 J 点下移、T 波高耸及 aVR 导联 ST 段抬高。超声心动图示中重度二尖瓣关闭不全。胸片示肺水肿。血气分析示I型呼吸衰竭。

【鉴别诊断】患者为男性，既往有长期吸烟史及龋齿史，否认心脏疾病史。本次急性起病，表现为活动后胸闷、气促，1天前加重，出现咯粉红色泡沫样痰、端坐呼吸，血气分析示Ⅰ型呼吸衰竭，胸片示急性肺水肿，上述提示存在急性左心衰竭。结合其他辅助检查结果，需对急性左心衰竭的病因做以下鉴别诊断。

（1）德温特（de Winter）综合征：该患者长期吸烟，入院后抽血检查提示高胆固醇血症，以活动后胸闷、气促起病，入院后查心肌损伤标志物升高，外院心电图示大部分胸导联J点下移（$V_2 \sim V_3$导联J点下移0.2 mm），其后T波对称高尖（T波振幅最高达0.9 mV），aVR导联ST段抬高0.1 mV，以上提示de Winter综合征可能。图20-4为de Winter医师发表于《新英格兰医学杂志》的关于de Winter综合征的7种心电图类型。其共同的特点是：①胸前$V_1 \sim V_6$导联J点压低1~3 mm，ST段呈上斜型压低，随后T波对称高尖；②多数患者aVR导联ST段轻度上抬；③部分患者胸前导联R波上升不良；④QRS波通常不宽或轻度增宽。其中第4种心电图类型与本例患者的心电图类似。de Winter综合征患者的冠状动脉造影结果多提示为前降支近段完全或次全闭塞。本例患者超声心动图示中重度二尖瓣关闭不全，而de Winter综合征导致的急性心肌梗死可引起乳头肌功能失调或断裂，进而继发二尖瓣关闭不全，因此de Winter综合征可引起急性二尖瓣关闭不全。但本例患者入院后动态复查高敏肌钙蛋白均维持于0.5 μg/L左右，无明显波动。距离外院心电图5小时后复查心电图提示胸导联J点回到基线。床旁超声心动图未见节段性室壁运动异常。以上不支持de Winter综合征诊断。为进一步明确冠脉情况，可完善冠脉CT血

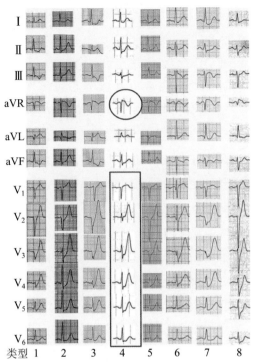

图 20 - 4　de Winter 综合征的心电图类形

引自：N Engl J Med，2008，359(19)：2071 - 2073.

管造影(CTA)或冠脉造影。

（2）重症心肌炎：重症心肌炎可引起急性左心衰竭，但该患者无前驱感染史，超声心动图未见室壁运动普遍减弱，重症心肌炎不能解释急性二尖瓣关闭不全，因此不支持暴发性心肌炎诊断。

（3）应激性心肌病（Tako-Tsubo 心肌病）：Tako-Tsubo 心肌病可引起急性左心衰竭，病时存在左心室高动力循环状态，引起收缩期二尖瓣前叶向左心室流出道运动（systolic anterior movement，SAM），可导致急性二尖瓣关闭不全。该患者无躯

体及心理应激史,入院后超声心动图未见左心室气球样变,不支
持 Tako-Tsubo 心肌病诊断。

(4) 急性肺动脉栓塞:急性肺动脉栓塞可引起胸闷、气促及
低氧血症,同时肺栓塞患者可有血清心肌损伤标志物,NT-
proBNP 及 D-二聚体升高。这些与该患者吻合。但该患者无
明确的引起肺动脉栓塞的危险因素,同时急性肺动脉栓塞一般
不会直接引起急性左心衰竭及急性二尖瓣关闭不全,此为不支
持急性肺动脉栓塞之处。可完善肺动脉 CTA 检查进一步明确
是否存在急性肺动脉栓塞。

(5) 急性感染性心内膜炎(IE):当合并严重瓣膜损坏时可
引起急性左心衰竭。该患者入院后查感染指标明显升高,出现
发热(>38℃),尿常规见尿红细胞阳性,可闻及二尖瓣收缩期杂
音,动态复查超声心动图提示二尖瓣重度关闭不全,不排除腱索
断裂。以上改变均提示感染性心内膜炎(IE)可能。可完善血培
养、经食管超声心动图的进一步协助诊断;同时完善头颅 CTA
以明确有无合并存在颅内感染性动脉瘤。

【后续诊疗过程】

(1) 在急诊 ICU 期间,在多巴胺 2 μg/(kg·min)和去甲肾
上腺素 0.1 μg/(kg·min)持续静脉泵入情况下,患者血压维持
在 105～120/50～65 mmHg。4 月 7 日患者气促、胸闷加重,感
染指标(血白细胞及降钙素原)升高,氧合指数差,遂行气管插管
辅助通气,同时体温升高(由 36℃升至 37.9℃),与前一天比较,
心脏杂音变化(心尖部收缩期杂音由 2/6 级进展为 4/6 级),高
度怀疑感染性心内膜炎(infective endocarditis,IE)。心脏外科
会诊后拟在有效抗感染情况下,待感染指标下降后为患者行亚

急诊手术治疗。患者于 4 月 7 日由急诊 ICU 转入心胸外科
ICU。血气分析、血常规、降钙素原及体温的变化见表 20-3。

表 20-3　4 月 5 日至 4 月 7 日患者血气、血常规、降钙素原及体温变化情况

检测项目		4 月 5 日	4 月 6 日	4 月 7 日 (气管插管后)
血气	pH	7.39	7.48	7.42
	PO_2(mmHg)	65	81	206
	OI	144	98	338
	BE(mmol/L)	−5	−2	0
血常规	WBC($\times 10^9$/L)	20.67	20.24	20.69
	N(%)	82.5	84.4	91.4
	LY($\times 10^9$/L)	1.32	1.41	0.61
降钙素原(μg/L)		0.32	1.10	2.38
体温(℃)		37.8	36(曾用洛索洛芬退热)	

注:WBC,白细胞;N,中性粒细胞;LY,淋巴细胞。

（2）多次查血培养阴性。4 月 8 日痰培养阴性。

（3）呼吸道病原体检测（流感、呼吸道病原 8 项、抗酸杆菌、
曲霉菌、隐球菌）及传染病（登革热病毒、传染性单核细胞 EB 病
毒等）相关检测均为阴性。

（4）尿培养阴性;粪便常规示血红蛋白弱阳性。

（5）抗"O"抗体正常,风湿免疫学指标无明显异常。

（6）腹部及泌尿系彩超未见异常。头颅 CTA
未见异常。

（7）4 月 8 日经胸超声心动图:示二尖瓣后叶
脱垂并重度关闭不全,不除外腱索断裂,左心房左
心室增大(图 20-5、20-6,视频 1)。

视频 1
二尖瓣后
叶断裂

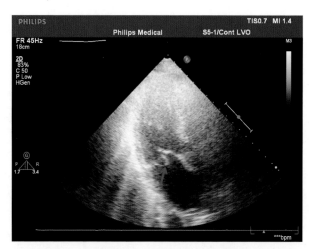

图 20-5　经胸超声心动图

图像质量差,示左心室长轴切面,右心室显示模糊,主要显示收缩期二尖瓣后叶明显脱垂入左心房,与前叶对合不佳(红色箭头所示)

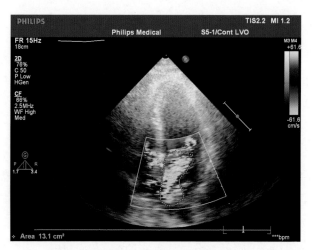

图 20-6　经胸超声心动图

心尖四腔心切面(彩流图),彩色多普勒血流显像(CDFI)显示二尖瓣重度反流信号,反流束紧缩口宽约 6.5 mm,估测反流束面积 13.1 cm² (测量所示)

(8) 4月8日胸部CT:示双肺呈蝶翼状渗出,符合急性中央性肺泡性肺水肿(图20-7)。肺动脉CTA:未见肺动脉栓塞。

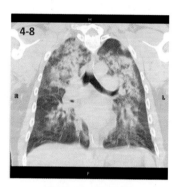

图20-7　胸部CT
示急性中央性肺泡性肺水肿

(9) 为明确病因及制订治疗方案,4月8日医务科组织了全院第一次多学科会诊。

1) 观点一:临床上诊断考虑IE,合并急性肺水肿,有紧急手术适应证。自体瓣膜IE手术适应证[翻译自《欧洲心脏病学会IE管理指南(2015年)》]如下:

· 紧急手术(<24 h)适应证:主动脉瓣或二尖瓣伴有急性重度反流、阻塞或瓣周漏导致难治性肺水肿、心源性休克。

· 外科手术(<7 d)适应证:①主动脉瓣或二尖瓣伴有急性重度反流、阻塞引起伴有症状的心力衰竭或超声心动图提示血流动力学异常;②未能控制的局灶感染灶(脓肿、假性动脉瘤、瘘、不断增大的赘生物);③真菌或多重耐药菌造成的感染;④规范抗感染、控制脓毒血症转移灶治疗措施情况下仍存在血培养阳性;⑤二尖瓣或主动脉瓣的IE在正确抗感染治疗下出

现≥1次栓塞事件,且赘生物>10 mm;⑥二尖瓣或主动脉瓣的赘生物>10 mm,严重瓣膜狭窄或反流;⑦二尖瓣或主动脉瓣的IE伴有单个巨大赘生物(>30 mm);⑧二尖瓣或主动脉瓣的IE伴有单个巨大赘生物(>15 mm)。

2) 观点二:患者透析不充分,肺部渗出显著,氧合差,感染情况重,急诊手术风险高。虽然诊断考虑IE,但血培养结果未出,超声未见明确赘生物,IE诊断不明确,急性冠脉综合征(ACS)未能排除,建议行冠脉造影或冠脉CTA排除ACS。

讨论结果:稳定内环境后安排外科手术,完善经食管超声心动图,继续寻找IE证据;完善冠脉CTA,排除ACS;如存在严重冠脉病变,可同时行瓣膜置换及冠脉搭桥。

(10) 4月9日行冠脉CTA检查:示冠状动脉前降支近段轻至中度狭窄,前降支中远段、回旋支及右冠状动脉显影不清。由于患者无法配合,图像质量差。二尖瓣前乳头肌、后乳头肌强化减低,不排除缺血、梗死可能。

(11) 4月9日10:00 经食管超声心动图(TEE):示二尖瓣后叶冗长、脱垂,瓣体部可见回声中断,瓣尖疑似小条絮状物附着,大小约5 mm×2 mm,二尖瓣重度反流(图20-8~20-10,视频2、视频3)。

视频2
食管彩超
动态图

表20-4列出了容易罹患IE的危险因素。本例患者为男性,存在二尖瓣脱垂,口腔卫生差,均为罹患获得性IE的危险因素。

视频3
食管三维
动态图

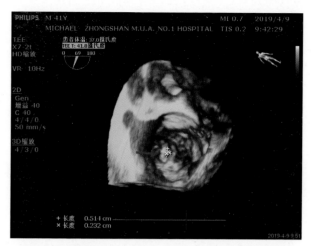

图 20 - 8　经食管超声心动图二尖瓣三维成像图（左心房面观）

示二尖瓣后叶 P1 区收缩期脱垂入左心房,瓣尖似可见小条絮状回声附着,大小约 5 mm×2 mm(测量所示)

图 20 - 9　经食管超声心动图二尖瓣二维成像图

示二尖瓣后叶 P1 区脱垂入左心房侧(LA),瓣体部可见回声中断,大小约 4 mm×2 mm(红色箭头所示)

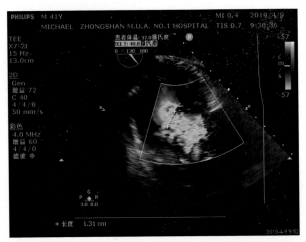

图 20 - 10　经食管超声心动图二尖瓣反流彩流图

CDFI 显示二尖瓣口收缩期重度反流,反流束紧缩口宽约 13 mm(测量所示)

表 20 - 4　获得性感染性心内膜炎的危险因素

年龄>60 岁

男性

结构性心脏病

　瓣膜性心脏病(如风湿性心脏病、退行性二尖瓣脱垂)

　先天性心脏病(如室间隔缺损、二叶主动脉瓣)

人工瓣膜

既往感染性心内膜病史

使用静脉药物

长期透析

静脉导管留置

植入心脏装置

皮肤感染

口腔卫生差、牙齿病变

根据 2015 年修订版 IE 的 Duke 诊断标准(表 20 - 5),患者超声心动图见可疑赘生物,存在二尖瓣脱垂易患因素、发热(体温>38℃),可能合并急性肾小球肾炎(入院后复查尿常规见尿红细胞 317 个/μl),基本达到 IE 的疑诊标准,临床诊断为急性感染性心内膜炎。

表 20-5　感染性心内膜炎(IE)的 Duke 诊断标准(2015 修订版)

主要标准

(一) 血培养阳性(符合以下至少 1 项标准)

(1) 两次不同时间的血培养检出同一典型 IE 致病微生物(如草绿色链球菌、链球菌、金黄色葡萄球菌、社区获得性肠球菌)

(2) 多次血培养检出同一 IE 致病微生物:

　　1) 2 次至少间隔 12 小时以上的血培养阳性;

　　2) 所有 3 次血培养均阳性,或≥4 次的多数血培养阳性(第一次与最后一次抽血时间间隔≥1 小时)

(3) Q 热病原体 1 次血培养阳性或其 IgG 抗体滴度>1∶800

(二) 影像学阳性证据(符合以下至少一项标准)

(1) 超声心动图异常:

　　1) 赘生物;

　　2) 脓肿、假性动脉瘤、心脏内瘘;

　　3) 瓣膜穿孔或动脉瘤;

　　4) 新发生的人工瓣膜部分破裂

(2) 通过^{18}F-FDG PET/CT(仅在假体植入>3 个月时)或放射标记的白细胞 SPECT/CT 检测出人工瓣膜植入部位周围组织异常活性

(3) 由心脏 CT 确定的瓣周病灶

次要标准

(1) 易患因素:心脏本身存在易患因素,或静脉药物成瘾者

(2) 发热:体温>38℃

(3) 血管征象(包括仅通过影像学发现的):主要动脉栓塞,感染性肺梗死,细菌性动脉瘤,颅内出血,结膜出血以及詹韦(Janeway)损害

(4) 免疫性征象:肾小球肾炎,奥斯勒(Osler)结节,罗特(Roth)斑以及类风湿因子阳性

(5) 致病微生物感染证据:不符合主要标准的血培养阳性,或与 IE 一致的活动性致病微生物感染的血清学证据

确诊:满足 2 项主要标准,或 1 项主要标准+3 项次要标准,或 5 项次要标准

疑诊:满足 1 项主要标准+1 项次要标准,或 3 项次要标准

（12）患者感染指标（血白细胞及降钙素原）有下降趋势，但持续发热，热峰逐渐升高，同时存在心功能、呼吸功能、肝功能、肾功能障碍。为此，4月9日医务科组织了全院第2次多学科会诊，考虑患者存在多器官功能障碍综合征（MODS）（心、肺、肝、肾），肺部渗出严重，一般状况差，外科手术风险高，建议转冠心病监护病房（CCU）先稳定内环境再安排手术。根据讨论意见，患者转入CCU进一步治疗。患者4月8日至4月11日各项指标变化情况见表20-6及表20-7。

表20-6　患者血气、血常规、肝酶学、肾功能、凝血功能、降钙素原等指标变化情况

检测项目		4月8日	4月9日	4月10日	4月11日
血气	pH	7.40	7.39	7.44	7.33
	PO$_2$(mmHg)	81	90	86	155
	OI	135	150	172	387
血常规	WBC ($\times 10^9$/L)	16.59	11.05	12.85	13.70
	N(%)	85.6	76.5	73.4	75
	Hb	123	108	104	109
	PLT ($\times 10^9$/L)	319	321	328	402
肝酶学	ALT(U/L)	106	—	131	135
	AST(U/L)	91	—	102	126
肾功能	Cr(μmol/L)	175	—	180	232
凝血功能	Fbg(g/L)	8.12	6.78	6.05	4.77
降钙素原(μg/L)		2.10	1.20	0.88	0.40
D-二聚体(mg/L)		6.58	—	6.05	4.77
NT-proBNP(μg/L)		1979	1606	2095	2220
hs-cTnT(μg/L)		0.378	0.399	0.404	0.294

注：WBC，白细胞；N，中性粒细胞；Hb，血红蛋白；PLT，血小板；ALT，谷丙转氨酶；AST，谷草转氨酶；Cr，肌酐；NT-proBNP，氨基末端脑钠肽前体；hs-cTnT，高敏肌钙蛋白。

表 20－7　患者中心静脉压、血管活性药物、血压、体温及抗感染方案变化情况

项目	4月8日	4月9日	4月10日	4月11日
中心静脉压 （cm H₂O）	8～12	11～15	10～14	3
多巴胺 ［μg/（kg·min）］	2.1～3.1	4.2	3.5～5.0	1.5～3.5
多巴酚丁胺 ［μg/（kg·min）］	—	—	—	4.0
去甲肾上腺素 ［μg/（kg·min）］	0.114	0.114 ～0.286	0.15～0.20	0.10～1.15
血压（mmHg）	120～135/ 50～70	120～130/ 60～70	110～120/60～ 80	95～115/65～ 80
体温（℃）	38	38.9	40.2	40.5
抗感染方案	美罗培南1g, 每 8 小时 1 次	美罗培南1g, 每 8 小时 1 次;替考拉宁 0.4 g,每日 1次	美罗培南1g, 每 8 小时 1 次;替考拉宁 0.4 g,每日 1次	美罗培南1g, 每 8 小时 1 次;万古霉素 1g,每12小时 1次

注：1 cmH₂O＝0.098 kPa。

（13）4 月 10 日患者转入 CCU 后仍持续高热。4 月 12 日凌晨 3 点患者开始出现循环不稳定;凌晨 4 点血压最低降至 72/50 mmHg,肢端湿冷,复查感染指标升高,考虑菌栓脱落致脓毒血症休克。经补液升压等处理后,循环逐渐稳定（表 20－8）,但心力衰竭进行性加重。再次请重症医学科、心脏外科会诊,与家属沟通后决定于 4 月 12 日行外科手术治疗。

表 20－8　患者血管活性药物及血压变化趋势（4 月 12 日）

项目	4:00	8:00	12:00	14:00
多巴胺［μg/（kg·min）］	1.5→5	5	5	5
多巴酚丁胺［μg/（kg·min）］	3.0	—	—	—
去甲肾上腺素 ［μg/（kg·min）］	0.15→0.5	0.3	0.3	0.3

(续表)

项目	4:00	8:00	12:00	14:00
血压(mmHg)	72/50	73～102/ 55～65	80～85/ 55～59	100～108/ 65～72

【修正诊断】①急性感染性心内膜炎;②急性多器官衰竭(心、肺、肝、肾);③高胆固醇血症;④肺部感染。

【手术治疗】在体外辅助循环下,探查二尖瓣后瓣叶可见较多赘生物形成(图20-11),瓣膜严重关闭不全,部分腱索断裂,后侧乳头肌有一根断裂(图20-12)。因瓣膜发育不好,包括瓣叶本身有增厚,不平整,略僵硬,腱索过于纤细,考虑二尖瓣修复效果不好。给予清除瓣膜赘生物、断裂的腱索及乳头肌,保留全部瓣下结构,置换成牛心包生物瓣(术前谈话中患者表示因不能坚持长期抗凝,要求使用生物瓣)。瓣膜病理结果:纤维性增厚,玻璃样变及黏液样变(图20-12)。

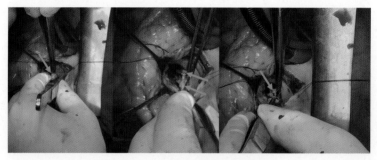

图20-11　术中所见的二尖瓣赘生物

【诊断明确后的治疗方案及转归】

(1)术后给予华法林抗凝,控制国际标准化比值(INR)

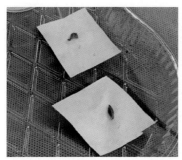

A. 断裂的乳头肌

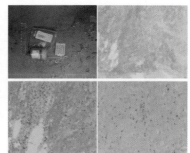

B. 瓣膜病理结果：纤维性增厚，
玻璃样变及黏液样变

图 20 - 12　断裂的乳头肌及瓣膜病理结果

2.0～3.0 之间。患者对青霉素过敏,采用万古霉素 1 g,每 12 小
时 1 次抗感染(根据血清肌酐清除率调整剂量)。同时继续
CRRT 及对症支持治疗。术后复查超声心动图示人工瓣膜功能
良好:术后第 1 天:左心房内径 39 mm,左心室舒张末内径
54 mm,左室射血分数 62%;二尖瓣口面积为 2.3 cm²。

(2) 4 月 22 日患者肺部感染加重,氧合变差,给予停用万古
霉素,使用利奈唑胺抗感染。使用利奈唑胺后,出现血红蛋白及
血小板计数进行性下降,考虑利奈唑胺导致骨髓抑制所致,停用
利奈唑胺后血红蛋白及血小板计数逐渐回升(图 20 - 13)。此
后患者肺部感染逐渐好转,给予停用利奈唑胺,改为万古霉素抗
感染,患者的感染指标进一步降低,体温降至正常。5 月 22 日
复查超声心动图示人工瓣膜功能良好:左心房内径 40 mm,左心
室舒张末内径 57 mm,左室射血分数 61%;二尖瓣口面积为
2.8 cm²。于 5 月 28 日出院(换瓣术后第 43 天)。

【出院诊断】①急性感染性心内膜炎:二尖瓣后叶脱垂并重
度关闭不全,二尖瓣赘生物形成,二尖瓣生物瓣置换术后,左心

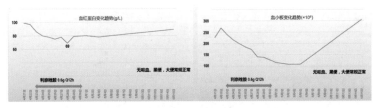

图 13　使用利奈唑胺前后血红蛋白及血小板的变化趋势

房、左心室扩大,窦性心动过速,心功能 NYHAⅣ级;②急性多器官功能衰竭(心、肺、肝、肾);③高胆固醇血症;④肺部感染;⑤龋齿;⑥冠状动脉粥样硬化。

【出院后随访】患者无发热、胸闷等不适,复查 INR 控制达标,超声心动图示瓣膜功能良好。

▤ 学 习 讨 论

针对该患者心电图的演变、血清心肌损伤标志物的变化及入院后即出现急性左心衰竭的原因,各专培基地进行了讨论。

(1)该患者有冠心病危险因素(长期吸烟、高胆固醇血症),表现为活动后胸闷、气促,入院后查心肌损伤标志物升高,外院心电图提示大部分胸导联 J 点下移,ST 段上斜型压低,其后 T 波对称高尖,aVR 导联 ST 段抬高。此后复查心电图仍见 T 波对称高耸,考虑前降支近段急性闭塞所致 de Winter 综合征可能性大。但 ST 段上斜型压低时心率约 130 次/分,因此不能排除心率增快所致 ST 段压低。建议行冠脉造影检查。

(2)该患者虽然有冠心病危险因素,出现活动后胸闷、气促,但动态监测血清高敏肌钙蛋白 T 始终维持在 $0.5\,\mu g/L$ 左右,不符合急性心肌梗死时血清高敏肌钙蛋白的变化规律。心电图仅见一过性J点下移,超声心动图未见节段性室壁运动减弱,因此不符合急性心肌梗死的诊断。患者有龋齿史,入院时有发热,听诊可闻及心尖部收缩期心脏杂音,超声心动图见二尖瓣中至重关闭不全,胸片提示急性肺水肿,上述表现考虑为急性感染性心内膜炎引起二尖瓣破坏进而导致急性左心衰竭所致。入院后迅速出现急性肾衰竭,考虑为急性感染性心内膜炎赘生物脱落或免疫反应所致急性肾损伤所致。同时需注意患者在健身过程中是否存在心脏外伤所致的急性二尖瓣关闭不全。

(3)患者无明显的前驱感染症状,超声心动图未见室壁普遍性运动减弱,不符合急性病毒性心肌炎所致急性左心衰竭,但可完善病毒学相关检查进一步排除。患者无明显的应激因素,因此暂不考虑应激性心肌病所致进行左心衰竭。入院后查血清D-二聚体明显升高,但患者无肺栓塞的高危因素,无右心负荷加重的表现,而是出现急性左心衰竭,因此急性肺动脉栓塞也不考虑。根据患者的临床表现,考虑急性感染性心内膜炎可能性大,建议完善经食管超声心动图及血培养以明确诊断。入院后经抗心力衰竭治疗后NT-proBNP有下降趋势,但呼吸衰竭加重。呼吸衰竭的原因除了考虑肺部感染以外,可能与感染性心内膜炎导致急性呼吸窘迫综合征(ARDS)有关。患者入院后迅速出现无尿等急性肾衰竭表现,不能完全用心力衰竭导致的肾脏缺血或淤血解释,建议完善泌尿系彩超以排除急性泌尿系梗阻。因血清D-二聚体升高,建议完善肾动脉或肾静脉彩超排除肾动脉或肾静脉栓塞。完善抗"O"抗体、风湿免疫学检查以排除风湿性心脏瓣膜病所致二尖瓣关闭不全继而引起急性左心衰竭。动态观察心脏杂音的变化。

(4) 目前患者出现 MODS,根据患者的临床表现,考虑急性感染性心内膜炎可能性大。急性感染性心内膜炎时瓣膜的赘生物脱落可导致肾动脉栓塞而引起无尿。无论从呼吸道感染还是泌尿系感染,均不能很好地解释患者 MODS 的病因。建议完善痰培养、血培养、尿培养,复查超声心动图,若条件允许进一步完善左心室造影。

综上所述,考虑患者最可能的病因为急性感染性心内膜炎。需完善血培养、经食管超声心动图以进一步明确诊断。同时进一步完善泌尿系彩超以排除急性泌尿系梗阻,完善肾动脉或肾静脉彩超以排除肾动脉或肾静脉栓塞。若条件允许进一步完善冠脉造影及左心室造影排除急性心肌梗死及应激性心肌病。

该患者查体未见 Osler 结节、Janeway 损害、Roth 斑、指甲线状出血阳性体征。

四 点 评

(1) 接诊 ST 段上斜型压低伴 cTnT/I 升高的胸闷或胸痛患者,注意鉴别 de Winter 综合征。

(2) 急性感染性心内膜炎病情进展迅速,数天至数周内即可引起瓣膜破坏,感染迁徙多见,中毒症状明显,本例患者起病1周左右即出现急性左心衰竭,继而出现急性肾衰竭、肝衰竭、呼吸衰竭,符合急性感染性心内膜炎的演变过程。血清 cTnT/I升高可由急性感染性心内膜炎所致的急性心力衰竭引起,应结合临床表现、心电图、超声心动图等进行仔细鉴别。该患者血培养持续阴性,不排除因发病之初已使用过抗生素导致后续血培养阴性,或病原体为常规血培养阴性的病原体。对于血培养阴性 IE(BCNIE),应行血清学、组织病理学及聚合酶链反应(PCR)检查,本例患者的外周血血小板压积结果及术后的瓣膜组织的培养结果未见明确的致病体。在抗感染治疗时,本病例先后使用万古霉素、利奈唑胺进行治疗,但根据指南,通常推荐在万古霉素基础上加用庆大霉素,如果是人工瓣膜还应加用利福平,或者采用"达托霉素+氯霉素"方案。

(3) 合并难治性肺水肿、心源性休克的感染性心内膜炎患者,应紧急手术(<24 小时)以尽早清除赘生物及修复或置换受累的瓣膜,挽救患者生命。本例患者由于合并 MODS,手术风险高,前期经多次院内多学科会诊后采取了先稳定内环境、积极抗感染及完善经食管彩超等检查以进一步明确感染性心内膜炎诊断的措施,但病情反复,继而急转直下,出现感染性休克,而感染性休克的感染性心内膜炎患者手术风险比心源性休克的感染性心内膜炎患者更高,此时若不行外科手术清除瓣膜赘生物,感染性休克很可能进一步恶化而使患者丧失后续手术机会,因此必须紧急手术。可见,对于临床上高度怀疑合并难治性肺水肿、心源性休克的感染性心内膜炎患者,若心脏瓣膜存在严重反流,尽早手术治疗对改善患者预后将有较大帮助。

(4) 关于心脏瓣膜外科手术:该患者 41 岁,在外科手术时,通常首选尽可能修复瓣膜而非瓣膜置换术,但在本病例中,根据当时外科手术描述,瓣膜存在较明显的发育缺陷无法进行修复,因此采取了瓣膜置换手术。对于生物瓣膜的选择与年龄的关系,2017 年欧美心脏瓣膜疾病管理指南推荐,对于年龄在 50~

70 岁之间的瓣膜病患者，可选择机械瓣或生物瓣进行干预，具体应根据患者个体情况进行评估（Ⅱa 类推荐）。年龄＞65 岁的主动脉瓣狭窄或预期寿命小于生物瓣膜使用年限的患者推荐使用生物瓣干预（Ⅱa 类推荐）。对于年龄≥70 岁的患者，生物瓣是更合理的选择（Ⅱa 类推荐）。对于使用生物瓣的患者，置换术后 3 个月连续使用抗凝治疗，其后可终止抗凝治疗。对于有出血性体质、出血性疾病以及其他原因而不能接受长期抗凝治疗或无法配合长期抗凝的患者，应使用生物瓣。该患者并不存在出血性疾病等在医学上确定无法耐受长期抗凝的情况，虽然在制订治疗策略时，应充分尊重患者的意愿，但在日常医疗行为中，对类似该病例的情况，应注意充分进行医患沟通并将患者的意愿明确记录于病史中，并由医患双方签字确认。该患者术前表示不能配合长期抗凝治疗，要求使用生物瓣；由于生物瓣的使用寿命一般在 10～15 年，后期患者仍将面临再次瓣膜置换的情况，届时需结合患者情况再次评估植入瓣膜的种类。

（5）本例患者易患感染性心内膜炎的危险因素包括：患者口腔有两个龋齿，其中一个只剩下牙根；有抽烟习惯，口腔卫生差；二尖瓣脱垂。可能罹患感染性心内膜炎的高危患者包括：①植入了人工瓣膜或使用人工材料修补瓣膜的患者；②既往罹患过感染性心内膜炎的患者；③患有发绀性先天性心脏病或使用人工材料修补病变的先天性心脏病患者术后 6 个月内（如存在残余分流或瓣膜反流则该患者终身均处于罹患感染性心内膜炎的高危状态）。本例患者本次罹患急性感染性心内膜炎，属于将来再次罹患感染性心内膜炎的高危患者。对于上述可能罹患感染性心内膜炎的高危患者应每年至少两次检查口腔卫生。由于本例患者对青霉素过敏，当进行牙科操作涉及牙龈、根管或操作将引起口腔黏膜破损时（局部麻醉除外），提前 30～60 分钟口服或静脉使用 600 mg 克林霉素预防感染以预防再次罹患感染性心内膜炎。

主要参考文献

1. HABIB G，LANCELLOTTI P，ANTUNES MJ，et al. 2015 ESC guidelines for the management of infective endocarditis：the task force for the management of infective endocarditis of the European Society of Cardiology（ESC）. Endorsed by：European Association for Cardio-Thoracic Surgery（EACTS），the European Association of Nuclear Medicine（EANM）[J]. Eur Heart J，2015，36(44)：3075 - 3128.

2. WANG A，GACA J G，CHU V H. Management considerations in infective endocarditis：a review [J]. JAMA，2018，320(1)：72 - 83.

3. BAUMGARTNER H，FALK V，BAX J J，et al. ESC scientific document group. 2017 ESC/EACTS Guidelines for the management of valvular heart disease [J]. Eur Heart J，2017，38(36)：2739 - 2791.

4. IUNG B，DUVAL X. Infective endocarditis：innovations in the management of an old disease [J]. Nat Rev Cardiol，2019，16(10)：623 - 635.

图书在版编目（CIP）数据

心血管专科培训大查房病例集. 第二卷/钱菊英主编. —上海：复旦大学出版社,2021.5
（心脏大师成长之路/葛均波,霍勇总主编）
ISBN 978-7-309-15639-3

Ⅰ.①心… Ⅱ.①钱… Ⅲ.①心脏血管疾病-疑难病-病案-汇编 Ⅳ.①R54

中国版本图书馆 CIP 数据核字（2021）第 075662 号

心血管专科培训大查房病例集（第二卷）
钱菊英　主编
责任编辑/贺　琦

复旦大学出版社有限公司出版发行
上海市国权路 579 号　邮编：200433
网址：fupnet@ fudanpress. com　http://www.fudanpress. com
门市零售：86-21-65102580　　团体订购：86-21-65104505
出版部电话：86-21-65642845
上海丽佳制版印刷有限公司

开本 889×1194　1/32　印张 11.75　字数 254 千
2021 年 5 月第 1 版第 1 次印刷

ISBN 978-7-309-15639-3/R·1880
定价：100.00 元

如有印装质量问题,请向复旦大学出版社有限公司出版部调换。